学前教育专业系列教材

U0651813

学前儿童卫生学

第3版

朱家雄 汪乃铭 戈 柔 编著

华东师范大学出版社
·上海·

图书在版编目（CIP）数据

学前儿童卫生学（修订版）/朱家雄主编.—上海：华东师
范大学出版社,2006.7
ISBN 978-7-5617-2102-5

Ⅰ.学… Ⅱ.朱… Ⅲ.学前儿童-卫生学 Ⅳ.R175

中国版本图书馆 CIP 数据核字(1999)第 27064 号

学前儿童卫生学（第3版）

编　　著　朱家雄　汪乃铭　戈　柔
项目编辑　王瑞安
审读编辑　王瑞安
责任校对　高士吟
装帧设计　高　山

出版发行　华东师范大学出版社
社　　址　上海市中山北路3663号　邮编200062
网　　址　www.ecnupress33.com.cn
电　　话　021-60821666　行政传真 021-62572105
客服电话　021-62865537　门市（邮购）电话 021-62869887
地　　址　上海市中山北路3663号华东师范大学校内先锋路口
网　　店　http://hdsdcbs.tmall.com

印　刷　者　昆山市亭林印刷有限责任公司
开　　本　787毫米×1092毫米　1/16
印　　张　12.5
字　　数　291千字
版　　次　2015年7月第3版
印　　次　2024年7月第17次
书　　号　ISBN 978-7-5617-2102-5
定　　价　31.00元

出 版 人　王　焰

（如发现本版图书有印订质量问题,请寄回本社客服中心调换或电话 021-62865537 联系）

编委会名单

编委会主任　朱家雄

编委会副主任　王鸿业　黄　瑾

编委会委员　（以姓氏笔画为序）
　　　　　　　　李生兰　张明红　林　琳　周念丽
　　　　　　　　庞建萍　柳　倩　施　燕　袁允伟
　　　　　　　　陶保平　蔡　红

目 录

绪　论 / 1

第一节　健康的概念 / 1
第二节　学前儿童卫生学的研究对象与任务 / 7
第三节　学前儿童卫生学的研究内容 / 9
第四节　学前儿童卫生学的研究方法 / 10

第一章　遗传与优生 / 12

第一节　健康的遗传基础 / 12
第二节　优生 / 16

第二章　学前儿童身体的生长发育与保健 / 23

第一节　学前儿童身体各系统、各器官的生长发育特点与保健 / 23
第二节　学前儿童身体生长发育的规律 / 32
第三节　学前儿童身体生长发育的测量与评价 / 36

第三章　学前儿童身体的疾病及其预防 / 43

第一节　学前儿童常见病及其预防 / 43
第二节　学前儿童常见传染病及其预防 / 51

第四章　学前儿童心理的发育与保健 / 60

第一节　学前儿童心理发育的特点 / 60

第二节　学前儿童心理发育的评价 / 63

第五章　学前儿童的问题行为和心理疾患及其预防 / 67

第一节　紧张状态与学前儿童的身心适应 / 67

第二节　学前儿童的问题行为及其预防 / 72

第三节　学前儿童的心理疾患及其预防 / 78

第六章　学前儿童的营养与托幼机构的膳食卫生 / 81

第一节　学前儿童需要的营养素和热能 / 81

第二节　学前儿童的合理膳食 / 94

第三节　托幼机构的膳食卫生 / 98

第七章　托幼机构保教活动卫生 / 103

第一节　合理组织和安排保教活动的卫生学依据 / 103

第二节　托幼机构保育、教育活动的卫生 / 107

第三节　托幼机构教育活动的卫生 / 115

第八章　托幼机构的环境卫生 / 123

第一节　托幼机构健康的心理社会环境 / 123

第二节　托幼机构的物理环境 / 128

第九章　托幼机构的安全与急救 / 139

第一节　托幼机构的安全 / 139

第二节　急救 / 141

第十章　学前儿童健康教育 / 149

第一节　学前儿童健康教育的目的和任务 / 149

第二节　家庭、托幼机构和社会健康教育的一体化 / 150

第三节　学前儿童健康教育的内容 / 152

第四节　托幼机构健康教育的途径和方法 / 156

主要参考文献 / 159

附录一　中国 7 岁以下儿童生长发育参照标准 / 160

附录二　常用食物成分表 / 166

绪 论

第一节 健康的概念

一、健康概念的演变

学前儿童卫生学是一门研究保护和增进学龄前儿童,特别是3—6岁幼儿健康的一门学科。对健康概念的认识决定了这门学科的研究范畴、性质以及研究方法等。

健康是医学哲学最基本的概念之一,也是最难以阐明的概念之一。在不同的历史发展时期,人们对于健康有不同的认识。

许多年以来,人们常把"健康"看作是"没有疾病",把"疾病"看成"不健康"。

人们对疾病的认识比对健康的认识要早得多。最初,疾病被看作是独立存在的实体,它与人体的关系是两种实体之间的关系;或者由于巫术的作用,异物进入了人体;或是恶魔、鬼神缠住了身体;或是患病者失去了生命的本原。对疾病的这类认识是一种本体论的疾病观。以后,医学逐渐脱离了巫术,人们开始形成了自然哲学的疾病观,借用当时流行的哲学概念解释疾病的发生、发展和转归,例如,认为疾病是由于人体内诸元素失却了平衡,或是由于气发生了紊乱。随着医学从中世纪神学的枷锁中得以解放,以及自然科学各门学科的产生和发展,人们开始逐渐形成了自然科学的疾病观。从19世纪起,人们认识到疾病是机体对致病因子有害作用的一种反应,是机体功能的紊乱。即使在当今,自然科学的疾病观以及认为健康即无疾病的看法仍有很大的影响。

然而,把健康看成是没有疾病,这种对健康概念的认识是消极的。健康和疾病并非如同一枚硬币的正反两面,而是人的生命状态的两个端点,它们之间存在着无数种不同谱级的状态。

自从美国社会学家帕森斯在四五十年以前第一次阐述了健康的社会文化定义以来,人们对健康的医学定义认可程度开始逐渐减小。帕森斯认为:"健康可以解释为社会化的个人完成角色和任务的能力处于最适当的状态。"帕森斯对健康所作的定义中最为突出之点是他将能对社会起最佳作用的能力看作为健康的标准。

20世纪60年代以来,在对心理紧张的研究中,健康又被人们看成是情绪良好或者快乐。这种对健康的看法分析了社会生活事件对个体产生的压力以及压力对健康造成的危害,认为过大的压力会使人处于紧张状态之中,在此种状态中的个体就不会处于健康状态。

当今,人们已越来越清楚地认识到,对健康概念较为完整的认识应该包括生物学、心理学和社会学三个维度,三个方面的健康状态是相互影响、相互制约的。早在 1947 年,世界卫生组织在其宪章中提出,健康是"身体、心理和社会适应的健全状态,而不只是没有疾病或虚弱现象。无论种族、宗教、政治信仰和经济状况有何差别,所有人都拥有享受现有最高的健康标准这一基本权利"。近 50 多年以来,世界卫生组织对健康的定义和解释已被越来越多的人所认可和接受。根据世界卫生组织对健康的定义,一个身体健康、心理健康和社会适应良好的人,才能被称得上是一个健康的人,具体地说,应该符合 10 条标准,它们是:① 有充沛的精力,能从容不迫地担负日常的繁重工作,而不会感到过分紧张和疲劳;② 处世乐观,态度积极,勇于承担责任,遇事不挑剔;③ 有充分的休息;④ 应变能力强,能适应外界环境的各种变化;⑤ 能抵抗一般感冒和传染病;⑥ 体重适当,身体发育匀称;⑦ 眼睛明亮,反应敏捷,伤口不易发炎;⑧ 牙齿清洁,无蛀齿,无疼痛,牙龈色泽正常,无出血现象;⑨ 头发有光泽,无头皮屑;⑩ 肌肉丰满,皮肤富有弹性。

从这种广义的、积极的意义上去认识健康,保护和增进健康就超出了医学卫生所能胜任的范围,成为社会共同的责任。卫生保健所要达到的目标已经不只是仅靠医学努力即可达到的目标,而是要由整个社会、民族、国家和全人类共同努力争取的目标。

从广义的、积极的意义上去认识健康,那么学前儿童卫生学的研究范畴就不会再局限于传统的医学卫生的范畴,而会涉及行为科学和社会科学的许多方面。学前儿童卫生学面临所需解决的问题,只有通过包括生物学、心理学、社会学、教育学等多方面的广泛研究,通过教育、心理、医务、保健和社会工作者的通力合作,通过全社会的关心和支持,方能得以解决。

二、学前儿童健康的标志

生长发育、患病率和死亡率是衡量学前儿童健康状况的标志。

儿童新陈代谢的特点是同化作用明显大于异化作用,表现为机体的生长发育。生长发育是在机体与外界环境相互作用下实现的,是儿童的机体在中枢神经系统和内分泌系统的调节和控制下各系统、各器官协调活动,使机体成为统一的整体与外界事物发生联系,为适应外界环境而发生相应的变化。在正常的情况下,儿童身心的发育存在着一个共同的模式,而在正常范围内,个体间生长发育又存在着明显的差异,这种生长发育的共同模式和个体差异是由个体生长发育潜力的范围以及发挥这种潜力的内在因素和外部环境所决定的。生长发育是一个发生在作为整体的人身上的极为复杂的现象,它是许多种因素共同作用而产生的综合结果。健康儿童的身心发育遵循儿童发育的共同模式和规律,并能在与外界环境的交互作用中发挥自身最大的潜能。能够反映儿童生长发育的常用形态指标有体重、身高、头围、胸围、臂围等;生理指标有脉搏、血压、肺活量等;运动素质指标有运动速度、耐力、肌力、协调性、灵活性等;心理指标有智商、社会商数等。

患病率是指在一个时间点上患某种疾病的人数占全体人数的百分率,这是理论上的概念。在实际中,常根据在短时间内作一次性调查患病人数占受检人数的百分率作为患病率。学龄前儿童的患病率与疾病谱有其不同于其他人群的特点,这些特点是与学龄前儿童生长发育的年龄特点以及他们的生活环境条件密不可分的。既然人们已经认识到健康不只是没有疾病或虚弱现象,那么疾病状态无疑不是健康状态。由此,患病率也常被作为衡量学前儿童健康状况和评价保健工作效果的一个标志。

死亡率指的是某年死亡人数与同年总人数的比率。在理想的健康与死亡之间,存在着无数种能反映人不同健康程度的状态,在这个连续的状态中,死亡无疑是最不健康的状态。学龄前儿童,特别是年龄越小的学龄前儿童,就越容易从健康状态向不健康状态甚至向死亡状态发展,学前儿童的死亡率也是与其年龄特点及其生活环境条件密不可分的。由此,死亡率也是衡量学前儿童健康状况和评价保健工作效果的一个标志。

三、影响学前儿童健康的因素

健康是诸多相互交叉、渗透、影响和制约的因素交互作用的结果。学龄前儿童的身体、心理和社会适应的健全状态有赖于他们所处的良好的自然环境和社会环境,也有赖于其自身状况,还与其作用于环境的方式以及环境对其的反作用有关联。要将影响学前儿童健康的诸多因素截然分割开来是困难的。

在 20 世纪 70 年代中期,布拉姆在考察了影响个体和群体的诸多因素以后,对这些因素进行了归纳和概括,提出了一个考量个体或群体健康状态的公式:

$$HS=f(E)+AcHS+B+LS$$

在这个公式中,HS(health status)指的是“健康状态”;f 是函数符号;E 表示“环境”;AcHS (accessibility to health service)表示‘保健设施的易获得性”;B(biological factors)表示“生物学因素”;LS(life style)指的是“生活方式”。布拉姆将影响健康的因素归纳为环境(包括自然环境和社会环境)、保健设施的易得性程度、生物学因素以及人的生活方式等 4 个类别,虽然有其不尽合理之处,但这种归类在总体上来说还是有益于深入研究和认识各种影响健康的因素的。

(一) 环境因素

1. 自然环境因素

自然环境因素包括化学因素、物理学因素和生物学因素等,有些是自然界固有的,有些是人为的,但都以自然因素的形态对学前儿童的健康产生影响作用。有一些社会环境因素,也可以通过自然因素为中介,间接地影响学前儿童的健康。

自然界中的空气、阳光、水、动植物等各种无机物和有机物都是人类赖以生存的条件。良好的自然环境能为学前儿童提供各类物质条件,维持和促进其正常的生命活动和健康的发展,也会为他们提供各种精神条件,使他们情绪愉悦、积极向上。但是,自然环境中也随时产生着、存在着和传播着危害因素,它们主要通过化学、物理和生物因素产生影响作用,直接和间接地危害着学前儿童的健康。

化学因素是影响学前儿童健康的自然因素的主要方面。在学前儿童所处的外部自然环境中,或者他们从自然环境中摄入体内的化学物质过量或者不足,均可致使他们遭受伤害。例如,学前儿童营养中蛋白质、维生素、无机盐等营养素摄入过量或不足,都可引起相应的病症。又如,学前儿童生活环境中超过卫生标准的铅、砷、汞、镉、铬、锰等元素皆可导致其急性或慢性中毒。

物理学因素是影响学前儿童健康的自然因素的另一个方面。气候的酷暑严寒、空气湿度、气压或气流的突变、电离辐射、噪声等物理变化都会影响到学前儿童的健康。例如,长期高强度的噪声刺激会使学前儿童大脑皮层及植物神经系统出现功能紊乱,产生头晕、嗜睡或乏力等一系列症状。又如,外伤,包括生活和交通事故等方面的外伤也属物理因素,因外伤致死的儿童在儿童总死亡数中占相当的比例。

生物学因素是影响学前儿童健康的自然因素的又一个方面。学前儿童经由饮食、饮水、呼吸、皮肤接触、医疗事故等途径,可感染各种致病性细菌、病毒及其他各类致病的微生物,引起相应的疾病。

2. 社会环境因素

人不但是生物的人,而且是社会的人,人的健康除了受自然环境因素的影响外,也受社会环境因素的影响。学前儿童与社会其他人群一样,都生活在具有复杂关系的社会文化体系之中,这个体系中的各种因素,包括政治制度、社会经济关系、伦理道德、宗教、风俗、文化变迁、社会人际关系、教育等,都会直接或者间接地影响学前儿童的健康。反言之,处于健康状态的学前儿童,必须是能适合其生存和发展的社会文化体系的人。

文化由人类创造,文化又决定着人类的发展以及对客观事物的认识和控制能力。文化可以直接制约人对健康的认识和行为,也可以通过影响人的伦理观念、道德观念、宗教信仰、风俗习惯以及人生观等间接地制约人对健康的认识和行为。

一个处于健康状态的中国学前儿童,在未来要能承担传承与振兴中华民族并为人类作出更大贡献的责任。因此,要从小努力学习和理解中华优秀传统文化的精髓,要通过学习和运用中华优秀传统文化特有的内容,逐步形成做中国人的道德品质和综合素质,为逐步成为讲文明、有爱心、知荣辱、守诚信、有理想、有国际视野、敢于担当的现代中国人打好基础的基础。社会环境对健康产生的影响作用,往往与社会文化的变迁有关,特别是与工业化、都市化、生活现代技术化以及地理上的人口流动等密切相连的文化变迁有更为紧密的联系。作为生活在社会文化背景中的学前儿童,其健康也不可避免地会受到这种因素的影响和制约。

国家采用立法、行政等手段,设立医药卫生、社会福利救济、人身安全、环境保护、文化体育和教育等职能部门,举办社会保险、社会救济和群众卫生事业,以保障社会成员享有健康的权利,并调动社会各种力量,消除各种不良的社会因素,以保护社会成员的健康免受损害。政治制度是保障学前儿童健康发育和成长的根本保证。

健康的社会环境是一个规模浩大的系统工程,有赖于社会的经济实力,社会只有投入相当的财力和资源,方能改善社会的环境。因此,社会经济是影响学前儿童健康的一个不可缺少的条件。

在社会生活中,人总是与其他人结成一定的社会关系而展开各种活动。人们在生活中结成的这种社会人际关系包括了多方面的特征,例如,与人发生联系的范围、接触的强度、持续的时间和频率以及相互作用的内容等。社会人际关系的失调常可使人产生身体和心理上的问题,甚至导致躯体或心理上的障碍或疾患。尽管学前儿童的社会人际关系比社会其他人群都相对简单,但是,如若正常的社会人际关系受到损害,例如家庭破裂、儿童受虐、家庭成员意外伤亡等,都会给他们的健康带来很大的损害,有的还可能导致极大的创伤。

学前儿童所处的社会地位以及所接受的教育也是影响他们健康的社会因素中的一个方面。

有证据表明,生活在较低社会阶层的人比生活在中上阶层的人有更高的患病率和死亡率,其原因是多方面的,例如,社会地位决定了人的生活条件,表现为不同的衣、食、住、行的条件,而衣、食、住、行对健康的影响作用常是通过自然环境因素作为中介而实现的。人的社会地位也决定了人接受教育的程度,教育能改善人的认识、态度和行为,从而提高人的健康水平。

(二)保健设施的易得性

学前儿童卫生保健设施为学前儿童提供了卫生保健服务,保健设施的易得性程度,包括保健设施的完善程度和服务质量等,直接影响着幼儿的健康状况。

在我国,儿童保健的社会服务在组织形式上有两大体系,其一是专司制定方针、政策,提出具体要求,监督保健政策和策略落实情况的保健管理组织体系;其二是负责执行儿童保健业务具体工作的儿童保健执行机构体系。前者如卫生部妇幼司及省、直辖市、自治区卫生厅(局)的妇幼处,可领导后者,即省、直辖市、自治区的妇幼(或儿童)保健院,区、县的妇幼保健院(所、站),街道、乡的妇幼保健组(配有专职人员),最基层则有卫生保健员。两个体系中上、下级之间的直接联系及两体系间同一层次间工作上的制约关系,再配合以各级卫生防疫站负责传染病管理及计划免疫工作,各级爱国卫生委员会主管环境卫生工作。这种由儿童保健管理机构、儿童保健业务机构以及其他一些有关部门结合而形成的一种组织系统形成了一个儿童保健的网络系统。近些年以来,随着人们对健康概念认识的深化以及医学模式的改变,心理学工作者、社会学工作者、教育工作者和其他医务工作者等也加入了儿童保健的行列,儿童心理保健机构应运而生,改变了以往重视儿童身体保健,忽视儿童心理保健和社会适应能力培养的倾向,从而将儿童保健工作的水平推上一个新的台阶,使儿童对保健设施的获得可能性得以增加。

托幼机构是对学前儿童实施保育和教育的机构,承担着对学前儿童提供保健服务的任务。托幼机构对学前儿童提供的保健服务不仅应体现在供给符合营养要求的食品、供给安全用水和基本环境卫生设施、开展预防接种和预防常见疾病等方面,而且更应体现在托幼机构的主要服务功能,即对学前儿童实施健康教育之上。

(三)生物学因素

在影响学前儿童健康的生物学因素中,遗传是重要的因素之一。遗传是指祖先的性状对其后裔的传递,亲代与子代之间传递遗传信息的物质是细胞核内构成染色体的主要物质——脱氧核糖核酸(DNA)。在儿童生长发育的过程中,这些遗传信息通过代谢作用,在不同条件下控制着蛋白质的合成,从而导致各种遗传性状的产生,使亲代的性状得以在子代中重新出现。亲代通过遗传传递给子代的性状是多方面的,包括体态、体质、行为等方面,还可以传递给子代一些隐性的或显性的遗传疾病或缺陷。

对同卵双生和异卵双生的对比研究能为遗传因素对儿童健康的影响作用提供理想的材料。同卵双生的孪生子由于遗传型相同,无论在外貌、指纹、血清型、抗体型、生理、生化等方面,还是在遗传性疾病的发生和发展等方面都极为相似。遗传因素在儿童行为方面的影响作用较为复杂,有研究表明,同卵双生的孪生子之间不仅在情绪、活力(包括个人速度)、思维能力和抽象能力等方面比异卵双生的孪生子之间更具相似性，而且还表现了从儿童时代到成人期种种倾向的不变性。

医学事业的发展使一些严重威胁健康和生命的烈性传染病和常见病被得以控制，发病率已大为下降，而遗传性疾病在人类疾病中所占的地位日益突出。目前，已发现按孟德尔式遗传的人类遗传病有3 000种左右，估计每一百个新生儿中有3—10人患有各种不同类型的遗传病。虽然有些治疗方法可以矫治或缓解一些临床症状，或者预防疾病的发生，但是一般尚无根治的方法。

生理因素也是对学前儿童健康产生重大影响的生物学因素。生理因素包括细胞、组织、器官和系统的机能，以及在不同环境下机体的各个组成部分和整体的反应。学前儿童正处于迅速的生长发育的过程中，其机体的生理状态在不断地变化中。机体自身某一部位的发育障碍，或者机体遭受损伤等，都会影响学前儿童的身心健康。例如，由于病变、外伤、中毒等原因而引起儿童神经系统，特别是脑的损伤，会随之发生个体生理活动失常，还可引起机体，特别是各内脏器官器质性或功能性的继发改变。

（四）生活方式

生活方式是一个复杂的综合概念。博特将生活方式分为12个方面，它们是：（1）应付方式，（2）适应方式，（3）决策方式，（4）冒险方式，（5）工作方式，（6）自我保护方式，（7）环境保护方式，（8）休闲方式，（9）营养方式，（10）寻求快乐方式，（11）消费方式，（12）衣饰方式。博特认为，健康行为取决于人们选择这些生活方式的行动过程。换言之，生活方式是在一定历史时期和社会条件下，各民族、阶级和社会群体的生活模式，包括衣、食、住、行、休息、娱乐、社会交往等方面。

随着工业化、都市化、信息化时代的到来，社会的物质和文化不断地丰富，陈旧的生活方式必然会受到现代生活方式的冲击，并最终会被现代生活方式所取代。现代生活方式中文明、科学和先进的成分会对保护和增进学前儿童健康起积极的影响作用，然而，现代生活方式中的一些消极因素则会对学前儿童的健康产生负面影响作用。

当今，不良生活方式已经成为现代社会中影响人们健康的最为主要的因素。据美国1977年的调查资料，在健康危害因素中，人的生活方式与行为占48.9%，而环境、生物学因素和保健设施则分别占17.6%、23.2%和10.3%；在中国学者1981年所作的同类研究中，人的生活方式与行为占37.3%，其他3项则分别占19.7%、32.1%和10.9%。人类主要死亡原因由数十年以前的呼吸系统疾病、急性传染病、消化系统疾病等转变为心血管系统疾病、恶性肿瘤、事故等，而后者与人的生活方式与行为密切相关，例如，进食过量的动物脂肪、吸烟、摄入过多的热量和食盐、缺乏体力劳动等都容易引发心血管系统的疾病。

学前儿童阶段是人逐渐形成自己的生活方式的起始阶段，接受并形成良好的生活方式与行为将对其一生健康有益。在学前儿童阶段，有益于健康的生活方式主要有合理和平衡的膳食，包括限制食糖和钠盐的摄入量，注意饮食卫生，养成良好的饮食卫生习惯等等；生活应有规律，坚持体育运动等；注意消费行为卫生，能对各种消费物品初步作出较为明智的消费决策，采取相应的消费行动等；能定期接受健康检查，配合医务保健人员作好各项保健工作等；能在日常生活中保持稳定和乐观的情绪，能自尊自重等。

将影响学前儿童健康的因素分成环境、生物学、保健设施的易得性以及生活方式4种类型，有的是人为的，有的是先天的。事实上，所有的这些因素都在交互地起着作用，难以完全地将它们分割清楚。有人提出,应将健康放置于生态系统中去考察,在这个生态系统中,有许多种生态因子和条件,有些会促使人向健康方向发展,有些则可导致人向与健康相反的方向转化。在这个生态系统中,各种生态因子和条件对健康的影响作用具有综合性,各种生态因子和条件相互制约,相互消长,有时,某些生态因子和条件还可以成为触发因子,触发健康状态发生急剧的变化。

四、学前儿童卫生保健的生物—心理—社会模式

对健康概念认识的变化,使人们认识到卫生保健的科学基础不能只停留在生物科学的基础之上,只去注意机体的形态、机能、生理、生化的变化,而必须在注意生物学因素的同时去注意心理学因素和社会学因素。卫生保健应由生物学模式转变为生物—心理—社会模式。卫生保健模式的转变有利于人们从生物、心理和社会的诸多因素及其相互作用中去全面考察人的健康问题,使卫生保健的目标和方法更趋合理和完善,并取得整体、综合的效益。

生物—心理—社会模式从系统论观点出发,将人看做是一个多层次的等级系统,这个系统包括人体以下的各个层次,如系统、器官、组织、细胞、细胞器、分子、原子等,也包括人体以上的各个层次,如人际关系、集体、文化、社会和国家、生态圈、宇宙等。每个层次的系统由低层次的一些系统构成,其本身又是更高层次系统的一个组成部分。任何一个层次系统中的变化都会影响到上、下层次,同时,它的变化又受到比它更高或更低层次的系统的作用。正如生物—心理—社会模式的倡导者,美国学者英格尔所述:"基于系统方法的生物—心理—社会模式摈弃科学上业已陈旧的二元论和还原论原理,用互为因果的模式替代线性因果性的简单解释。因此,根据每个等级层次上每个组成系统的相对完整性和功能活动来形成健康、疾病和功能丧失等概念。总体的健康反映系统内和系统间高水平的协调,这种协调可以在任何层次,如在细胞、器官系统、整体的人或社区层次遭到破坏。"

卫生保健从生物模式向生物—心理—社会模式的转变,意味着人类经历了一场新的卫生保健革命,这场革命的目标是改变以治病为主的临床医学时代和以预防为主的预防医学时代,使卫生保健以增进人的健康为主要目标,卫生保健服务的范围扩大到了心理和社会的范畴。

运用生物—心理—社会模式对学前儿童实施卫生保健,应从身体、心理和社会适应三个方面揭示各种因素对学前儿童产生影响作用的性质、程度和基本规律,查明各种因素交互作用的性质和限度,科学地、全面地制定卫生标准,提出卫生要求和采取相应的卫生措施。从这种模式出发,对学前儿童卫生保健已不再只是教育机构和医务卫生部门应该关心的事,而也应涉及全社会的各个方面,应成为全社会为之奋斗的一个目标,成为社会各方面工作者共同的责任和任务。

第二节 学前儿童卫生学的研究对象与任务

学前儿童卫生学以卫生学的原理为基础,研究早期儿童教育中学前儿童的身心健康问题。学前儿童卫生学的任务是研究学前儿童的健康、身心发育状况与学前儿童的生活、教育环境之间的相互关系,找出影响学前儿童身心正常发育和健康的各种因素,提出相应的卫生要求和卫生标

准,以指导托幼机构、家庭和有关部门采取适当的卫生措施,利用和创设各种有利因素,控制和消除各种不利因素,创造良好的生活和教育环境,科学地组织早期儿童教育,以保护和增进学前儿童的身心健康,促进德、智、体、美全面发展教育目标的实现。

对于学前儿童而言,健康是第一位重要的。学前儿童正处于迅速的生长发育重要时期,他们虽然已经具有人体的基本结构,但是各器官、各系统尚未发育完善,解剖、生理和心理特征与其他人群之间存在很大的差异,对外界环境及其变化的影响更为敏感,更容易受到各种不良环境的伤害。学前儿童身心发育特征和发育规律决定了学前儿童卫生学所要解决的问题以及解决问题的方法都有其自身的特点。根据这些特点,为学前儿童创造有益于他们健康的生活和教育环境,这是学前教育工作者、托幼机构管理人员、学前儿童保健工作者以及家长的社会职责和义务。

重视对儿童的卫生保健,不论在中国还是在外国,都有悠久的历史。在古印度的摩奴法典、古希伯来人的摩西法律和其他的古代法律中都能找到关于儿童卫生方面的条例。古代希腊,斯巴达的教育通过军事体育练习和艰苦生活的磨炼,把儿童培养成刚毅果敢而不是柔弱多病的人。我国唐代的医书《千金要方》中就已有"生民之道,莫不以养小为大,若无于小,卒不成大"的论述。然而,将教育中的卫生问题提到科学的日程,应归功于近代的一些教育家。

捷克教育家夸美纽斯在《大教学论》中曾以很多的篇幅论述了儿童的身心发展和健康问题。夸美纽斯提出,"身体要过一种有规律、有节制的生活,才能保持健康精壮","凡是遵守这三个原则的人(即饮食有节制、身体有运动、利用自然所供给的休息机会),他是不会不尽可能长久地保持生命与健康的","身体必须避免疾病与意外的侵袭","人人都应该祈求自己具有存在于一个健康的身体里面的一个健康的心灵"。夸美纽斯认为,教育儿童时最主要的目的之一是必须关心如何增强儿童的健康。夸美纽斯在他的《大教学论》中,对于教育过程卫生、营养卫生、创设健康的教育气氛等问题也都有述及。

英国教育家洛克对教育卫生思想的发展也起了重要作用。洛克在他的著作《教育漫话》中一开始就提出"健康之精神寓于健康之身体"。洛克把体育放置在全部教育的第一位,他说的体育,实际上属于健康教育的范畴。洛克不仅重视儿童的身体健康,也强调心理健康的重要性,他指出,"身体强健的主要标准在能忍耐劳苦,心理强健的标准也是一样"。

倡导自然主义教育的法国教育家卢梭反对压抑和摧残儿童的个性,他的在教育教学和体育锻炼等方面的自然主义思想倾向对教育卫生基本理论的构建具有重要的影响作用。

瑞士教育家裴斯泰洛齐在他的代表作《林哈德和葛笃德》中最早提出了儿童使用的桌椅应与其身体相适合,还指出了教育机构对儿童实施的教育教学应与儿童的体力相适合。

19世纪中叶以后,各门自然科学学科得到了长足发展,在此基础上,以研究教育中儿童的健康问题的教育卫生学作为一门独立的学科也应运而生。在这门学科中,若将研究的对象定位在学前儿童之上,即可分化出学前儿童卫生学这一学科。

随着人们对健康概念认识的变化,人们把健康放在一个更为广阔的背景下,从更高的认识水平上去对它进行考察,这样,不仅把握了人的生物学特征,而且从作为一个完整的、受心理因素和社会因素影响的人的更为广泛的联系上去研究健康与环境之间的联系,即从生物、心理和社会因素的结合中全面地考察人的健康问题,使卫生保健的目标和方法更趋合理和完善,并取得综合的、整体的效益。这一观念的变化,影响着学前儿童卫生学的发展,使这门学科在研究的任务、内容和方法等方面发生了极大的变化,并以崭新的面目指导着学前儿童卫生保健的实践活动。

学前儿童卫生学所面临的和需要解决的问题是多方面的、综合性的,只有通过包括生物学、心理学、社会学、教育学等方面的广泛研究,通过各方研究人员的通力合作,通过全社会的关心和帮助,方能较好地得以解决。

第三节　学前儿童卫生学的研究内容

传统的学前儿童卫生学的研究内容多侧重于学前儿童的机体本身以及托幼机构的教育环境与学前儿童身体发育和身体健康之间的关系。在卫生保健的生物学模式影响下,学前儿童卫生学研究学前儿童身体的形态、机能、生理等方面的发育规律与评价方法;研究学前儿童代谢的特点和营养需要,以及在托幼机构建立平衡合理的膳食和饮食卫生制度问题;研究对学前儿童实施教育、教学过程中的卫生问题,根据学前儿童的身心特点,安排托幼机构的一日活动;研究托幼机构的外部环境的卫生要求和卫生标准问题,如托幼机构场地和活动室等用房的规模,采光照明和通风取暖的要求,儿童用具和桌椅的卫生标准等;研究学前儿童中传染病和常见病发生和消长的规律以及降低和控制患病率的措施;研究托幼机构对学前儿童卫生习惯和行为的培养问题,等等。学前儿童卫生学的这些研究内容主要涉及生物医学的理论和技术,针对的是学前儿童身体的卫生保健问题。

对健康概念认识的变化以及卫生保健模式的转变,使学前儿童卫生学的研究内容也发生了相应的变化。学前儿童卫生学已不再局限于研究传统的预防医学领域内的问题,也着力于研究社会科学和管理科学等范畴内的问题,使学前儿童卫生学的研究范围大为扩展,也使学科的综合性大大加强。除了对传统的学前儿童卫生学的内容作进一步深入的研究外,学前儿童卫生学还研究学前儿童的问题行为和心理疾患及其预防问题;研究对学前儿童不良生活方式和行为的对策(如对意外事故、饮食过度或厌食、自虐行为、攻击性行为、滥用物质等行为的对策);研究托幼机构、家庭和社会的健康心理社会环境的创设,包括良好的人际关系的建立、民主的集体气氛和家庭气氛的创设等;研究包括教师和管理人员、保育员、心理工作者或健康咨询人员、社会工作者等在内的学前儿童卫生保健队伍的建立以及社会保健服务问题;研究健康教育的理论、方法和途径,改善学前儿童的卫生知识、态度和行为习惯;研究托幼机构、家庭和社会的卫生资源的合理使用等问题。学前儿童卫生学研究内容的扩展和充实,使教育与卫生之间的联系更趋紧密,使这门学科在指导教育行政部门、教师和托幼机构其他人员、社会各有关人员以及家长在维护和增进学前儿童身心健康和社会适应方面更具生命力。

第四节　学前儿童卫生学的研究方法

学前儿童卫生学的研究方法主要有调查法、实验法、观察法、行动研究法和案例分析法等。

一、调查法

调查法是一种经典的卫生学研究方法，主要针对群体的学前儿童。调查法运用体检、访问、谈话、问卷、考查等手段，通过对学前儿童的身心发育的各项指标进行测量，对患病情况进行检查和登记，对个体、集体和环境各方面的卫生状况进行调查和测定，对托幼机构生活作息制度和各项活动情况作观察和记录，对专家或家长等进行谈话或问卷等等，搜集原始资料，并作统计学处理，进行分析和评价，得出科学结论。

常用的调查法有追踪调查和横断调查两种。

二、实验法

实验法也是一种经典的卫生学研究方法，这种方法依据一定的理论假设，在严格控制各种有关的因素的条件下，对研究对象实施目的性实验干预，以了解其干预效果。卫生学常采用生理学、生物化学和临床医学的各项指标作为衡量和评价的依据，例如通过 X 射线照相，电生理变化以及尿、血等项生化检查指标考察学前儿童的生长发育状况和机体的各项功能状况。学前儿童卫生学除了采用经典的卫生学研究采用的实验法外，还常运用教育实验法，在教育教学过程中通过控制条件，采用对比方法，对实验组和对照组进行分析和比较，然后得出实验结论。

三、观察法

观察法是在自然条件下有目的、有计划地对自然发生的现象或行为进行考察、记录和分析的一种研究方法，在学前儿童卫生学的研究中也常被运用。观察法可分两种，一种是正式观察法，其结构较严谨，计划和控制较严格，常包括实况详录法、时间取样法、事件取样法、特征等级评定法等；另一种是非正式观察法，其结构较松散，便于运用，常包括日记法、轶事记录法、清单法等。例如，在研究学前儿童的行为问题时，可在观察前制定一个儿童行为观察表，列出需作观察的各个项目，并对每个项目定出标准注解和数量化评定等级，在观察中据此实行记录，并根据记录结果进行评价。

四、行动研究法

行动研究法的研究目的在于能够系统地、科学地解决问题。在学前儿童卫生学中，有些需要解决的与学前儿童健康有关的问题要求研究者直接面对教育实践活动，不断提出改革意见或方案，而教育实践的动态流程又不断出现新的需要解决的问题，要求研究者充实或修正方案。在这一类研究中,行动是研究的导向,在行动和研究相互结合的过程中去解决与学前儿童健康有关的问题。

五、案例分析法

通过个案的分析,能对学前儿童中存在的各种与身心健康和障碍有关的问题加以揭示,并在此基础上进行归纳和总结,提炼出有规律性的结论。案例分析法作为在学前儿童卫生学研究中可被运用的一种方法,是与其长处联系在一起的,因为这种研究方法不需特殊器材,运用简便,适用范围较广,但是,这种研究方法也有它的短处,即在运用时较难排除研究者个人的主观印象和可能的偏见,从而影响研究结果的准确性和客观性。

复习与思考

1. 什么是健康?
2. 衡量学前儿童健康的标志是什么?
3. 影响学前儿童健康的因素主要有哪几个方面?
4. 什么是学前儿童卫生保健的生物—心理—社会模式?
5. 学前儿童卫生学的研究对象和任务是什么?
6. 学前儿童卫生学的研究内容包括哪些方面?
7. 学前儿童卫生学的研究方法主要有哪些?

第一章

遗 传 与 优 生

从生物学的角度看,一个人健康、聪明、少病和长寿,应该说是体质优良的表现;反之,孱弱、愚钝、多病而短命,则是体质低劣的表现。后天的体育锻炼、饮食营养、文化教育固然十分重要,但遗传和先天的因素,也起着重要的作用,有时甚至起着决定性的作用。

优生,所表达的正是人类的共同愿望:生健康的孩子。优生就是提高或优化新生婴儿的质量,它是优育、优教的基础,是提高人口素质的第一步。作为幼教工作者,应该懂得并宣传有关优生的知识,为提高我国人口质量尽一分力量。

第一节　健康的遗传基础

一、与遗传有关的知识

(一) 遗传和变异

中国有句俗语:"种瓜得瓜,种豆得豆。"这句话包含了遗传的内涵,即自然界的万物都是按一定的规律繁衍后代的。

生物通过生殖产生子代。亲代的性状对其子代的传递,使子代和亲代之间在形态结构或生理功能上都很相似,这种现象叫做遗传。遗传是生物界的普遍现象,正是有了遗传,物种才能保持稳定。

但是,亲代与子代之间,子代的各个个体之间,都不会完全相同,总会存在或多或少的差异,这种现象叫做变异。比如,尽管儿女长得像父母,但总有差异,所谓"一娘生九子,连娘十个样"。正是由于有变异现象,才使得上古的单细胞生物,经过几十亿年的逐渐演化,产生了如此丰富多彩的生物界。

(二) 遗传的物质基础

生命之所以能够一代一代的延续,主要是由于遗传物质绵延不断地向后代传递,从而使子代具有与亲代同样的性状。性状是指生物的形态特征或生理特性。

通过对细胞有丝分裂、减数分裂和受精过程的研究,科学家在细胞核里发现了能传送遗传信息的物质——染色体。

1. 体细胞内的染色体

体细胞,如神经细胞、骨细胞、肌细胞等,构成了人体的各种组织和器官。人类体细胞的细胞核内染色体有 46 条,二二成对,组成 23 对,其中有 22 对称为常染色体,另一对称为性染色体,男女有别,女性为 XX,男性为 XY。

2. 生殖细胞内的染色体

生殖细胞起着繁衍后代的作用,生殖细胞是由体细胞分裂、发育而成的,在这个过程中,染色体减少了一半。成熟的精子或卵子,细胞核内的染色体只有 23 条。受孕后,精、卵结合,受精卵又恢复到 46 条染色体,保证了上下代之间染色体数目的恒定,使得生物得以"万变不离其宗"。就下代来说,遗传物质一半来自父方,一半来自母方。

3. 染色体——基因的载体

通过对染色体化学成分的分析,知道染色体主要是由 DNA(脱氧核糖核酸)和蛋白质组成的,其中 DNA 在染色体里含量稳定,是主要的遗传物质。在每一个 DNA 分子上都存在着许多个决定生物性状的基本单位,叫做基因。基因是含有特定遗传信息的 DNA 片段,是遗传物质的最小功能单位。基因控制着生物体的各种性状,例如人的高矮、肤色、血型、免疫等,无不由基因控制。

(三)遗传原理——孟德尔分离律

孟德尔是奥地利遗传学家,他是最早用科学方法研究遗传现象的人。

孟德尔选用豌豆作为实验材料。豌豆有许多明显的形态和生理的特征,称为性状。这些性状世代相传,相当稳定。豌豆是自花传粉的植物,用除去雄蕊和人工授粉的方法,可以进行有控制的杂交。例如,豌豆的植株有高矮之分,这是一对相对性状。用高豌豆与矮豌豆作亲本,进行杂交,子$_1$代都是高豌豆。子$_1$代豌豆自花传粉所生子$_2$代中,植株有高有矮,两者比例约呈 3∶1。

在遗传学上,把子$_1$代中显现出来的那个亲本性状叫做显性性状,把未显现出来的那个亲本性状叫做隐性性状。在子$_2$代中,一部分个体显现出一个亲本的性状,另一部分个体显现出另一个亲本的性状。这种在杂种后代中显现不同性状(如高茎和矮茎)的现象,叫做性状分离。

怎样来说明上述实验结果呢?孟德尔提出了分离假说。他认为,生物体中控制每一相对性状的基因都是成对地存在着。在生殖细胞形成过程中,成对的两个基因彼此分离,分别进入不同的生殖细胞中。在生殖细胞中只有每对基因中的一个。例如,纯种高茎豌豆的每一个体细胞中含有成对高茎基因 DD,纯种矮茎豌豆的每一个体细胞中含有成对矮茎基因 dd,杂交产生的子$_1$代体细胞中,D 和 d 结合成 Dd,且 D 对 d 有显性作用,因此子$_1$代的茎是高的。在子$_1$代进行减数分裂时,产生含有基因 D 和 d 的比例相近的两种雌配子和两种雄配子。雌雄配子的结合机会相等,因此,上述两种雌雄配子的结合,产生的子$_2$代便出现三种基因组合:DD、Dd 和 dd,它们之间的比接近于 1∶2∶1;而在性状表现上,则接近于 3(高)∶1(矮)。

后人把成对的基因在生殖细胞形成过程中,分离开来,分别进入不同的生殖细胞的规律称为分离律或孟德尔第一定律。

二、与遗传病有关的知识

(一) 遗传病的定义

亲代通过遗传传递给子代的性状是多方面的,包括体态、体质、行为等方面,还可传递给子代许多种隐性的或显性的遗传疾病或遗传缺陷。凡是由于生殖细胞或受精卵里的遗传物质在结构或功能上发生了改变,从而使人体所患的疾病称为遗传病。

1. 遗传病与先天性疾病

先天性疾病是指婴儿出生时就已存在的病理现象。大多数先天性疾病是遗传病,只有少数先天性疾病并非因遗传物质发生变化所引起,而是在胚胎发育过程中受某些环境因素的影响造成的。例如母亲在妊娠早期受风疹病毒感染而影响胎儿发育所造成的畸形,为先天性疾病,但患儿长大成人后,不会将这些病传给后代。

就遗传病来说,也不一定在出生时就表现出症状,有时要经过几年或更长时间才出现明显症状,单从病人的发病时间看,像是后天性疾病。例如,苯丙酮尿症、半乳糖血症等先天代谢性疾病,只有当有害的代谢产物积累到一定的量,导致某些器官受损后,才表现出相应的症状。

2. 遗传病与家族性疾病

大多数显性遗传病有家族史,即某一家族中有不少成员患同一种遗传病。而隐性遗传病则是散发的,患者的父母看不出有异常。就家族性疾病来说也不都是遗传病。例如,由于饮食中缺少维生素 A,一家中多个成员可患夜盲症;由于生活上的密切接触,结核病、乙型肝炎等也可能在家族中多发。所以家族性并不直接意味着遗传性。

(二) 遗传病的种类

就目前所知,遗传病有几千种,可归纳为三类:一类是由于某一致病基因引起的遗传病,称为"单基因病";第二类是"多基因病",与两对或两对以上基因的变化有关,并受环境因素的影响;第三类是由于染色体异常引起的"染色体病"。

1. 单基因病

这类遗传病是指由于染色体上某一对基因发生异常而导致的遗传病。按异常基因是在常染色体上,还是在性染色体上;异常基因是显性基因,还是隐性基因,又可将单基因病分为几种,如常染色体显性遗传病、常染色体隐性遗传病和伴性遗传病等。

(1) 常染色体显性遗传病:致病基因位于第 1—22 对常染色体中的某一对上。由于致病基因是显性基因,在一对基因中,即使另一个基因正常,也会显出病状。

目前已知,人类约有 1 460 多种常染色体显性遗传病,如软骨营养障碍、先天性成骨不全、马凡氏综合征、多指(趾)畸形、先天性肌强直、遗传性球形红细胞增多症、神经性耳聋、心脏神经官能症、遗传性舞蹈病等。

(2) 常染色体隐性遗传病:致病基因位于常染色体上,是隐性基因。以 A 表示正常的显性基因,a 表示致病的隐性基因。致病基因只有在纯合状态(aa)时才能发病;在杂合状态(Aa)时,由于有正常的显性基因 A 的作用,致病基因 a 的作用被掩盖,这样的个体虽不发病却能将致病基因 a

传给后代,称为携带者。

现已知常染色体隐性遗传病约有 1 000 种。常见的如白化病、色性干皮症、先天性聋哑、苯丙酮尿症、先天性青光眼、半乳糖血症、侏儒症、呆小症、原发性甲状旁腺功能亢进等。这些遗传病在近亲婚配时发病率高。

(3) 伴性遗传病(X 连锁遗传病):致病基因在 X 染色体上,为隐性基因。

这种伴性遗传病的特点是,男性病人多于女性病人;男性病人的致病基因只能随着 X 染色体传给女儿,不能传给儿子;男性病人的致病基因是从母亲传来的;病人可隔代出现。

伴性隐性遗传病共有 190 种左右。常见的有血友病、先天性肛门闭锁、缺丙球白血病、进行性肌营养不良、色盲等。

2. 多基因遗传病

多基因病是由两对或两对以上基因发生变化所引起的,而且与环境因素有关。其中遗传因素所产生的影响程度叫做遗传度。一般认为遗传度在 60 以上便表示遗传因素对该病有较显著的作用。

多基因遗传病的特点是,亲属患病率高于群体患病率,亲属关系愈密切,患病率就愈高;近亲婚配所生子女的患病率较高。

常见的多基因遗传病有精神分裂症、哮喘、唇裂、腭裂、先天性幽门狭窄、糖尿病(青少年型)、先天性髋关节脱臼、脊柱裂和无脑儿等。

3. 染色体病

染色体病是由于染色体的数目或结构异常而引起的疾病。常染色体有异常,就叫常染色体病;性染色体有异常,就叫性染色体病。

染色体异常引起的疾病常表现为智力低下、生长发育迟缓、先天性多发性畸形和皮肤纹理异常。在性染色体异常的个体中,其生长和性发育出现异常。

常染色体异常疾病包括 10 多种综合征,如 21 -三体综合征(唐氏综合征)、18 -三体综合征、猫叫综合征等。其中,21 -三体综合征最为常见,病人呈特殊面容,眼裂小、眼距宽、塌鼻梁、舌常伸出口外,掌纹多呈"通贯手",小指内弯且只有一条横纹,生长发育迟缓、智力低下。

性染色体疾病也有 10 多种,常见的有先天性卵巢发育不全、先天性睾丸发育不全,以及性染色体的嵌合体导致的两性畸形等症。如先天性睾丸发育不全,病人多了一个 X 染色体,性染色体呈 XXY,一般在青春期出现症状,病人外表为男性,但乳房发育丰满,无胡须,睾丸小,无生精能力。

三、遗传在疾病发生中的作用

如果把遗传因素和环境因素在不同疾病中发生的作用归纳起来,大致可分三类:

(一)遗传因素起决定作用

如基因突变及染色体畸变等,属于生殖细胞的遗传异常,这类疾病主要不是环境因素的影响,比如,色盲、血友病等。

当然,即使是遗传因素起决定作用的疾病,也不能忽视环境因素的影响,因为环境因素作为

"致突变原"，也可以诱发基因突变或染色体畸变。

（二）环境因素起决定作用

由于母体于妊娠期间接触高剂量的放射线、感染风疹病毒、接触有致畸作用的化学物质等而引起胚胎发育异常。这类疾病主要与遗传因素无关。

（三）遗传与环境因素相互作用的结果

一些常见的先天畸形，如先天性心脏病、脊柱裂、唇腭裂等都属于这种情况。不同的疾病，遗传因素所起的作用大小是不同的。遗传度愈高，环境因素作用则愈小；遗传度愈小，环境因素作用则愈高。

第二节 优 生

一、计划生育与优生

优生的原意是"生健康的孩子"，优生学是英国科学家高尔顿在1883年创立的，是一门研究遗传健康的科学，其目的在于探索影响后代的各种因素，从体力和智力各方面改善遗传素质，从而达到提高人种质量的目的。优生学分为两种：其一是防止或减少有严重遗传病和先天性疾病的个体出生，称为预防性优生学；其二是促进体力上和智力上优秀个体的出生，称为演进性优生学。前者是劣质的消除，后者是优质的扩展，对人类社会都有着积极的意义。

计划生育是指有计划地生育子女。中国宪法明确规定夫妻双方有实行计划生育的义务。实践证明，实行计划生育，是控制人口盲目增长和提高人口质量的最为有效的办法。中华人民共和国成立60多年来，中国人口增长速度过快，带来了沉重的经济负担和严重的后果。在认真总结历史经验教训后，中国把实施计划生育，控制人口增长定为一项基本国策，努力实行晚婚、晚育、少生、优生。

晚婚、晚育、少生是控制人口数量的政策；优生、优育是提高人口质量的政策。少生和优生的紧密结合是现代社会人们在生育方面发展的必然趋势。

（一）少生与优生，能提高人口质量

所谓人口质量，是指在一定社会条件下，人口群体所具有的认识世界和改造世界的能力，它包括三种素质，即人口的身体素质、智能素质和思想道德素质。整个人口质量的水平体现着社会生产力发展和精神文明发达的程度和水平。

提高人口质量是整个社会的职责和任务，其主要措施有：发展社会生产力、发展经济、改善生活条件；处理好人口数量与人口质量的关系；大力发展教育；加强精神文明建设；普及优生优育工

作等。

（二）少生与优生，可降低"出生缺陷"发病率

出生缺陷是指在胎儿期引起的疾病或缺陷，又称先天缺陷。

科学技术的迅速发展，既能造福于人类，也会带来有损于人类健康的问题，比如，原子能和放射性物质的应用、新化学品的不断问世、环境污染等产生的某些有害物质。环境中的有害物质可能引起基因突变，使遗传病增多；也可能影响胎儿的发育，造成先天畸形。另外，随着医疗卫生事业的发展，某些遗传病患者得以生存和生育后代，这就使"自然淘汰有效率降低"，使有害基因代代相传的可能性增加。从世界范围来看，先天性疾病无论在病种上还是在疾病中所占的比重以及在发生的数量上都有增加的趋势。"出生缺陷"已成为严重的社会问题。

目前发现属于出生缺陷的遗传疾病已达 3 000 多种，患病人数占总人口数 10％ 左右。通过预防性优生措施，可大大降低群体中出生缺陷的发病率。所以说，提倡优生，势在必行。

二、优生措施

（一）避免近亲结婚

我国婚姻法第六条明文规定：直系血亲和三代以内的旁系血亲禁止结婚。这是符合优生学原则的。

血亲也就是人们所说的血缘，分直系血亲和旁系血亲两种。凡生育自己和自己所生育的上下各代亲属，如父母、祖父母、外祖父母、子女、孙子女、外孙子女，不论是父系还是母系，子系还是女系，都是直系血亲。旁系血亲是指除直系血亲之外，在血缘上同出一源的亲属，即三代以内有共同祖先的称为"三代以内的旁系血亲"，诸如堂兄弟姐妹、表兄弟姐妹、叔伯、姑姨、舅甥等。

近亲结婚是不利于优生的。在我国古籍中，就有"男女同姓，其生不蕃"的说法。近代的科学研究表明，近亲婚配使隐性遗传病增多。因为隐性遗传病的发生有个条件，必须父母体内都带有某种相同的致病基因，使子女从父母双方各继承一个致病基因，方可发病。在非近亲婚配中，因夫妇双方没有血缘关系，双方都带有相同致病基因的可能性很小，所以子女患隐性遗传病的机会并不多。近亲婚配，由于夫妇有共同的祖先，很可能继承相同的致病基因，"亲上加亲"就使得子女患隐性遗传病的机会增多。例如，堂（表）兄弟姐妹结婚所生子女患苯丙酮尿症的机率比非近亲婚配所生子女大 300 倍；在近亲婚配所生的子女中，身材矮小、先天畸形的发生率也较高；近亲婚配造成下一代儿童死亡率比非近亲婚配的高 3 倍。

因此，禁止近亲结婚是十分必要的。同时，为了减免可导致遗传性和先天性疾病患儿出生的不适当婚配和受孕，婚约双方应在婚前通过遗传咨询，查明双方家族中有否遗传病史和本人是否有遗传性缺陷。有严重遗传病的人，如精神分裂症、白痴患者，不应互相结婚或与健康人结婚。

（二）提倡婚前检查

婚前检查制度十分重要。婚前检查，即男女结婚前身体健康检查，内容包括：询问本人及家庭、家族的健康状况，过去和目前患有什么疾病，特别查明有无遗传病史、精神病史、传染病史等；

进行全面的体格检查和必要的化验,以判明是否存在严重的器质性疾病;进行生殖器官的检查,以判明是否有生殖器官的异常和畸形。根据情况,医生还可以对男女双方在婚前检查中进行某些简单必要的治疗性处置,并进行有关性知识的教育。

实行婚前检查,可及早了解婚约男女双方是否患有不宜结婚和生育或不宜马上结婚、生育的疾病,以免造成婚后的不幸或影响下一代的健康;可以使有生理缺陷、不能进行性生活的人,在可能的条件下及早得到矫治;可以得到遗传病方面的咨询,使有可能生出遗传病儿的婚约双方预先知道应当如何对待,以阻断遗传病的延续;还可得到有关婚后性生活和计划生育方面的医学指导。

(三) 选择最佳生育年龄和受孕时机

1. 最佳生育年龄

婚姻法规定男 22 岁、女 20 岁始得结婚,这是最低的婚龄要求。合适的生育年龄要兼顾生理、后代健康和人口控制三个方面。

一般认为,妇女在 24—27 岁生育是比较合适的。青年夫妇结婚以后 2—3 年再生育,从个人和家庭来说,婚后有个缓冲时间,有利于夫妇健康、学习和工作,经济和精力上也不至于过分紧张;从生理上看,女性骨骼钙化在 23 岁左右才能完成;从产科方面看,妇女 24—30 岁生育,妊娠和分娩比较顺利,产后恢复也很快;对于国家来说,有利于控制人口增长。

但是,推迟生育年龄,并不意味越晚生育越好。妇女生育最好不要超过 30 岁,特别不要超过 35 岁。因为,妇女生育年龄过大,卵细胞发生畸变的可能性增加,畸形儿发生率上升。同时,妊娠并发症增多,分娩困难增多,胎儿的损伤和死亡率也相应增加。当然,由于种种原因,过了适宜年龄才怀孕,也不必过虑,要按时去医院检查。

2. 最佳受孕时机

即使在适宜生育年龄,还要选择最有利于优生的时机受孕。

(1) 夫妇健康:夫妇双方只有在健康的前提下,方可考虑生育问题。男女一方正患有急性传染病或结核病等疾病,都不宜受孕。女方若患有心脏病、高血压、肝脏病、肾脏病、糖尿病等慢性病,也必须坚持避孕,待身体恢复健康再受孕。另外,在准备受孕时期,男女双方要保持生殖器官的健康状况,以保证受孕成功,并减少畸形儿或有先天性缺陷婴儿的出生率。

(2) 人体生物节律:人的情绪、智力和体力,在每个月都有高潮和低潮。一般认为,制约人体情绪的生物钟周期是 28 天;制约人的体力的生物钟周期是 23 天;制约人智力的生物钟周期是 33 天。这种具有一定规律的现象,称为人体生物节律或人体生物钟。当人的三种生物钟都处在周期线上时,人表现为情绪高昂,体力充沛,智力很高,呈现最佳状态。若夫妇双方都处在高潮期怀孕,能孕育出特别健康聪明的孩子。

(3) 环境和心理:良好的环境,居室洁静,心境恬和,夫妻恩爱缠绵之时,则是最好的受孕时机。夫妻在思维、语言、行为、情感等方面都达到高度协调一致的时间同房怀孕,出生的孩子就会正常地继承双亲的身体、容貌、智慧等方面的优点。

(4) 酒后不宜受孕:酒精可以损害生殖细胞,使受精卵的质量下降。俗话说"酒后不入室"是有一定道理的。西方国家用"星期日婴儿"一词,专指酒后受孕所生的婴儿,这些婴儿身体虚弱、面貌丑陋、智力低下。

(5) 避免药物的影响:原来用口服避孕药避孕的,若计划要个孩子,最好在停服避孕药半年以后再受孕,在此期间用其他方法避孕。这样可以避免口服避孕药对胎儿的性器官发育产生不利的影响。

(四) 孕期保健

孕期包含从卵细胞受精、发育成熟及胎儿产出的全过程。在这一复杂的生理过程中,做好孕期保健工作,直接关系到母体及胎儿的健康。

1. 孕期营养

妊娠期间,孕妇新陈代谢增强,能量消耗增多,体内血液总量也逐渐增多,孕妇体内的这些变化,都需要"额外"增加营养。若营养不足,孕妇可患贫血、骨质软化症等疾病,并使其产后乳汁稀少。另一方面,胎儿的生长发育需从母体吸取营养,若孕妇营养不良,会使胎儿发育迟缓,出生体重轻,并使新生儿患病率和死亡率增高。所以,孕妇应讲究合理的营养和平衡的膳食。

孕妇饮食中必须保证有足够的各种必要营养素,如蛋白质、钙、铁、维生素等。蛋白质是关系胎儿健康成长的主要营养素之一,一般每日摄入量不得少于 60 克。胎儿成长过程中需要大量钙,特别是在妊娠中后期,食物中含钙较丰富的是牛奶和蛋黄,其次是黄豆、豆制品和新鲜蔬菜。妊娠期必须补充铁,尤其是胎儿发育后 3 个月需铁量明显增加,含铁较多的食物有鸡蛋、瘦肉、肝、肾等。孕妇对维生素的需要量比平时增加约 1/3。补充维生素可多食新鲜水果和蔬菜。

在保证营养素的前提下,孕妇饮食要注意均衡,多食新鲜、易消化、富有营养的食物,禁忌刺激性食物。在怀孕后期,可适当节制饮食,以免胎儿过大造成难产。

2. 孕期疾病

孕妇生病会影响胎儿的发育,尤其是病毒感染,不仅对母体,更重要的可对胎儿产生不同程度的影响。偶尔轻度感染,可使胎儿产生隐性损伤;中度感染可引起胎儿畸形或功能性疾病;严重感染会导致胎儿死亡、流产或早产。常见的病毒感染类型有:流感病毒、风疹病毒、巨细胞病毒、单纯疱疹病毒、腮腺炎病毒、炎髓灰质炎病毒、乙型肝炎病毒等。

预防病毒感染的措施是:孕期注意环境和个人卫生,尽量少去公共场所;非孕期注射疫苗、增强抵抗力。一旦感染,应及时就医并进行适当的处理,必要时中止妊娠。

3. 孕期用药

科学研究证明,孕妇用药,药物会通过胎盘进入胎儿体内,对胎儿产生影响。如孕妇注射链霉素、卡那霉素等,有可能引起胎儿先天性耳聋;孕妇服四环素能使孩子乳牙变黄、牙齿变脆,骨骼发育受到影响。

所以,孕妇用药应慎重,但不等于孕妇不能用药。关键是必须合理用药,必须用药时,选用合适药物,不但对孕妇、胎儿无害,且能防止胎儿受母体疾病影响。

4. 孕期吸烟、酗酒

烟草中含有尼古丁、一氧化碳等有害物质可通过胎盘进入胎儿体内,损害胎儿,使胎儿发育迟缓,出生体重轻。据调查表明,吸烟妇女产下的婴儿在体重、身高、营养、智力等各方面都不及不吸烟孕妇产下的婴儿。父亲吸烟,孕妇被动吸烟,对胎儿同样有害。

孕妇若大量饮酒,可使胎儿患"酒精中毒综合征",表现为身材矮小、面貌丑陋、智力低下。因此,妊娠期应禁忌烟、酒。

5. 孕妇情绪

大量调查发现:有严重紧张、焦虑不安情绪的孕妇,其孩子成长后情绪常不稳定,易激动,还易患多动症;对生育持消极态度的母亲,早产率高,婴儿体重轻,精神较萎靡;对生育持矛盾心理的母亲,婴儿较多行为不合群或胃肠功能失调;而对生育持积极乐观态度的母亲,婴儿健康正常且适应性较强。

因此孕妇应保持心胸豁达,性情开朗。另外,孕期用健康、优美的音乐陶冶母亲情操,将有利于胎儿在和谐气氛中成长,为胎儿身体和智能发育打下良好的基础。

6. 孕期注意事项

① 注意清洁卫生

在妊娠期间,由于皮肤的汗腺和皮脂腺分泌增多,孕妇应常洗澡,勤换内衣。洗澡时不要坐浴。妊娠末期,应常擦洗乳头以增加乳头皮肤的坚韧度,防止产后哺乳时,乳头出现裂口。孕妇的衣服要宽大、寒暖适宜,不宜用束得很紧的裤带、袜带。

② 节制房事

妊娠头 3 个月和妊娠 7、8 个月后,应禁止房事。因为在妊娠早期,进行房事,子宫发生收缩,易引起流产。妊娠后期,房事可致早产、感染。即使在妊娠中期,也应有节制。倘若房事过多,容易使胎膜破裂,羊水流出,则子宫壁紧裹胎儿,可使胎儿因缺氧而死于宫内。

③ 注意胎动的变化

自妊娠 16—20 周开始,胎儿在子宫里伸手踢腿,活动身体,这就是胎动。胎儿 1 小时的胎动数不应少于 3—5 次,12 小时的胎动数应在 20—30 次以上。孕妇自己记录胎动数,就可得知胎儿在腹内生活是否正常。若 1 小时胎动数少于 3 次,12 小时胎动数少于 20 次,就表示胎儿在子宫内缺氧,应立即去医院检查,以确保胎儿的安全。

(五) 产前检查和诊断

每个孕妇自怀孕 3 个月开始,就应定期进行产前检查。在妊娠 7 个月前,每月检查 1 次;妊娠 8—9 个月,每 2 周检查 1 次;妊娠最后 1 个月,每周检查 1 次。通过产前检查,可了解孕妇的身体情况和胎儿是否正常。

产前诊断也叫出生前诊断或宫内诊断。这是预测胎儿在出生前是否患有某些遗传疾病或先天畸形的方法。若发现胎儿有严重遗传病或畸形,应中止妊娠,进行人工流产,以防患儿出生。

三、新生儿护理

(一) 注意保暖

由于新生儿体温中枢神经发育不完善,保暖的调节功能不足,所以外界环境温度高低,对新生儿的体温都有影响。冬天环境温度过低,会影响新生儿体温上升。体温过低,会影响婴儿的代谢和循环,因此,保暖十分重要。发现婴儿皮肤发凉,体温低于正常,可以用热水袋包上毛巾,放在被褥下;或者抱在怀里,用成人的体温使婴儿暖和过来。由于新生儿的汗腺发育不全,散热功能差,夏天环境温度过高,或衣被包裹过紧、过厚,又易引起发热。因此,夏天要使住房通风,以调节环境温度,但要注意别让风直接吹着婴儿。家长还要随气候的改变,及时增减婴儿的衣被包裹。无论冬天或夏天,住房的温差不宜太大,以免婴儿无法适应。

(二)保护皮肤

新生儿的皮肤细薄柔软,很容易损伤感染,因此皮肤的清洁卫生特别重要。洗澡是清洁皮肤的好办法,洗澡前,要先准备好干净的衣物、尿布、大毛巾等。洗澡水温度在 37℃—38℃ 为好。在脐带脱落前可上半身、下半身分开洗。洗澡后用软毛巾轻轻擦干全身。

婴儿的衣服、尿布都要选择质地柔软、吸水性好、颜色浅淡的棉织品来做,这样可避免摩擦损伤和刺激皮肤。尿布要勤换,每次换尿布时,应用清水洗涤臀部,保持干燥和清洁。

(三)保护脐带

婴儿生下后,脐带被剪断,残端是一个创面,易引起感染。在脐带脱落前,要细心观察,注意消毒,避免感染。每次换尿布都要检查脐带,看包脐带的纱布是否打湿,有无渗血。不要随便揭开脐带残端上的纱布。脐带掉后,脐根上的痂壳仍要注意保护,让它自行脱落,不要动手去挖。无论脐带是否脱落,都可用碘伏擦干净脐带根部及脐轮凹陷部分,每天一次。

(四)防止感染

成人在护理新生儿前要洗手,同时要尽量减少不必要人员接触新生儿。凡是有呼吸道、消化道感染的病人和带菌的人应严格禁止接触婴儿。有皮肤病及传染病患者也不能接触婴儿。母亲如有发热或其他感染征象应停止喂奶。可以用吸乳器吸出乳汁,经过消毒后喂养婴儿。母亲和婴儿的衣物被褥,都要经常换洗、晾晒,保持清洁。有亲友来探望,切忌亲吻新生儿。

(五)母乳喂养

母乳是新生儿的最佳食品。产妇应尽早开奶,一般于婴儿出生后 30 分钟就可开奶。并要让新生儿吃初乳。初乳是产妇产后 4 天以内分泌的乳汁。初乳含有丰富的营养成分和抗体,不仅容易被新生儿消化吸收,而且可以增加其免疫力,防止新生儿患腹泻等疾病。在婴儿出生后最初的2—3 周内,应实行按需哺乳,婴儿什么时候想吃奶,就在什么时候哺乳。婴儿频繁吸吮乳房,有利于乳汁分泌,还有助于母婴感情的交流。

(六)新生儿的特殊生理现象

新生儿期有一些特殊表现,看似是病态,其实是正常生理现象,不需要治疗。

生理性黄疸:约一半左右新生儿于生后第 2—3 天出现黄疸,皮肤、巩膜发黄,大小便颜色正常,一般持续7—10天黄疸即可消退。

马牙:在新生儿的上腭或牙龈边缘,有一些由上皮细胞堆积形成的灰白色小颗粒。不必处理,过几个月就会消退。

乳房肿大:有的新生儿(男、女均有)于生后数日出现乳房肿胀,甚至还有乳汁分泌,一般经2—3周消退。

女孩阴道流血:有的女孩于生后2—3天,自阴道排出少量血性分泌物,可持续1—2天。

生理性体重下降:新生儿在生后一周左右,由于排出大小便、肺和皮肤排出水分、进食量少等原因,体重比初生体重略低。大约两周左右可恢复到出生时的体重。

复习与思考

1. 什么是遗传?什么是变异?

2. 什么是遗传病?遗传病有哪些种类?

3. 遗传病和先天性疾病有什么不同?

4. 常染色体显性遗传病、常染色体隐性遗传病、伴性遗传病各有什么发病特点?

5. 为什么说近亲婚配与常染色体隐性遗传病有密切关系?

6. 为什么要实行优生,有哪些具体措施?

7. 如何做好孕期保健?

8. 如何护理新生儿?

9. 新生儿有哪些特殊的生理现象?

第二章

学前儿童身体的生长发育与保健

　　身体的生长是指细胞繁殖、增大及细胞间质的增加,表现为全身各系统、各器官、各组织的大小、长短及重量的增加及形态变化,是量的变化。身体的发育是指身体各系统、各器官、各组织的分化完善和功能上的成熟,是质的变化。身体的生长和发育是紧密相连、不可分割的,生长是发育的前提,发育包括生长,生长寓于发育之中。生长发育到了比较完备的阶段,即个体在形态、生理等方面都达到成人的水平,称为成熟。

　　学前儿童正处于迅速生长发育的重要时期,他们虽然已经具有人体的基本结构,但是各器官、各系统尚未发育完全,与成人之间差异较大。认识和掌握学前儿童身体生长发育的特点和规律,有利于开展并做好保健工作。

第一节　学前儿童身体各系统、各器官的生长发育特点与保健

　　学前儿童新陈代谢的特点是同化作用显著大于异化作用,表现为机体不断生长发育。学前儿童的机体与成人的机体相比较,有许多不同之处,不仅身体的外形与成人不同,而且内脏的结构和机能也不如成人完善。另外,由于学前儿童的身体处于迅速发育的过程中,不同年龄阶段的儿童的身体各系统的发育状况也不尽相同。

一、运动系统

　　运动系统由骨、关节和骨骼肌三部分组成。骨由关节连接起来,构成骨骼。骨骼肌附于骨面,通过肌肉收缩和松弛,牵动骨骼产生运动。运动系统在神经系统的调节下,对身体起着运动、支持和保护作用。学前儿童运动系统的主要特点是骨组织不断骨化;骨富于弹性,易变形;关节、韧带较松弛;肌肉力量差,易疲劳。

(一) 骨与骨骼

1. 骨的成分和特性

　　骨是由有机物和无机盐构成的。有机物能使骨具有韧性和弹性,无机盐能使骨坚硬挺实。不同年龄的人,由于骨组织中有机物和无机盐含量比例不同,因而表现出骨的硬度和弹性的不

同。成年人骨中有机物和无机盐含量之比约为 3 : 7,而儿童的骨所含的有机物和无机盐的比约为 1 : 1。因此,与成人的骨相比,儿童骨的弹性大而硬度小,不易骨折而易发生变形。随着儿童年龄的增长,儿童骨内的无机盐不断沉积,骨的坚硬度也逐渐加大。因此,在学前期培养儿童正确的坐、立、走的姿势,可以有效地防止骨的变形。

每块骨都是由骨质、骨髓和骨膜构成。骨质分为两种,一种是结构致密、坚硬、耐压性强的骨密质;另一种是结构疏松、呈海绵状的骨松质。骨的中央是骨髓腔。4—5 岁前,骨髓腔和骨松质空隙内充满具有造血机能的红骨髓,5—7 岁以后,长骨骨干内的红骨髓逐步为脂肪组织所替代,称为黄骨髓,失去了造血机能。但是,当大量失血或贫血时,黄骨髓能再转变为红骨髓,恢复造血机能。短骨和扁骨的骨松质内的红骨髓终身保持造血机能。

2. 骨的生长和发育

骨的生长和发育有两种方式,膜内成骨和软骨内成骨。

膜内成骨,是直接从胚性结缔组织膜内形成的骨组织。通过骨化,成为骨质,膜下的成骨细胞不断产生新的骨质,使骨逐渐加厚,并对骨折后的愈合和再生起重要作用。学前儿童的骨膜比较厚,血管丰富,如发生骨折后,新骨形成较快,预后比较好。

软骨内成骨,即在软骨逐渐被破坏的基础上缓慢形成骨组织,人在成年以前长骨的两端称为骨骺,有一层骺软骨,这层骺软骨不断生长,不断骨化使骨逐渐变长,人就不断长高。直到 20—25 岁时,这层软骨完全骨化,人就停止长高。

3. 骨骼

骨骼由骨连结起来,是支持人的体形、保护内部器官、供肌肉附着和作为肌肉运动杠杆的支架。儿童骨骼的良好发育有赖于充足的营养和适当的体力活动。适中的压力可刺激成骨细胞的生长,使骨变长变粗,如果压力过大或过小,骨的生长都会变得缓慢。

(1)脊柱。出生时脊柱呈轻微后凸,随着抬头(3个月)、会坐(6个月)、能走(1岁),相继出现颈椎前凸、胸椎后凸及腰椎前凸,使脊柱形成生理性弯曲,能保持身体平衡,缓冲从下肢而来的冲击力。

脊柱发育的时间很长,一般到青春发育期开始时才基本定型,在整个发育时期,容易受外界的影响发生变形,导致脊柱侧弯、后凸、前凸等脊柱弯曲异常。

所以,应该培养学前儿童正确的坐、立、走的姿势;组织学前儿童活动时应多样化,并选择适宜的运动项目和运动量,防止学前儿童胸廓和脊柱畸形,保证骨骼、肌肉的正常发育和内脏器官的正常生理活动。

(2)颅骨。颅骨的发育可通过头围、囟门及骨缝闭合情况来反映。刚出生时,颅缝常哆开至3—4个月时闭合,后囟出生时已近闭合。前囟出生时约 1.5—2 厘米,出生数月内随头围增大而变大,6个月后逐渐骨化而变小,至 1—1.5 岁闭合。面骨、鼻骨及下颌骨的发育迟于头颅,以增长为主,1—2 岁后面骨变长,下颌骨向前凸出,使面型与婴幼儿时有所不同。

(3)骨盆。学前儿童的骨盆尚未定型,构成骨盆的髋骨还不是一块整体,由髂骨、坐骨和耻骨靠软骨相连而成,随着年龄增长,软骨逐渐骨化,到 16 岁左右 3 块骨愈合成一块髋骨。在完成骨化以前,组成髋骨的三块骨之间的连结还不很牢固,容易在外力作用下产生位移,发生不正常的接合，影响骨盆的发育。因此，在学前儿童运动时要避免从高处往硬的地面上跳，防止髋骨出现不正常的愈合，特别是女性儿童，应尤为注意，以免影响日后的分娩。

（4）腕骨。随着年龄的增长，儿童的腕骨、指骨和掌骨逐渐骨化。腕骨骨化中心随着年龄增长以一定的次序出现，大约10—13岁左右，全部腕骨的骨化完成，女性儿童一般比男性儿童早完成2年。在学前期，由于儿童腕骨、指骨和掌骨的骨化没有完成，儿童腕部的力量不足，手的精细动作比较困难，不宜长时间作业。

（5）足骨。足骨由7块跗骨、5块跖骨和14块趾骨组成。跗骨和跖骨借韧带连结，形成足弓。足弓可起缓冲震荡的作用。由于学前儿童的足骨、肌肉和韧带没有发育完善，足弓负荷超出它的负担能力或其他原因，可引起足弓塌陷，成为扁平足。

（二）关节

骨与骨之间的连结称关节或骨连结。学前儿童的关节面软骨相对较厚，关节囊、韧带的伸展性大，所以关节的运动范围较成年人大。但是，关节囊、韧带较松弛，关节的牢固性较差，在外力的作用下，较成人容易发生脱臼。适当的体育活动和劳动可以增强关节的牢固性、柔韧性和灵活性。

（三）肌肉

运动系统的肌肉由骨骼肌纤维组成，在神经系统的支配下收缩和舒张，牵动骨骼产生运动。

学前儿童的肌肉柔软，肌纤维较细，间质组织相对较多，肌腱宽而短，肌肉中所含的水分较成人多，蛋白质、脂肪、糖和无机盐较成人少，能量储备差。因此，学前儿童的肌肉收缩力较差，容易疲劳。但是，由于新陈代谢旺盛，疲劳后肌肉机能的恢复也较快。

学前儿童各肌肉群的发育是不平衡的。支配上下肢的大肌肉群发育较早，而小肌肉群如手指和腕部的肌肉群发育较晚。到5—6岁，手部肌肉才开始发育，所以能做一些较精细的工作，但是时间不能过久，否则容易产生疲劳。

肌肉与骨、关节一样，都具有极大的可塑性，在发育过程中彼此配合，相互适应。组织的活动应合理和适当，避免过度疲劳，防止肌肉损伤。

二、呼吸系统

呼吸系统由呼吸道和肺组成。呼吸道包括鼻、咽、喉、气管和支气管，是传送气体和排出分泌物的管道；肺是进行气体交换的场所。学前儿童呼吸系统的基本特征是组织娇嫩，呼吸道黏膜容易受到损伤，在黏膜上有丰富的血管和淋巴管。在儿童常见疾病中，呼吸系统的急性感染占很大比例，不仅发病率高，病情也常较严重。

（一）上呼吸道

上呼吸道包括鼻、咽和喉。

婴幼儿面部颅骨发育不够完全，鼻和鼻腔相对较小，没有鼻毛，鼻黏膜柔嫩，血管丰富，易发生感染，引起呼吸困难。婴幼儿鼻窦发育较差，上颌窦、蝶窦分别于12岁、5岁才发育完全，额窦发育也迟,故副鼻窦炎多见于 6 岁以后的儿童。年幼儿童鼻泪管较短,患上呼吸道感染时易上行累及眼结膜。

婴儿的鼻咽部和咽腔相对较狭小,方向较垂直。腭扁桃体出生时很小,至 1 岁末才逐渐发育,于 4—10 岁发育达高峰,至 14—15 岁再渐退化,因此,扁桃体炎常发生于学前期和学龄期儿童。学前儿童咽鼓管粗短且直,呈水平位,上呼吸道感染后,易并发中耳炎。

学前儿童喉腔相对较成人狭长,黏膜柔嫩,富有血管和淋巴组织,软骨又较软弱,因此,一旦发生炎症,易导致喉梗阻。

(二)下呼吸道

下呼吸道包括气管和支气管。

学前儿童的气管和支气管的管腔比成人相对狭窄,软骨柔软,肌肉发育不完善,缺乏弹性组织,黏膜柔嫩且富有血管,黏液腺分泌不足,纤毛运动差,所以不仅容易受感染,而且也容易发生阻塞,导致呼吸困难。

(三)肺

肺是呼吸系统的主要器官,包括肺内各级支气管,呼吸性细支气管和肺泡。

学前儿童肺的弹性组织发育较差,肺的间质发育旺盛,血管丰富,充血较多而含气较少,肺泡数量少且易被黏液堵塞,所以容易发生肺不张、肺气肿和肺瘀血等。

(四)呼吸运动

胸腔有节律地扩大与缩小称为呼吸运动。婴幼儿胸廓短小呈圆桶形,肋骨处于水平位,胸廓的前后径与横径相等。其呼吸肌较薄弱,肌张力差,呼吸时胸廓的活动度小,故吸气时肺不能充分扩张,换气不足,使每次呼吸量的绝对值远较成人为小,这与该年龄期代谢旺盛,需消耗较多氧气的特征恰相矛盾,因此只能通过加快呼吸频率来满足生理需要,年龄越小呼吸越快,新生儿约40—44 次/分,1—3 岁为 25—30 次/分,5 岁为 25 次/分左右,10—14 岁为 20 次/分左右。

总之,学前儿童新陈代谢旺盛,呼吸浅,频率大,肺换气功能差,因而更需要充足的新鲜空气。应注意室内的通风换气,并尽量多让孩子在户外活动。

三、循环系统

循环系统包括心血管系统和淋巴系统两部分。心血管系统是一个封闭式的管道系统,由心脏和血管组成。心脏是动力器官,血管是运输血液的管道,使血液在体内不断地循环,以保证机体内环境的相对恒定和新陈代谢的正常进行。淋巴系统的主要功能是运输全身淋巴液进入静脉,是静脉回流的辅助装置。

(一)心血管系统

学前儿童在发育过程中血容量增长较快,出生一年时血容量加倍,10 岁时为初生时的 6—7

倍。学前儿童新陈代谢旺盛,机体耗氧和营养物质的量相对较大,而心脏容量小,因此心率较快。

婴幼儿血管内径相对较成人大,毛细血管非常丰富,因此血流量大,供给机体各部分的氧和营养物质充足。儿童年龄越小,血管壁越薄,血管弹性也越小,随着年龄增长,血管壁加厚,弹性纤维增多,弹性加强。

学前儿童心脏发育还不完善,但新陈代谢旺盛,故只有增加搏动频率才能适应机体需求。且年龄越小,心率就越快。1—2 岁时,心率为 100—120 次/分;2—6 岁时,90—110 次/分;6—10 岁时,80—100 次/分;10—14 岁时,70—90 次/分;而成人一般为 70 次/分左右。儿童心率易受情绪、运动、进食等各种内外因素的影响。

适当的体力活动和体育运动可增加心肌收缩力,使每搏输出量增加,促进儿童心血管的正常发育。另外,心血管系统的血液循环对儿童的服装、座椅也提出一些卫生要求,如腰带、领口不要过紧,椅子前缘不要压迫胸部等。

学前儿童血液中含水分及浆液较多,盐类较贫乏。血液中红细胞和血红蛋白的含量随年龄的增长而稍有变化。出生时,红细胞数可高达500 万/mm³ —700 万/mm³,血红蛋白浓度在每 100 毫升血液中为 15—22 克,以后逐渐减少,至出生后 2—3 个月达最低水平,出现生理性贫血。由于贫血对造血器官的刺激,红细胞和血红蛋白又逐渐增加,至 12 岁时达成人的水平。

学前期,儿童的白细胞数由出生时的 20 000 个/mm³ 逐渐下降至 4—5 岁时的 8 000 个/mm³,以后逐渐达到成人水平(7 000 个/mm³)。在发育过程中,粒细胞(包括中性、嗜酸性和嗜碱性粒细胞)与淋巴细胞的比例发生着变化,初生时中性粒细胞占优势;4—6 天后两者几乎相等;以后在整个婴儿期均是淋巴细胞占优势;4—6 岁时两者又相等;6 岁以后,中性粒细胞继续增多,并逐渐达到成人水平。临床上常用白细胞分类计数作为诊断不同疾病的指标。

婴幼儿期骨髓是生成红细胞、粒细胞和巨核细胞的唯一器官,同时也生成淋巴细胞和单核细胞。当婴幼儿遇到各种感染、溶血、贫血等病理情况时,因骨髓造血储备力小,儿童的肝、脾、淋巴结可以根据需要随时回复到胎儿时期的造血状态,此时,出现肝、脾和淋巴结肿大的体征称为髓外造血。

某些药物(如氯霉素、合霉素、抗癌药)、放射线有抑制骨髓造血的作用,应谨慎使用。

(二)淋巴系统

淋巴系统与人体的免疫功能密切相关,它包括胸腺、骨髓、脾脏、淋巴结等淋巴器官和有免疫活性的 T、B 淋巴细胞等。

婴幼儿淋巴结尚未发育成熟,结缔组织较少,淋巴小叶分隔不清,淋巴滤泡尚未形成,被膜较薄,因此屏障作用较差,感染易于扩散,局部轻度感染可使淋巴结发炎、肿大,甚至化脓。淋巴结轻微肿大属正常,特别是颈前部位。浅层淋巴结转为中度肿大,常见原因是轻微感染所致,感染部位不同,淋巴结肿大的部位也相应不同。例如,颌下淋巴结肿大,感染的部位常发生在咽和口腔部;颈部淋巴结肿大,感染常发生在鼻咽、口腔、腮腺、颈及面部皮肤;枕部淋巴结肿大,感染部位常在头皮和后颈部;腋窝淋巴结和腹股沟淋巴结肿大,感染所在部位分别在上肢和下肢。

四、消化系统

消化系统是由消化管和消化腺两部分组成。消化管包括口腔、咽、食道、胃、小肠、大肠和肛门,消化腺主要有唾液腺、胃腺、肠腺、肝脏和胰腺等。消化系统的功能是通过消化管的运动和消化液的作用,将食物分解成为结构简单能被吸收的营养成分,并进入机体血液和淋巴。

(一) 消化管

学前儿童消化管的肌肉组织、弹性组织及神经组织的发育都没有完全,消化管的蠕动机能较差;各种消化腺尚不发达,分泌的消化液不仅量较少,而且消化酶、胃酸等的含量也较低。

1. 牙齿

在机体的整个发育期间,先后有两组牙齿的发生,第一组是乳牙,第二组是恒牙。乳牙在出生后6—8个月开始萌出,2—3岁时20个乳牙全部出齐。6—7岁时,乳牙开始脱落,恒牙开始萌出,逐渐替代了乳牙。12—14岁时,乳牙、恒牙基本交换完毕。恒牙中,有20个恒牙与乳牙交换,另有12个磨牙是在乳牙后方增生出来的。

每个牙齿的发育都有三个时期,即生长期、钙化期和萌出期。由于乳牙在儿童出生前已经钙化,因此要有坚固的乳牙,应注意妊娠期营养。恒牙在出生前已经发生,大部分恒牙在婴幼儿期已经钙化。因此,要有坚固的恒牙,在婴幼儿期就应供给必需营养,及早防治慢性消化性疾病。

学前儿童的乳牙和新萌出的恒牙的结构及钙化程度都不成熟,牙釉质和牙本质的致密度不高,牙齿咬面的窝沟又较多,容易受致龋因素的影响,患龋齿率高。因此,要求儿童注意口腔卫生,防止龋齿的发生。

2. 食道

学前儿童食道比成人显著短且窄,黏膜细嫩,管壁较薄,管壁弹力组织发育较差,容易受损伤。

3. 胃

学前儿童的胃容量较小,随年龄增长,胃容量也逐渐增大。新生儿胃容量约30—50 mL,1岁时为250 mL,3岁时约700 mL,6岁时约900 mL。学前儿童胃黏膜柔软而富有血管,胃壁较薄,弹性组织、肌肉层及神经组织发育较差,因而胃的蠕动机能差。胃所分泌的消化液酸度低,消化酶的含量比成人少,因此消化能力弱。

4. 肠

学前儿童的肠管相对长度比成人长,成人的肠管为身长的4倍半,而婴幼儿则超过身长的5—6倍,消化道面积相对比成人大。肠管的长度随年龄而增长,3岁以后增长的速度很小,小肠和大肠长度的比在不同的年龄不相同,新生儿为6:1,婴幼儿为5:1,成人为4:1。

学前儿童的肠黏膜发育较好,有丰富的血管网和淋巴管网,因而容易把已分解的营养物质吸收到血管和淋巴管中去。但是,当消化道发生感染时,肠内的毒素或病原体也容易通过肠壁进入血液。

学前儿童肠道肌肉组织和弹力纤维还没发育完善,肠的蠕动能力比成人弱,肠内容物通过肠道的速度较慢,容易发生便秘和粪中毒。

学前儿童的结肠壁薄,无明显的结肠带和脂肪垂,升结肠和直肠与腹后壁的固定较差,因此较易发生肠套叠和肠扭转。

(二) 消化腺

1. 唾液腺

儿童出生时唾液腺发育欠佳,分泌唾液较少,故黏膜干燥,易于受损。至生后 3 个月时唾液腺分泌才明显增加,内含唾液淀粉酶及大量黏液素,其分泌随年龄增大而增多。故淀粉类食物宜在生后 3 个月时添加,过早给予难以适应。

婴儿期当唾液分泌增多后,由于此时口腔较小而浅,又不善将口内过多唾液咽下,易表现流涎现象,称生理性流涎。

2. 胰腺

胰腺的外分泌部分分泌胰腺液,内含各种消化酶,与胆盐和小肠分泌物一起,对蛋白质、脂肪和碳水化合物的消化起主要作用。婴幼儿的胰腺富有血管和结缔组织,实质细胞较少,分化不全,但是胰腺所分泌的消化液已经具备成人所有的各种消化酶。婴幼儿期胰腺液及消化酶的分泌极易受炎热气候和各种疾病的影响而被抑制,导致婴幼儿的消化不良。

3. 肝脏

学前儿童的肝脏相对地比成人大,5 岁时重约 650 g,占体重的 3.3%,而成人的肝脏只占体重的 2.8%—3.0%左右。正常儿童的肝脏常可在右侧锁骨中线肋缘下约 2 cm 处触及,4 岁以后逐渐缩入肋下。

学前儿童的肝脏分泌胆汁少,胆汁内含有较多的水分、黏液素和色素,促进胰液、肠液消化作用的物质较少,因而消化脂肪的能力较差。

学前儿童肝细胞分化不全,组织软弱,肝脏容易充血,对感染的抵抗力较弱,解毒功能较差。但是,学前儿童肝脏血液丰富,肝内结缔组织发育较差,肝细胞再生能力强,在患肝炎后治疗和恢复较快,不易发生肝硬化。

肝脏的主要作用是维持血糖浓度的恒定,把肠道吸收进入血浆的葡萄糖转化为肝糖元储存在肝内。学前儿童肝糖元贮存量相对较少,饥饿时容易发生低血糖症,甚至出现"低血糖休克"。

五、泌尿、生殖系统

(一) 泌尿系统

泌尿系统包括肾脏、输尿管、膀胱和尿道。儿童年龄越小,肾脏相对越大,出生时二肾约重 25 g,占体重的 1/120;至成人时虽可增至 300 g,但仅为其体重的 1/200。婴幼儿时期,肾皮质发育不全,肾功能较差,年龄越小,肾小管越短,肾小球过滤率、肾小管排泄及再吸收功能均较差,对尿的浓缩和稀释功能也较弱。婴幼儿与成人相比,将从尿中损失更多的葡萄糖、氨基酸等有用物质,也较易发生脱水或浮肿。

学前儿童新陈代谢旺盛,需要水分多,而膀胱容量小,黏膜柔弱,肌肉层及弹性组织不发达,贮尿功能差,所以年龄越小,每天排尿次数越多。随着年龄增长,每次尿量逐渐增多。尿量在个体间差异很大,并受气温、饮水量等因素影响。

学前儿童的尿道较短,女性儿童的尿道更短,易被细菌污染,上行感染。男性儿童尿道较长,但有包茎者,可因积垢而引起上行感染。

(二) 生殖系统

生殖系统包括"主要生殖器官"(男性为睾丸,女性为卵巢)和"附属生殖器官"(男性为附睾、前列腺、阴茎等,女性为输卵管、子宫、阴道等)。

学前儿童的生殖系统发育十分缓慢。男性儿童1—10岁时睾丸长得很慢,其附属物相对较大,阴茎的海绵体腔较小,包皮包住龟头,包皮口狭窄,包皮系带粘连。出生时女性儿童的卵巢滤泡处于原始状态,只在性成熟后才开始正规排卵。

六、内分泌系统

内分泌系统由许多内分泌腺、内分泌组织和内分泌细胞组成。内分泌腺分泌激素,直接进入血管、淋巴管内,通过循环系统运送到全身各部位。激素对机体的新陈代谢、生长发育、性成熟和免疫力都起很大的作用。人体内主要的内分泌腺有:脑垂体、肾上腺、甲状腺、甲状旁腺、胸腺、松果体、胰岛和性腺等,受神经系统控制下的丘脑下部的调节。

(一) 脑垂体

出生时脑垂体已充分发育,4岁前与青春期是生长最迅速的阶段。它的功能是分泌生长激素,控制自出生到青春期的生长过程;它又在下丘脑控制下通过分泌各种促激素,支配甲状腺、肾上腺、性腺的活动,是体内最重要的内分泌器官。学前期如果生长激素分泌不足,可引起侏儒症;如果生长激素分泌过多,则可致巨人症。在一天之中,生长激素白天分泌少,夜间分泌多且与睡眠深度有关,所以应保证学前儿童每天有足够时间和深度的睡眠,促使生长激素正常分泌。

(二) 甲状腺

儿童出生时,甲状腺已经形成,以后逐渐生长,至14—15岁发育最快,机能也达最高峰。甲状腺分泌甲状腺素,能调节新陈代谢,兴奋神经系统,促进骨的生长发育,对软骨骨化、牙齿生长、面部外形和身体比例的形成等多方面产生广泛的作用。

学前期,如果甲状腺机能不足,可发生甲状腺肿大,甚至发生呆小症(克汀病),主要表现为骨髓生长停止,四肢骨变粗,骨龄低,身体矮小,身体下部量明显短于上部量,有不同程度的听力和言语障碍,智能发育低下,基础代谢过低。如果甲状腺亢进,甲状腺素分泌过多,又会使中枢神经系统的兴奋性及感受性增高;影响植物神经系统时,即可出现心跳和呼吸加快,出汗过多,情绪易于激动;基础代谢过于旺盛,虽然大量进食,身体却逐步消瘦、乏力。

七、皮肤

皮肤由表皮、真皮及皮下组织三层组成。皮肤覆盖全身,保护机体免受外界直接刺激,并参与体温调节、分泌排泄、感觉、呼吸等生理功能。学前儿童皮肤的保护和体温调节功能较差,皮肤的渗透作用强。

新生儿皮肤的角质层由2—3层角化的细胞组成,彼此联系松弛,容易脱落;表皮的基底层发育旺盛,细胞增生快;表皮与真皮之间的基底膜发育不全,细嫩而松软,其中的结缔组织和弹力纤维发育较差,因此,表皮与真皮的联系不紧密,表皮较易脱落。真皮的弹力组织、结缔组织发育均不成熟。随着年龄的增长,表皮和真皮的发育才逐渐完善。由此,婴幼儿皮肤的保护功能较差,对外界冲击的对抗能力较差,容易受损伤和感染。

学前儿童皮肤调节体温的功能较成人差。学前儿童皮肤中毛细血管丰富,血管管腔相对较大,每单位面积皮肤上的血流量较成人多,容易散热,且皮肤的表面积相对地大于成人,散热多,加上汗腺的发育不完善,神经对血管运动的调节不灵活。所以,学前儿童对外界环境温度的变化往往不能适应,环境温度过低,易受凉,环境温度过高,又易受热。

学前儿童皮肤表皮薄嫩,血管丰富,有较高的吸收和通透能力。所以应避免让儿童接触有毒物品或涂抹超浓度超量的药物,防止儿童机体受到损害。

八、神经系统

神经系统是生命活动的主要调节系统,机体各器官各系统在神经系统的统一调节和支配下协调地进行各种生理活动。神经系统由中枢神经和周围神经两部分组成。在全身各系统各器官的发育中,神经系统的发育处于领先地位。

新生儿脑重350—380 g,占体重的12%;5岁时脑重1 100 g,为出生时的3倍;成人脑重1 400—1 500 g,为出生时的4倍,但仅占体重的2%。由此可见,出生时脑的重量相对较大,且早期发育甚快,但皮质细胞的分化需至3岁时大致完成,8岁时已与成人相似。出生后脑重量的增加主要为神经细胞体积的增大和神经髓鞘的形成。髓鞘形成时间在神经系统的各个部分很不一致,脊髓前后柱的神经纤维在胚胎4—5个月时已开始形成,锥体和锥体外系、小脑神经纤维及周围神经,分别于出生前后、1岁至3岁后基本形成髓鞘。所以,婴幼儿对外来刺激反应较慢,且易于泛化。

学前儿童的脑对氧的需要量较大,在基础代谢状态下,儿童脑的耗氧量为全身耗氧量的50%左右,而成人则为20%,因此,儿童脑的血流量占心输出量的比例较成人为大。儿童脑组织对缺氧十分敏感,对缺氧的耐受力也较差。所以,保持幼儿生活环境空气的清新对于其神经系统的正常发育和良好机能状态的维持很重要。

学前儿童脑组织对血液中葡萄糖(血糖)的变化十分敏感。儿童体内肝糖元的储备量少,饥饿时可使血糖过低,从而造成脑的功能活动紊乱。应按时给学前儿童膳食,以保证其体内的血糖保持在一定的水平以上。

学前儿童高级神经活动的抑制过程不够完善,兴奋过程强于抑制过程,兴奋和抑制在皮层较易扩散,神经活动的强度较弱,表现为年龄较小的儿童自我控制能力差,注意力不易集中,好动而不好静,容易产生疲劳。

九、感觉器官

人体的感觉器能将光、声、热、压力等物理刺激能量转变为神经冲动,引起感觉。感受器中带有一些辅助装置或附属结构的器官称为感觉器官。

眼是引起视觉的光感受器。儿童出生时,眼球的发育还不完善,眼球的前后轴较短,为15 mm,而垂直轴较长,为17 mm。1—3岁是眼球发育的快速增长期,以后增长速度缓慢。约14岁时,儿童眼球的前后轴与垂直轴相近,眼球呈球形。因此,学前儿童可因眼球前后轴较短而产生生理性远视,随着眼的发育,远视逐渐成为正视。

学前儿童眼的晶状体弹性较大,调节能力强,近点距离(使用最大调节时能看清最近一点细小对象物的眼物距离)很近。因此,当物体距眼球很近,甚至只有5 cm的情况下仍能看清。但是,如果视物距离过近,睫状肌紧张收缩,晶状体调节过度,久而久之,睫状肌持续紧张或痉挛,晶状体凸度增加而发生调节性近视(假性近视)。所以,应从小培养儿童良好的读写习惯,讲究用眼卫生,预防近视的发生。

儿童出生时因缺乏双眼单视功能,可能有暂时性的斜视,一般在6个月时可以发育良好,5—6岁时,双眼单视功能发育完成。由于种种原因(如斜视、双眼屈光不正或屈光参差过大等)所造成的弱视,会使儿童不仅不具备正常视力,而且无双眼单视能力和立体视觉。在学前期应定期检查视力,及时发现弱视,及时给予治疗。

耳是引起听觉的声感受器。学前儿童外耳道的骨部和软骨部发育尚未完成,外耳道皮下组织少,皮肤与软骨膜或骨膜相贴甚紧,外耳道炎性肿胀会引起剧痛。外耳道内的耵聍腺分泌耵聍(俗称耳屎),具有一定的保护外耳道皮肤的作用,但是耵聍分泌过多,凝结成块,阻塞外耳道,会影响听力。

咽鼓管是由鼓室前壁通往鼻咽部侧壁的管道,学前儿童咽鼓管短,管径大,咽鼓管的两个开口(鼓室口和咽口)几乎在同一平面上,咽部感染后,病原体容易自鼻咽部沿咽鼓管浸入鼓室,引起中耳炎。

另外,如链霉素、卡那霉素、庆大霉素等耳素性抗菌素会损害内耳的耳蜗,可致感音性耳聋。因此,对儿童应慎用这类药物。

第二节 学前儿童身体生长发育的规律

学前儿童身体的生长发育是一个复杂的过程,既存在一个共同模式,同时又存在明显的个体差异。了解和认识儿童生长发育的共同模式和个体差异,才能遵循学前儿童生长发育的规律,从而创设各种有利条件,增进学前儿童的健康。

一、生长发育的连续性和阶段性

人体生长发育是一个连续的、统一的和完整的过程,但是生长发育的速度在各年龄阶段并非一致,而是时快、时慢,呈现出明显的阶段性。

在从卵细胞受精到人的发育成熟,长达20年左右的连续的过程中,量变和质变经常同时在进行着,但是各有一定的缓急阶段,当由不显著的、细小的量变到显著的质变时,即形成生长发育的不同阶段。每一阶段都有其独特的区别于其他阶段的特点,前后阶段又相互衔接,前一阶段为后一阶段的发展打下基础,任何一个阶段的发育受到障碍都会对后一阶段的发育产生不良的影响。

例如,小儿在学走以前,要学会站,在学站以前一定先要会坐,会坐以前一定要会直起头来。从动作上看首先是头部的运动(抬头、转头),以后发展到上肢(取物),再发展到躯干的活动(翻身与直坐),最后发展到下肢的活动,达到两腿站立及行走。从上肢动作的发展来看,最初,上肢只会无意识地乱动,手几乎不起任何作用,然后学会大把抓,最后才学会用拇指和食指拿细小的物件。可见生长发育是连续的,同时表现出阶段性。

儿童出生后的生长有婴儿期、童年期和青春发动期等三个模式(图2-1)。婴儿期生长可能延续胎儿期的生长突增,婴儿期生长主要与胎儿营养有关。童年期生长一般开始于6—12个月

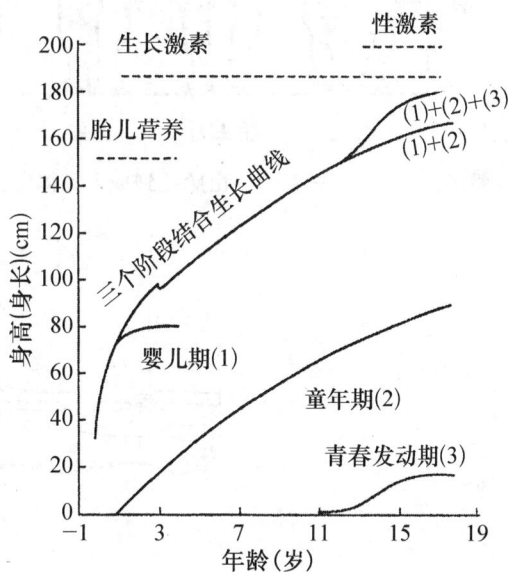

图2-1 男童线性生长的三种模式

时,典型表现为生长突然加速,可能与生长激素开始起作用有关。童年期生长加速开始晚的儿童身高较矮,童年期生长持续时间长的儿童最终身材高。个体的生长既与遗传有关,还受疾病及其治疗、营养、体力活动、情感环境等多因素影响。

二、生长发育的程序性

人体各部的长、围、宽度的生长发育在快速增长期的开始、高峰和结束不仅有早晚之别,而且有一定的先后顺序。

从妊娠到出生,头颅生长最快。从出生到1岁,躯干生长最快,为这一时期增长总长度的60%。胎儿从一个特大的头颅(占全身长度的1/2),较长的躯干及短小的双腿发育为儿童期身体各部较匀称的比例(图2-2),表现为头尾发展规律。从出生到成人的发育过程中,头只长了1倍,躯干增长了2倍,上肢增长了3倍,下肢增长了4倍(图2-3)。

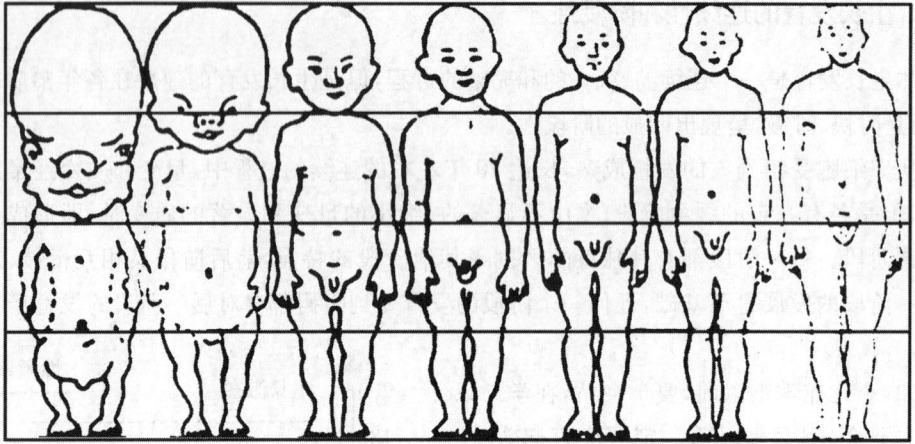

图2-2 由胎儿到成人身体发育的比例(据 W. T. Robbins,1928)

胎儿　　胎五月　　初生　　两岁　　6岁　　15岁　　25岁

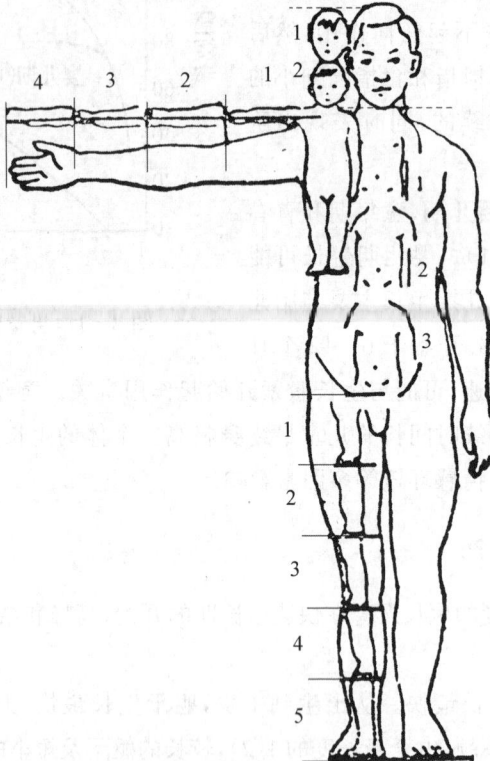

图2-3 婴儿至成人身体各部分发育的比例(据 A. A. Knopf,1943)

三、生长发育的不均衡性

人体是统一完整的机体,人体各部的生长发育不是均衡一致的。儿童身高、体重的增长,身体各部比例的变化以及各器官系统的发育,都是不均衡的。

身高、体重的增长在各年龄阶段不是直线上升的,而是呈波浪式的,是不等速的,有时快些,有时慢些,年龄愈小,增长速率愈快。如新生儿的身高约为 50 厘米,在第一年内约增长 25 厘米,是生长速度最快的阶段。在 1 岁以后,增长速度减慢,在青春期增长速度又达到高峰。再如新生儿体重约为 3 000 克,它的增长速度和身长一样,第一年内增加最多,约增加 6 000—7 000 克,以后逐渐缓慢下来,青春期增长速度又达到新的高峰。由此可见,儿童身高、体重增长的规律是波浪式的,在整个发育过程中,出现两次高峰。

身体各部分的发育也是不均衡的。例如,头与身长相比,新生儿的头占身长的 1/4,2 岁时占 1/5,6 岁时占 1/6,12 岁时占 1/7,而成人占 1/8。如果按增长的倍数来看,头增长约为原来的 2 倍,躯干增长约为原来的 3 倍,上肢增长约为原来的 4 倍,下肢增长约为原来的 5 倍。头增长得最少,下肢增长得最多。由此可见,身体各部的增长速度和比例变化是不均衡的。

此外,人体各系统的生长发育也是不均衡的,有四种不同的发育趋势(图 2 - 4)。神经系统发育得最早,儿童在 6 岁时脑重已达成人的 90%;肌肉、骨骼和一般内脏器官的发育趋势和身长、体重的增长规律相似,也呈波浪式;淋巴系统的发育也比较早,到 11 岁以后就逐渐退化;而生殖系统的发育,在出生头 12 年里几乎没什么发育,到青春期迅速发育,并很快达到成人水平。

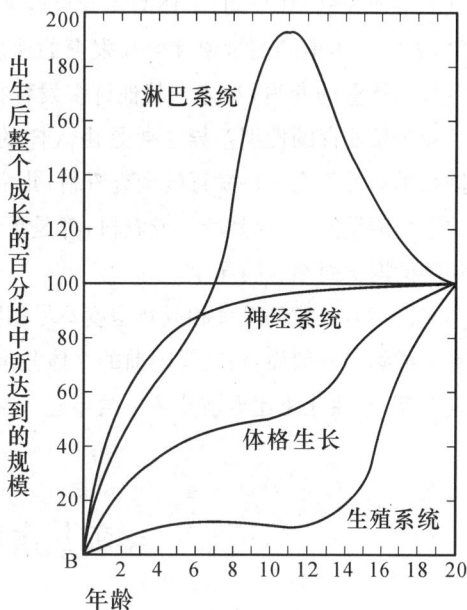

图 2 - 4 四种成长系统发展的不同模式

正是这种生长发育的不均衡性,才使圆形的受精卵分化发育成为胎儿,经过新生儿、婴儿、幼儿、儿童、青少年等阶段,发育成为长、围、宽、厚、重量不同、形态各异的人体各部分,最终形成了成年人的体型。成年人的体型虽然是在儿童体型的基础上发展而来的,但是绝对不是儿童体型的简单放大,人的体型是随年龄的增长而发生变化的。

四、生长发育的相互关联性

身体各系统器官的发育不是孤立的,人体是一个完整的统一体。整个人体的生长发育过程是在神经系统和外界环境相互作用下进行的,因此各个系统的发育是彼此密切相关联的,某一器官的发育可以促进另一器官的发育。如学前儿童进行适宜的体育锻炼,不仅会促进儿童骨骼肌肉的发育,而且会促进儿童心脏和呼吸器官机能的成熟,并有利于神经系统的发育,而肌肉、骨骼的发育又为锻炼提供更有利的条件,从而促进儿童整个身体的健康。

另外,学前儿童身体和心理的发育是密切联系的。一切生理的发育是心理发育的基础,而心理发育也同样影响生理功能。比如,情绪会影响生理机能的正常发挥;而生理上的缺陷,又可以引起心理上的不正常发展。

五、生长发育的个体差异性

在正常的个体之间,生长发育存在着很大的差异,这种差异通常反映在生长类型、性别和成熟类型等方面。

在个体之间,生长类型上的差异明显地反映在身体生长发育的各项指标上。以儿童每年体重的增加为例,在早期,个体间差异可能并不很大,随着年龄的增加,体重的获得可出现离散现象,表明了体重的测量值和生长发育的速度在儿童之间可出现很大的差异。对于大部分儿童,不只是体重的获得,身体的其他许多发育指标的测量值和生长速度也有类似的情况。

生长发育的性别差异主要是由人体的内因造成的,它比种族和地区差异更为明显和稳定。据我国有关儿童体格发育的调查资料,儿童的体重、身高、胸围、头围、坐高、臀围等各项发育指标的平均测量值,无论是城市或农村,都是男性儿童大于女性儿童。这种差异在儿童早期很小,随年龄的增长而渐趋明显。

同年龄儿童的发育和成熟程度不尽相同,有的儿童较早地发育和成熟,有的儿童则较晚地发育和成熟。一般而言,在学龄前的个体儿童之间,成熟类型之间的差异表现不很明显。到了青春发育期,女性儿童比男性儿童早两年进入青春发育期的突增阶段。

第三节 学前儿童身体生长发育的测量与评价

一个人的健康是指身体、心理和社会适应等方面的健全。学前儿童身体的生长发育是衡量其健康状况的一个重要指标。研究表明,学前儿童身体的生长发育受到遗传、环境、营养、锻炼、疾病等因素的影响,且个体之间存在很大差异。因此,了解学前儿童身体生长发育的规律,掌握正确的测量方法,通过与发育正常标准数的分析比较,能对学前儿童的身体生长发育状况作出正确的评价,并以此作为改善儿童健康的依据。

一、学前儿童身体生长发育的测量

(一)形态指标

生长发育的形态指标是指身体及其各部分在形态上可测出的各种量度(如长、宽、围度以及重量等),最重要和常用的形态指标是体重和身高。此外,代表长度的还有坐高、手长、足长、上肢长、下肢长;代表宽度的有肩宽、骨盆宽、胸廓横径和前后径;代表围度的有头围、胸围、上臂围、大腿围、小腿围；代表营养状况的有皮褶厚度。

1. 体重

体重是指人体的总重量，在一定程度上反映儿童的骨骼、肌肉、皮下脂肪和内脏重量及其增长的综合情况，也作为计算药量的重要依据。与身高相结合可用以评价机体的营养状况和体型特点。

正常足月新生儿出生体重平均为 3 千克左右，出生后 3—4 个月体重达 6 千克左右，1 岁时达 9 千克。1 岁内婴儿的体重可按以下公式估算：

1—6 个月　　体重(千克)≈出生体重(千克)+月龄×0.7 千克

7—12 个月　　体重(千克)≈6 千克+月龄×0.25 千克

2 岁时，儿童体重平均为 12 千克左右，此后平均每年增加 2 千克，故 2—10 岁儿童的体重可按下式估算：

$$体重(千克)≈年龄×2+8$$

定期测量体重可了解儿童的生长发育状况和营养状况，并作为指导儿童喂养及早期发现疾病的依据。测量前应排完大小便、赤脚、只穿背心短裤。测量须使用专门的人体测量杠杆秤，站或蹲在秤台中央。1 月以内的婴儿用特制的婴儿磅秤，让其卧于秤盘中进行测量。使用前先校正零点，测量误差不得超过 0.1 千克。

用体重评价儿童的营养状况时一般用两种方法：① 按年龄的体重。按儿童年龄分组，用体重的均值作为标准，以均值±10%作为正常范围，大于 10%为超重，大于 20%以上为肥胖；相反，小于 10%为轻度营养不良，小于 20%—40%为中度营养不良，小于 40%以上为重度营养不良。② 按身长(身高)的体重。根据世界卫生组织的标准，用不同数值的身长(身高)所应有的体重为基准，不分年龄和性别，用百分位数法列表，使用时按照儿童的身长(身高)值查出标准体重，如果所测儿童的体重位于第 20 百分位数到第 80 百分位数之间，说明该儿童的体重属正常范围。

2. 身长(身高)

身长是指人体站立时颅顶到脚跟的垂直高度，是最基本的形态指标之一，常被用以表示全身生长的水平和速度。身高方面表现的个体差异，比体重所表现的更大。身高方面的异常，大多由于先天性的骨骼发育异常与内分泌疾病所致。

与出生时的身长相比，1 周岁时的身长约为 1.5 倍，4 岁时为 2 倍。2 岁以后，儿童的平均身高可按下面公式估算：

$$身高(厘米)≈(年龄×5)+75 厘米$$

3 岁以下的儿童可用量床测身长(卧位时颅顶点到脚跟的垂直长度)；3 岁以上的儿童可用身高计测身高(站立时，颅顶点到脚跟的垂直高度)。在使用身高计测量儿童身高时，受测儿童脱去鞋帽，取立正姿势站立在身高计的底板上，上肢自然下垂，足跟并拢，足尖分开。足跟、骶骨部和肩胛间三点靠在身高尺上，躯干自然地挺直，两眼平视前方，头部保持正直。测量者将滑测板轻压受测者头顶，测量者的眼睛与滑测板呈水平位。读数时，以厘米为单位，至小数点后 1 位。

3. 坐高(顶臀长)

坐高是坐位时从颅顶点至臀部接触底座平面的垂直高度,可表示躯干的生长情况,与身高比较时可说明下肢与躯干的比例关系。

3岁以下儿童应卧位测量顶臀长。婴幼儿平卧于量板上,使之身体伸直、两腿并拢,用两手将儿童头贴紧固定于正中位置。测量者左手将儿童两脚提起,使小腿与大腿成直角,右手将活动板贴住臀部,测得值即为顶臀长。

3岁以上儿童坐位测量,称坐高。受测儿童坐于高度相宜的矮凳上,先令其身躯前倾,骶部紧贴至尺或墙壁,然后坐直,对头、肩的位置与测身高时相同,两大腿伸面与身躯成直角而与地面平行,且两腿靠拢,两足平放在地面,足尖向前。测量者以手移动滑测板轻压颅顶点后进行读数。读数时以厘米为单位,至小数点后1位。

4. 头围

头围能反映颅和脑的大小以及发育情况,是判断大脑发育障碍,如脑积水、头小畸形等的主要诊断依据。儿童出生时,头围已达到成人头围的65%左右,10岁时则达到成人头围的95%以上。新生儿头围平均值为34厘米,1周岁时为45厘米,2周岁时为47厘米,3—4岁共增长1.5厘米,以后增长得更少。所以对头围的监测在出生后头2年尤为重要。

测量头围时,测量者面对儿童,将布卷尺的始端固定于眉间最突出点,然后环绕头围,经过枕骨粗隆,再向眉间围拢,卷尺在头两侧的水平要一致。读数时,以厘米为单位,至小数点后1位。

5. 胸围

胸围表示胸廓的容积以及胸部骨骼、胸肌、背肌和脂肪层的发育情况,并在一定程度上表明身体形态及呼吸器官的发育状况,以及体育运动的效果。

出生时,胸围为32厘米左右,儿童的平均胸围在出生后的第一年增加12厘米,速度最快;第二年增加3厘米;以后每年约增加1厘米。

测量胸围时,3岁以下的儿童取卧位,3岁以上取立位,均不取坐位。要让儿童的呼吸处于平静状态下再测量胸围。在取立位测量时,受测者自然站立,两足分开与肩同宽,双肩放松,两上肢自然下垂。测量者面对受测者,将带尺上缘经背部肩胛骨下角下缘至胸前,带尺下缘经过乳头上缘。读数时以厘米为单位,至小数点后一位。

(二) 生理功能指标

生长发育的生理功能指标是指身体各系统各器官在生理功能上可测出的各种量度。反映骨骼肌肉系统的基本指标有握力和背肌力;反映呼吸系统机能的基本指标为肺活量;反映心血管系统机能的基本指标是脉搏和血压;最大耗氧量则为心血管和呼吸机能的综合指标。

1. 肺活量

肺活量是指受测者在深吸气后能够呼出的最大空气量,它在一定程度上代表着呼吸肌的力量和肺的容量及其发育状况。

测量肺活量时,常使用湿式肺活量计。测量时,受测者取立位,做一两次扩胸动作或深呼吸后尽力深吸气,吸满后再向肺活量计的吹嘴尽力深呼气,直到不能再呼气为止。此时立即关闭进气管的开关,待浮筒平稳后读数。对每位受测儿童测量 3 次,按最大数记录,单位为毫升。

2. 脉搏

脉搏反映心血管系统的功能状况。

由于脉搏的个体差异较大,易受体力活动和情绪变化的影响,应在安静时进行测量。连测 3 个 10 秒钟的脉搏数,其中两次相同并与另一次相差不超过一次时,可认为是安静状态的脉搏,然后以一分钟的脉搏数作记录。

3. 血压

血压是反映心血管系统功能的另一重要指标。

血压易受活动、情绪紧张、体位变动等因素的影响。在测量前,应使受测者静坐休息 10 分钟,测其安静时的血压,一般测右臂血压。测量时所用的袖带宽度,应根据年龄不同而异,7 岁以下儿童常用 8 厘米宽的袖带。

二、学前儿童身体生长发育的评价

(一) 生长发育的标准

生长发育标准是评价个体或集体儿童生长发育状况的尺度。一般通过一次大数量(横剖面)发育调查,搜集发育指标的测量数值,经过统计学处理,所获得的资料即可成为该地区个体和集体儿童发育的评价标准。

在生长发育标准中,常用的形态指标有身高、体重、胸围、坐高、头围(5 岁以内)、上臂围等,常用的生理功能指标有脉搏、血压、肺活量等。

一般而言,生长发育标准都是相对的、暂时的,只能在一定地区和一定的时间内使用。这是因为儿童生长发育过程始终受遗传和环境的影响,致使不同地区的儿童的生长发育水平有一定的差异,应根据各地区内不同年龄组的生长发育调查资料制定各自相应的标准。在各个不同的历史年代,各地区卫生事业的状况及人群的平均营养水平不同,因此,每过若干年,儿童的生长发育水平会发生显著差异,因而,生长发育的标准只能在一定的时间内使用。

(二) 生长发育的评价方法

儿童身体生长发育的评价应包括发育水平、发育速度以及发育匀称程度三个方面,为此而建立的评价方法是多种多样的,如身体指数评价法、发育年龄评价法、离差评价法、百分位数评价法、相关回归评价法等。这些方法有简有繁,所说明的问题各有侧重,但是任何一种方法都不能完全满足对生长发育进行全面评价的要求。因此,在运用这些方法时,一方面应结合评价的目的选择适当的方法,另一方面还须将评价结果与身体检查等情况结合起来进行综合分析。

1. 身体指数评价法

身体指数评价法是根据人体各部之间的比例关系,用数学公式将几项有关身体发育的指标联系起来,以了解儿童生长发育状况的一种方法。在儿童身体发育的评价中,常用指数有:

(1) 身高坐高指数:是指身体上下长度的比例,用公式表示为:$\dfrac{坐高(cm)}{身高(cm)} \times 100$,随着年龄的增加,上身所占的比例逐渐减少,下身所占的比例逐渐增加。肢体发育与躯干发育异常的儿童,该指数与生长发育标准之间有非常显著的差异。

(2) 身高胸围指数:是一个体质指数,用公式表示为:$\dfrac{胸围(cm)}{身高(cm)}\times 100$,当儿童身高增加时胸廓也随之发育,呼吸功能增强。粗壮型的儿童,此指数较高,瘦长型的儿童,此指数较低。

(3) 配里地雪(Pelidisi)指数:是营养指数,用公式表示为:$\dfrac{\sqrt{10\times 体重(g)}}{身高(cm)}\times 100$,营养差者,这一指数偏低。

(4) 考泊(Kaup)指数:是评价儿童营养状况的指标,用公式表示为:$\dfrac{体重(kg)}{[身长(cm)]^2}\times 10^4$,一般而言,15 以下有瘦的倾向,15—18 为正常,18 以上有肥胖倾向。

(5) 身高体重指数:此指数随年龄的增加而加大,用公式表示为:$\dfrac{体重(kg)}{身长(cm)}\times 1\,000$,例如出生时,此指数约 62,1 岁时约 120,2 岁时约 138,6 岁时约 160。指数大,则说明体重相对较大。

2. 发育离差评价法

发育离差评价法是评价儿童生长发育较常用的方法,是将个体儿童的发育数值和作为标准的均值及标准差比较,以评价个体儿童发育状况的方法。根据与该均值差异的大小和高低,评定该儿童发育是良好还是低下。

常用的方式有:发育等级评价法、发育曲线图评价法、体型图评价法、费尔斯综合评价法等。

发育等级评价法是最常用的离差评价法之一。它以均值($\overline{X}$)为基准值,以其标准差(S)为离散距,制成生长发育评价标准。评价时将个体各项发育指标的实测数值与当地发育标准中同年龄、同性别相应指标的均值作比较,将其差数除以标准差,以获得超过或低于均值的标准差数,然后再评定其等级。国内常用五等级评价标准(见表 2-1)。

表 2-1　五等级评价标准表

等　　级	标　　准
上　　等	$\overline{X}+2S$ 以上
中 上 等	$\overline{X}+S$ 到 $\overline{X}+2S$
中　　等	$\overline{X}+S$ 到 $\overline{X}-S$
中 下 等	$\overline{X}-S$ 到 $\overline{X}-2S$
下　　等	$\overline{X}-2S$ 以下

等级评价法常用的指标是身高和体重。个体儿童的身高、体重数值在标准均值±2 个标准差($\overline{X}\pm 2S$)范围以内,可视为正常,大约 95% 的儿童均属此列。但在 $\overline{X}\pm 2S$ 范围以外的也不能一概肯定为异常,需定期连续观察,并结合体格检查作出结论。中国 7 岁以下儿童生长发育参照标准见附录一。

生长发育监测图(图 2−5)是世界卫生组织推荐的一种简便易行、可观察 0—3 岁儿童体格发育是否正常的用图,生长发育良好的区域在 $\overline{X}\pm2S$ 范围之内。

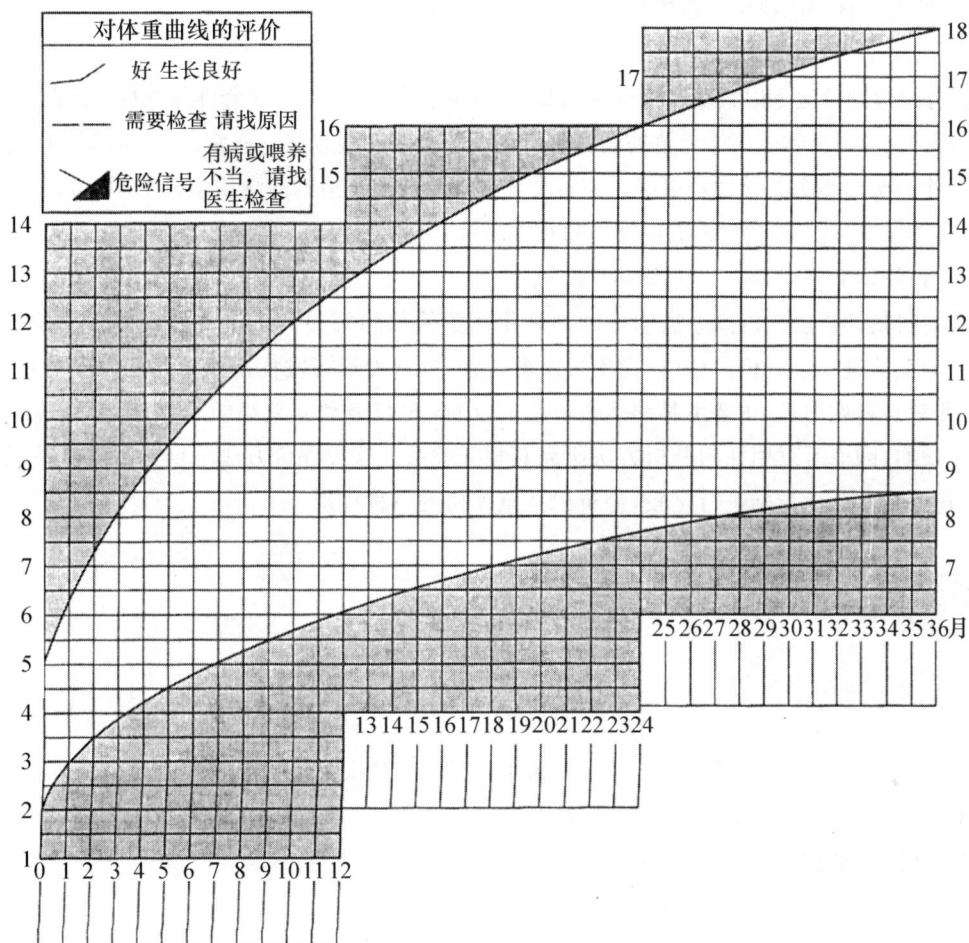

图 2−5　生长发育监测图

在身长和体重的评价中,体重是反映儿童近期生长状况最为灵敏的指标,身长则主要反映远期的生长情况。

采用体重作为指标,设计出的生长发育监测图,可以及时了解儿童近期的生长发育变化,早期发现生长缓慢的现象,及时分析其原因,采取相应的措施,以促进健康。国内外研究资料表明,体重有规律地增长,是儿童身体健康和营养状况良好的表现。体重增长速度减慢,说明喂养不当,食物所提供的热能和蛋白质不能满足儿童生长发育的需要,或是儿童反复患病所致。

在集体儿童机构,可先评定出每个儿童各项指标的发育等级,然后统计每项指标中各发育等级的人数和占集体总数的百分比,从而看出不同发育水平的比例。这对评价集体儿童的营养水平、健康和发育状况有一定价值。

3. 发育年龄评价法

发育年龄评价法是指用身体某些发育指标的水平制成标准年龄,来评价儿童身体发育状况的方法。由于个体儿童之间在成熟类型和生长类型上存在着个体差异,儿童的实际年龄不能准确地反映生长发育的程度,而形态年龄(如身高年龄、体重年龄等)、牙齿年龄和骨骼年龄等各种发育年龄,都可被用以评价儿童生长发育的状况。

4. 发育百分位数评价法

百分位数评价法是以某发育指标的第 50 百分位数为基准值,以其余百分位数为离散距,制成生长发育标准,对个体或集体儿童的发育水平进行评价的一种方法。通常以 3、10、25、50、75、90、97 等几个百分位数值划分发育等级。如若个体儿童某些发育指标的测量值低于第 3 百分位或高于第 97 百分位,则应进行严密的定期追踪观察,并结合体格检查以确定是否属于发育异常。

5. 相关回归评价法

相关回归评价法是以离差法为基础的利用相关系数和相关回归表评价个体生长发育的方法。因为人体是一个有机的整体,在生长发育过程中,各种形态发育指标会存在一定内在联系。例如,儿童身高的增长,主要由骨骼生长所引起,但同时肌肉和其他组织也在增加,体重也会有相应的增加,因而可以用回归分析方法研究其相互关系。这种评价方法不仅能反映个体的发育水平,还可结合两项指标进行比较,分析出儿童体格的匀称程度。

复习与思考

1. 什么是生长发育?
2. 什么是脊柱生理性弯曲?
3. 学前儿童骨盆有什么特点? 在组织活动时应注意什么?
4. 颈部淋巴结肿大,常见的原因是什么?
5. 为什么说学前儿童的骨骼可塑性大,易变形?
6. 学前儿童肝脏有什么特点?
7. 学前儿童皮肤有什么特点? 如何护理?
8. 学前儿童受感染,易引发中耳炎,这是什么原因?
9. 为什么新鲜空气对学前儿童特别重要?
10. 为什么学前儿童年龄越小,呼吸频率越快?
11. 举例说明,学前儿童身体生长发育的规律。
12. 测量学前儿童体格发育的形态指标有哪些?
13. 对学前儿童身体生长发育的评价,有哪些常用的方法?

第三章

学前儿童身体的疾病及其预防

学前儿童正处于生长发育期，对外界环境的适应能力和对某些致病微生物的免疫能力较差，往往会由于生活环境的不良以及某种诱因而感染传染病、寄生虫病或发生营养性疾病和其他常见病。

疾病的发生，不仅会影响学前儿童的生长发育，而且会影响儿童的学习和活动。因此，教育工作者掌握有关儿童疾病的基本知识，如致病的原因、主要症状、预防的方法、护理知识等，并对家长进行宣传教育，将有利于学前儿童的生长发育，增进其健康。

第一节　学前儿童常见病及其预防

一、常见呼吸道疾病

呼吸道疾病是由病毒、细菌引起的呼吸道感染性疾病，在学前儿童中发病率很高，且以病毒感染较多见。

常见呼吸道疾病有上呼吸道感染（普通感冒、急性咽炎、急性喉炎）和急性支气管炎、哮喘性支气管炎及肺炎等，它们的症状表现、预防和治疗见下表（表 3-1）。

二、常见消化系统疾病

腹泻是婴幼儿时期的常见病。婴幼儿腹泻在发展中国家发病率很高，尤其多见于 5 岁以下的儿童。其病死率约 1‰—2‰，对儿童健康和生命的威胁仅次于婴幼儿肺炎，被我国列为儿童保健重点防治的"小儿四病"（指维生素 D 缺乏性佝偻病、小儿营养性缺铁性贫血、婴幼儿肺炎、婴幼儿腹泻）之一。

婴幼儿腹泻可分为感染性与非感染性两大类。急性感染性腹泻，即急性肠炎，在婴幼儿腹泻中占重要位置。

1. 病因

（1）非感染性腹泻。可因喂养不当所引起，如进食量过多，食物不易消化等。腹部受凉，或吃冷食过多，致肠蠕动加快，牛奶过敏等也可致腹泻。

表3-1 各种呼吸道感染的临床表现及防治

分类		病因	临床表现	合并症及并发症	治疗	预防
上感	普通感冒	病毒	鼻塞、流涕、轻咳、咽痛、低烧、头痛、乏力、畏寒、食欲不振、严重者可有呕吐、腹泻、腹痛等	喉炎、中耳炎、颈淋巴结炎等	一般治疗,对症治疗,抗病毒、抗感染治疗	① 加强儿童体格锻炼 ② 呼吸道感染流行季节不去拥挤的公共场所,出门戴口罩 ③ 不去病人家串门,隔离患儿 ④ 加强营养,注意休息 ⑤ 服用预防药
	急性咽炎	细菌病毒	咽痛并有吞咽困难,疼痛可放射至耳部,伴头痛、呕吐、咳嗽、全身不适、有扁桃体炎则可见扁桃体充血肿大		同 上	
	急性喉炎	同上	发烧、声嘶、犬吠样咳嗽,咽喉充血,重者可有吸气性呼吸困难,呛奶、烦躁,常白天为重		同 上	
急性支气管炎		同上	发热、咳嗽最常见,开始干咳,后可有痰,并伴有食欲不振、乏力、头痛、呕吐及消化不良等	麻疹、百日咳、上感等	同 上	同 上
哮喘性支气管炎		支气管痉挛	有上感表现,咳喘、听诊时有笛音样哮鸣音,呼气延长,多反复发作		祛痰、镇咳、抗过敏、解痉挛	同 上
肺炎		肺炎双球菌等	多为支气管肺炎,发病前有上感表现,发生肺炎后,病情加重,如咳嗽加重有痰、气急、呼吸浅快,严重时口唇发青,昏沉入睡		同急性支气管炎,严重时最好送医院	同 上

(2) 感染性腹泻。可因食物或食具等被细菌污染,或被病毒、霉菌、原虫等病原体感染而引起胃肠炎,多发生在夏秋季。

消化道以外的全身疾病,如感冒、中耳炎、肺炎等,引起消化功能紊乱,也可致腹泻。

2. 症状

(1) 不同病原体引起的急性感染性腹泻具有不同症状。如轮状病毒引起的肠炎,起病急,多伴有上呼吸道感染症状,腹泻以淡色稀水样便为特征,量多,无黏液,无腥臭;由大肠杆菌引起的肠炎,起病较缓,粪便呈水样,量多,黄色或黄绿色,有少许黏液,有腥臭;沙门氏菌引起的感染,多以急性胃肠炎发病,起病后出现水样泻,黄绿色粪便,有恶臭,或黏液便。

(2) 病情轻者,一日泻数次,体温、食欲尚正常。病情重者,一日泻10余次或更多,可引起婴幼儿不同程度的脱水,脱水的表现是眼窝凹陷、口唇干裂,非常口渴,精神极差,脱水中度以上可出现酸中毒症状。

3．护理

（1）注意腹部保暖。排便后用温水洗净臀部。

（2）注意调节饮食。症轻者仍可定时进食，但量可适当减少，食物以容易消化的为宜。症重者，可适当减少进餐次数。严重脱水者应及时补液。

4．预防

（1）提倡合理喂养。给乳儿添加辅食要由少到多，每次限一种。严寒、酷暑不宜给乳儿断奶。

（2）注意饮食卫生。保证食品的新鲜，生熟食品要分开；注意饮水的消毒和保洁，对食具、毛巾、玩具、便盆等经常消毒；保育人员和食堂工作人员要严格执行消毒常规。

（3）隔离消毒。病儿所用的毛巾、尿布、便盆等要彻底消毒，以免交互感染，造成流行。

三、常见营养性疾病

随着国民经济的发展和人民生活水平的提高，营养性疾病在我国学前儿童中的发生率已明显下降。但是，近年来对学前儿童的膳食营养调查表明，我国学前儿童中营养性缺铁性贫血和维生素D缺乏性佝偻病仍较常见，另一方面，部分儿童因进食过多和不合理，小儿肥胖症有上升趋势。

（一）营养性缺铁性贫血

营养性缺铁性贫血是学前期一种常见病，在我国的发生率约达40%左右，被列为我国儿童保健重点防治的常见疾病之一。

1．病因

（1）先天储铁不足。胎儿于出生前的3个月内，需从母体获得较多的铁，储存在体内，以供出生后最初几个月造血之需。早产儿、双胎儿的先天储存铁少，生后又发育迅速，可较早将储存的铁用尽而出现贫血。

（2）铁摄入量不足。乳类含铁量甚微，乳儿以乳类为主食，如不按时添加含铁丰富的辅食，可致贫血。学前儿童可因偏食，致铁摄入量不足。

（3）疾病。长期腹泻导致铁的吸收发生障碍，肠道寄生虫（如钩虫）的吸血、慢性失血等使机体丢失铁而致贫血。

2．症状

（1）由于贫血，小儿的皮肤、黏膜苍白，以口唇、口腔黏膜、甲床最为明显，肝、脾和淋巴也会有不同程度的肿大。

（2）呼吸、脉搏次数加快，活动后感心慌、气促。

（3）患儿时常有烦躁不安或精神不振，对周围环境的刺激不感兴趣，易疲倦，注意力不集中，理解力减低，反应速度慢，食欲减退。少数可有异食癖（嗜食泥土、煤球、生米等怪癖）。

（4）可表现出一些异常行为，如紧张、不安、害怕、忧郁、吵闹和不停地做小动作。

3．预防

（1）妊娠后期，孕母需增加含铁丰富的食物，或服补血药物。

（2）坚持母乳喂养，乳儿自生后3个月左右可逐渐添加含铁丰富的辅食，如肝泥、菜泥、豆腐、肉糜等，亦可用含铁的强化食品。早产儿、双胎儿尤其应补充铁。

（3）2岁以后的儿童膳食，应多选用含铁多的食物，如肝脏、动物血、瘦肉、禽、鱼、木耳、海带、芝麻等，并同时选用水果和可以生食的蔬菜，也可在食盐、酱油、乳粉、饮料、点心等中添加适量的铁制剂和维生素C。维生素C可使三价铁还原成二价铁，使铁易溶于水，便于吸收。

（4）早防早治消化营养紊乱及感染性疾病。

（二）维生素 D 缺乏性佝偻病

维生素 D 缺乏性佝偻病（简称佝偻病）是一种常见的婴幼儿全身性疾病。近年来，在我国重度的佝偻病已明显减少，但是轻度和中度的佝偻病仍很常见，影响着儿童的健康和正常生长发育。该病也被我国列为儿童保健中重点防治的常见疾病之一。

佝偻病是由于缺乏维生素 D，使钙、磷的吸收和利用受到影响，引起骨骼发育障碍及全身生理功能紊乱。

1. 病因

（1）日光照射不足。人体所需的维生素 D，除小部分从食物中摄取外，主要由皮肤在接受紫外线照射后产生。若儿童缺乏户外活动，或冬春季紫外线不足，或居住地区空气中的雾或尘烟过多，阻止紫外线的通过，使儿童的日光照射不足，体内的某些中间产物不能转化成维生素 D，会导致佝偻病。

（2）生长过速。早产儿、双胎儿出生后生长速度较快，对维生素 D 的需要量较多，易患本病。

（3）喂养不当。食物中钙、磷含量过少或比例不当，如过多食用谷类食物，谷类中谷酸与钙结合成植酸钙，影响钙的吸收和利用，会使食物中维生素 D 过少，从而导致佝偻病的发生。

（4）疾病的影响。慢性呼吸道感染、胃肠道或肝胆疾病可影响维生素 D 和钙、磷的吸收和利用，从而导致佝偻病。

2. 症状

（1）佝偻病的早期，以烦躁、夜啼、多汗、摇头和枕后秃发等表现为主。

（2）佝偻病进入活动期，出现骨骼改变。儿童在3—6个月时，仅见颅骨软化（俗称乒乓球头，指按压顶骨或枕骨中部有弹性感）；7—12个月后，可见方颅（指头颅呈方形）、肋串珠（指肋骨与肋软骨交接处膨大似小球状，成串排列，似串珠）、肋软沟，也可呈鸡胸、漏斗胸畸形；会坐后可见脊柱后凸或侧弯；学爬行时，腕、踝处骺部胀大，呈手镯或脚镯状；会走后，下肢因负重而弯曲，呈 O 形或 X 形腿畸形。

（3）动作发育迟缓。由于肌肉、韧带松弛，坐、站、走均较正常小儿迟缓。

（4）大脑皮层兴奋性降低，条件反射形成迟缓，语言发展较晚。

3. 预防

（1）安排儿童多在户外活动，多晒太阳，接受阳光中紫外线的照射。

（2）提倡母乳喂养；及时添加蛋黄、肝等辅食。儿童多食用富含维生素 D 和钙质的食物。如果食物中含钙不足或早产、体弱,应按医嘱补充钙和维生素 D 制剂。

(3) 及时治疗某些疾病。如影响维生素 D 和钙吸收的胃肠道疾病及影响维生素 D 转化的肝、肾疾病。

(三) 肥胖症

肥胖症是一种热能代谢障碍,摄入热量超过消耗热量,引起体内脂肪积累过多。一般以体重超过同性别、同身高正常儿童均值 20% 以上称为肥胖。近年来,我国学前儿童肥胖的发病率有增加趋势。

1. 病因

(1) 多食、少动。摄入热能过多,体力活动过少,是单纯性肥胖的主要原因。单纯性肥胖是指非内分泌代谢疾病而引起的肥胖。

(2) 遗传因素。父母体重超重,子女也往往肥胖。

(3) 内分泌失调。因内分泌功能异常所致的肥胖,常伴有生殖器官发育迟缓、体脂分布特殊等表现,属于继发性肥胖,可与单纯性肥胖鉴别。

(4) 精神因素。小儿因受精神创伤或因心理异常,可致食欲亢进,而发生肥胖病。

2. 症状(单纯性肥胖)

(1) 食欲奇佳,食量超过一般小儿甚多,喜淀粉类、油脂类食品。

(2) 体格发育较正常小儿迅速,智力正常,性发育正常。

(3) 体脂聚集以乳房、腹部、臀部、肩部尤为显著。

(4) 因肥胖而行动不便,不喜活动,怕热,多汗,易疲劳,呼吸浅快。

3. 预防(单纯性肥胖)

(1) 避免过度饮食。特别避免过多进食碳水化合物,尤其是糖果、饼干、甜饮料、油炸食品等。对有肥胖倾向的儿童,更要控制食量,饥饿时让他们多吃蔬菜水果。

(2) 鼓励儿童经常参与体力活动,进行体格锻炼。

四、常见五官疾病

学前儿童常见的五官疾病有龋齿、弱视、中耳炎等,在学前期有较高的发病率。

(一) 龋齿

龋齿是学前期最常见的牙科疾病,在学前儿童中发病率很高。

1. 病因

食物残屑(主要是糖类)黏附在牙齿表面,与细菌、唾液混合,发生发酵反应生成酸,造成牙釉质表面脱钙,溶解,形成龋洞。钙化不良、排列不整齐的牙齿,易患龋齿。

2. 症状

(1) 乳牙的牙釉质、牙本质较薄,龋洞易达到牙本质深层,遇冷、热、酸、甜等刺激,则有酸痛等不适感。

（2）龋洞深入牙髓，可致牙髓炎，脓液积聚在髓腔内，压迫神经末梢，可引起剧烈牙痛。

3. 预防

（1）注意口腔卫生。要培养学前儿童饭后漱口，睡前刷牙的卫生习惯，以使口腔中不停留食物残屑。教给儿童正确的刷牙方法，即要顺着牙缝直刷，要面面刷到，尤其是乳、磨牙的咬合面。

（2）为学前儿童提供的膳食中要有足量的钙、磷等物质，维生素和氟、锶等微量元素，使牙齿能得到正常发育。

（3）多增加户外活动，多晒太阳，以保证牙齿正常钙化，加强牙的抗酸能力。

（4）药物防龋。适量饮用含氟的水，或使用含氟牙膏等。

（5）定期口腔检查，及早发现龋齿，早期进行治疗。

（二）弱视

弱视指的是眼球无近视、远视、散光等器质性病变，而其矫正视力仍不能达到正常状态的一种眼疾。

1. 病因

（1）斜视伴有病眼弱视。斜视是指双眼向前平视时，两眼的黑眼珠位置不匀称，一只眼的黑眼珠在正中，另一只眼的黑眼珠向外、向内、向上、向下偏斜。斜视使小儿产生复视（视物成双），这种视觉紊乱使人极不舒适。为排除这种紊乱，大脑就抑制来自偏斜眼的视觉冲动，日久，偏斜眼形成弱视。

（2）屈光不正或屈光参差，可致弱视。

（3）形觉剥夺。婴幼儿时期，由于种种原因不适当地遮盖过某只眼睛，该眼因缺少光刺激，致视觉发育停顿，形成弱视。

（4）先天性弱视。

2. 危害性

患弱视的儿童，不能建立双眼平视功能，难以形成立体视觉，故不能很好分辨物体的远近、深浅等，难以完成精细活动，对生活、学习和将来的工作带来不良影响。

3. 预防

早发现弱视，早进行治疗。定期检查视力，及时发现弱视，采取治疗，在4岁以前实施治疗，大多能获得良好的效果。

五、常见皮肤病

学前儿童常见的皮肤病有痱子、痱毒、脓疱疮、头癣、体癣等。

（一）痱子、痱毒

一般在炎热的夏季容易发病，尤其是肥胖的儿童。

1. 病因

痱子是皮肤汗腺开口部位的轻度炎症。夏天出汗多,使表皮浸软,堵塞汗腺口,形成痱子。可因搔抓后发生感染而成痱毒。

2. 症状

(1) 痱子多发生在多汗或容易受摩擦的部位,如头皮、前额、颈部、胸部、腋窝、腹股沟等处。初起,皮肤出现红斑,后形成针尖大小的小疹或水疱。自觉刺痒或有灼痛感。

(2) 痱毒初起为小米粒大小的脓疱,可扩大成豆粒大或杏核大,渐变软、破溃,流出黄稠的脓液。

3. 护理

(1) 长痱子,先用温水洗净皮肤,再用痱子粉或痱子药水。

(2) 长痱毒,可贴敷拔毒膏,促使脓疱软化。长在面部三角区内的疖肿,严禁挤脓,以免出现某些并发症。

(二) 脓疱疮(俗称黄水疮)

1. 病因

脓疱疮是由细菌引起的皮肤传染病。被昆虫叮咬后抓伤皮肤或因流涎、流鼻涕、烂嘴角等使皮肤破损为常见的诱因。

2. 症状

(1) 多发生在皮肤暴露的部位,如面部、颈部、双手等。

(2) 初起为红色斑点,渐成水疱、脓疱。数日后脓疱破裂,流出黄色脓液,结成黄痂。

(3) 脓液中有大量病菌,被脓液污染的健康皮肤可发生新的脓疱。

(4) 日久不愈可并发淋巴结炎,甚至引起变态反应性疾病。

3. 预防

(1) 保持皮肤清洁,勤洗澡,勤换衣服。

(2) 隔离、治疗病人。病人的衣服、毛巾等,用后煮沸消毒。护理病人后,用肥皂洗手。

六、常见身体缺陷

学前儿童常见的身体缺陷有脊柱弯曲异常、扁平足等。

脊柱弯曲异常是学前儿童中常见的姿势缺陷,包括脊柱侧弯、脊柱后凸(即驼背)、脊柱前凸等。

1. 病因

学前儿童脊椎周围的肌肉、韧带比较柔弱,如果在做作业时姿势不正,就有可能发生脊柱弯曲异常。

2. 预防

(1) 消除学前儿童生活中导致单侧肌肉紧张的一些因素,如阅读绘画时姿势不正,经常一侧携带重的物体等。

(2) 经常对儿童进行姿势教育和训练,要求其坐、立、行时姿势力求端正。

(3) 为儿童提供的桌椅要符合国家颁布的卫生标准,适合儿童的身材。

(4) 要让儿童经常参加体育活动,全面加强肌肉的紧张力,改善全身状况。

七、常见寄生虫病

学前儿童常见寄生虫病有蛔虫病、蛲虫病、钩虫病等。

(一)蛔虫病

蛔虫病由蛔虫寄生于小肠而引起,因进食污染感染性蛔虫卵的食物而导致感染,它影响儿童食欲及消化吸收功能,妨碍儿童生长发育。

1. 病因

感染性虫卵污染了食物、饮水、手,儿童吸吮手指或食前不洗手,生吃未洗净的瓜果、蔬菜,喝生水,都可将虫卵吞入。

2. 症状

(1) 蛔虫寄生于肠道内,影响肠道功能,可引起营养不良。患病儿童面黄肌瘦、贫血,生长发育迟缓。

(2) 因蛔虫的机械作用和代谢产物的化学刺激,病人可反复发作,脐周围疼痛,片刻可缓解。

(3) 蛔虫寄生所产生的毒素刺激神经系统,可致睡眠不安、磨牙、烦躁不安等症状。

(4) 过敏性体质的小儿常会发生荨麻疹、皮肤瘙痒等过敏症状。

(5) 可能引起严重的并发症,如胆道蛔虫病、蛔虫性肠梗阻、蛔虫性阑尾炎等。

3. 预防

(1) 粪便无害化处理,消灭蛔虫卵。

(2) 教育儿童讲究饮食卫生和个人卫生,防止感染。

(3) 每年可集体驱蛔一次,可选择秋、冬季进行。

(二)蛲虫病

1. 病因

虫卵污染了小儿的手指、食物、食具等,经口进入人体。已患蛲虫病的小儿可重复感染,因雌虫产卵致肛门周围瘙痒,小儿用手抓痒,手指上沾上虫卵,则引起感染。另外,虫卵也可借污染的衣物、被子、床单等直接或间接地引起感染。

2. 症状

(1) 因肛门周围及会阴部瘙痒,影响睡眠。患儿可精神不振、食欲差、烦躁不安。

(2) 引起肛门周围皮肤发炎。蛲虫进入女孩外阴,可致阴道炎。

3. 预防

(1) 教育儿童食前洗手,不吸吮手指。

（2）因蛲虫寿命很短，只要避免重复感染则可自愈。患儿宜穿满裆裤，避免散播虫卵。夜间睡前，可于肛门周围涂治蛲虫的药膏，以止痒并黏附虫卵。早晨用温水洗净药膏，换内裤，将内裤煮沸杀灭虫卵。被单应勤洗换，常晒被褥。

第二节 学前儿童常见传染病及其预防

一、与传染病有关的知识

外环境中一些能侵入机体引起疾病的微生物叫病原体。传染病就是由病原体引起的，能在人与人、动物与动物或人与动物之间相互传染的疾病。由于儿童对疾病的抵抗力较差，在集体生活中，儿童接触密切，容易发生传染病，且易造成流行。因此，传染病的预防和管理是托幼机构的一项重要的保健工作。

（一）传染病的特征

1. 有病原体

传染病的病原体包括微生物（病毒、细菌、真菌等）和寄生虫（包括原虫和蠕虫）两大类。每种传染病都有其特殊的病原体，如水痘的病原体是水痘病毒，麻疹的病原体是麻疹病毒。

2. 有传染性

传染病的病原体可以由人或者动物经由一定的途径，直接或者间接地传染给他人。当病原体的传染力超过了人群的免疫力时，就可在一定时间内在一定的地区引起流行。

所有传染病都具有一定的传染性。

3. 有免疫性

机体感染病原体后，体内可产生不同程度的免疫力，对同一种传染病产生具不感受性。不同的传染病产生的免疫程度是不同的，有的传染病在病愈后可获终身免疫，如麻疹、水痘等；有的传染病免疫时间较短，在病愈后可再次感染，重新发病，如流感等；还有的传染病在感染未愈的同时，如果再接触同样的病原体，可产生重复感染，加重病情，如血吸虫病等。

4. 病程的发展有一定的规律性

传染病的发生、发展过程一般要经过 4 个时期。

（1）潜伏期：从病原体侵入人体到最初出现症状的这段时间称为潜伏期。不同传染病，其潜伏期长短不一。根据某种传染病的最长潜伏期，可以确定这种传染病的检疫期限。如某幼儿园某班发现一名儿童患猩红热，自患儿离园之日起，该班需检疫 12 天（猩红热的最长潜伏期）。

（2）前驱期：为起病缓慢的传染病所共有的一般性症状，如头痛、发烧、乏力等，如起病急速可不出现前驱期。在前驱期已具有传染性。

（3）症状明显期：逐渐表现出某种传染病所特有的症状，例如，不同传染病在发烧持续的时间、皮疹类型及出疹时间等方面有不同的表现。

（4）恢复期：传染病的主要症状逐渐消失，生理功能和组织损伤逐渐恢复。但在此期间，病情有时会恶化，甚至发生并发症。

（二）传染病发生和流行的三个基本环节

1. 传染源

能传播病原体的人或动物称为传染源。传染源分为以下三种：

（1）传染病患者：是指感染了病原体，并表现出一定的症状和体征的人。传染病患者是重要的传染源。病人排出病原体的整个时期叫传染期，据此可确定病人的隔离期限。

（2）病原携带者：是指无症状而能排出病原体的人（或动物）。病原携带者可以分为病后病原携带者和健康病原携带者两类，前者指的是病人患病后，症状虽已消失，但仍能排出病原体；后者指的是病原体虽已侵入人体，但不出现任何症状，却能排出病原体的健康人。

（3）受病原体感染的动物：由受感染的动物所传播的病称为人畜共患病，如狂犬病、流行性乙型脑炎等。

2. 传播途径

传播途径指的是病原体离开传染源，经过一定的方式，侵入他人机体所经由的途径。传播途径主要有以下 5 种：

（1）空气传播。空气传播是呼吸道传染病的主要传播方式。病原体由传染源的飞沫、唾液、痰以及鼻咽内的分泌物通过咳嗽、喷嚏、呼吸等方式从呼吸道排出体外污染空气，如被易感者吸入体内，就可感染上疾病。腮腺炎、流感、麻疹、结核病、百日咳等，就是以这种方式传播的。

（2）饮食传播。饮食传播是消化道传染病的主要传播方式。病原体污染食物、饮水，经由消化道进入健康的人体而使其受到感染。菌痢、甲型肝炎、伤寒等，主要以这种方式传播。

（3）接触传播。传染源与易感者直接接触而造成的传染病传播，如狂犬病、破伤风等可以这种方式传播。除直接接触外，传染病也可通过间接接触方式传播，如乙型肝炎、沙眼等可通过被病原体污染的衣物、手帕、用具、医疗器械等传播。

（4）虫媒传播。病原体通过媒介昆虫（如蚊、白蛉、蚤、虱等）直接或间接地传入易感者体内，造成感染。经虫媒传播的疾病主要有：蚊→流行性乙型脑炎、疟疾；白蛉→白蛉热；蚤→鼠疫；虱→斑疹伤寒。

（5）医源性传播。医源性传播是由医务人员在检查、治疗和预防疾病时或实验室操作过程中造成的传播。例如，如果输血员带有乙型肝炎表面抗原，输血可传播乙型传染性肝炎。

3. 易感人群

易感人群是指对某种传染病缺乏免疫力而容易感染这种传染病的人。

人群中对某种传染病的易感者多，则容易发生该传染病的流行。

（三）传染病的预防

传染病的预防应针对传染病发生和流行的三个主要环节，采取综合性措施。

1. 管理传染源

（1）早发现病人。多数传染病在疾病早期传染性最强，早发现病人，是防止传染病流行的重要措施。

托幼机构的工作人员应每年进行一次以上的体格检查，新来的工作人员必须通过严格的体格检查方能参加工作。

婴幼儿入园（所）前应作全面的健康检查，入园后也要定期检查。

健全晨检制度，通过一摸（摸前额，粗知体温是否正常）、二问（询问儿童在园外的生活情况）、三看（观看皮肤、五官和精神状况有无异常），发现异常，及时诊断。

做好全日健康观察。注意观察儿童的食欲、大小便、体温、睡眠状态和精神状态，随时注意儿童有无异常情况发生。

（2）早隔离病人。各园、所可根据自己的条件建立隔离室，使病人及可疑传染病者得到隔离及个别照顾。隔离室的工作人员不要与健康儿童接触，不进厨房。隔离室内的用具应专用，用后消毒。照顾健康儿童的工作人员不得进入隔离室。不要把患不同传染病的儿童放在一间隔离室内，以免相互传染。

（3）对传染病的接触者进行检疫。对于曾与传染病患儿接触过的儿童，要实行检疫，进行观察。检疫期限根据该传染病的最长潜伏期而定。在检疫期间，受检疫儿童应与健康儿童隔离，但每日活动照常进行。要根据受检疫传染病的种类和特征（见表3-2），密切观察儿童是否出现异常情况。

表3-2　常见急性传染病的潜伏期、隔离期和检疫期限表（供参考）

病　名	潜伏期（日）			病人隔离期限	接触者检疫期
	一般	最短	最长		
麻疹	10—14	6	21	出疹后5天解除隔离，合并肺炎延长5天	21天，经人工被动免疫者28天
水痘	13—17	11	24	全部皮疹干燥结痂	21天
流行性感冒	1—2	数小时	4	症状消失	3天
猩红热	2—5	1	12	治疗起不少于7天	7天
百日咳	7—14	2	21	发病40日后，或痉咳30日后	21天
流脑	2—4	1	10	症状消失	7天
痢疾	1—4	半天	7	症状消失后一周	7天
甲型传染性肝炎	3—4周	2周	8周	发病后40天	42天
乙型脑炎	7—14	4	21	体温正常	不检疫
流行性腮腺炎	18	4	21	腮腺消肿后一周	21天
伤寒、副伤寒	10—14	3	30	体温正常后两周	25天

2. 切断传播途径

(1) 经常性预防措施。环境卫生、空气新鲜、饮食卫生、个人卫生习惯好是很重要的预防措施。

做好经常性的消毒工作,消除或杀灭外界环境中的病原体。常用的消毒方法有煮沸法、日晒法、药品消毒法等。

(2) 传染病发生后采取的措施。对传染病患者所在班的环境应彻底消毒,呼吸道传染病,以彻底通风换气为主;肠道传染病,对病人用过和接触过的物品要彻底消毒。

3. 保护易感人群

(1) 坚持体格锻炼和户外活动,提供合理营养,培养良好的个人卫生习惯,增强儿童体质。

(2) 采用预防接种的方法,提高儿童抗感染的能力。

预防接种又称人工免疫,是将疫苗通过适当的途径接种到人体内,使人体产生对该传染病的抵抗力,从而达到预防传染病的目的。

婴幼儿是预防接种的重点对象。对婴幼儿实施计划免疫,通过系统的、有计划、有组织的预防接种,可控制和消灭传染病,提高其免疫水平。

计划免疫包括基础免疫项目和加强免疫项目,也包括传染病流行前期在一定儿童群体中进行的免疫项目。一般出生6个月以后的乳儿从母体获得的抗体已逐渐消失,容易感染疾病。因此,选择几种对儿童威胁较大的传染病的疫苗,在短期内接种到儿童体内,使他们获得对这些传染病的免疫力,并为今后的免疫打下基础,这种初次接种叫基础免疫。由于疫苗种类不同,完成基础免疫所接种的次数也有所区别。一般而言,活疫苗(如麻疹减毒活疫苗、卡介苗)因免疫效果好,只需接种一次就可达到基础免疫的效果,而死疫苗(如百白破混合制剂)因免疫效果较差,必须接种几次才能达到基础免疫的效果。进行基础免疫后,体内获得相当的免疫力,其后免疫力逐渐下降,当下降到一定程度时,重复接种一次,就可使免疫力再度提高,以巩固免疫效果,这种复种叫做加强免疫。

预防接种应根据婴幼儿的年龄,在不同的时间按顺序进行。我国卫生部规定了我国儿童免疫程序(见表3-3)。

表3-3 儿童免疫程序

起始月(年)龄	疫　　苗
出　生	卡介苗
2个月	三价脊髓灰质炎疫苗(第一次)
3个月	三价脊髓灰质炎疫苗(第二次) 百白破制剂(第一针)
4个月	三价脊髓灰质炎疫苗(第三次) 百白破制剂(第二针)
5个月	百白破制剂(第三针)

续　表

起始月(年)龄	疫　苗
8 个月	麻疹疫苗
1 岁 6 个月—2 岁	百白破制剂(加强)
4 岁	三价脊髓灰质炎疫苗(加强一次)
7 岁	麻疹疫苗、卡介苗、百白破制剂(加强)
12 岁	卡介苗(农村)

注：根据各地区传染病流行情况，可增加乙脑、流脑疫苗。

二、学前儿童常见传染病及其预防

（一）水痘

1. 病因

水痘是由水痘-带状疱疹病毒引起的呼吸道传染病，以 6 个月至 3 岁的儿童发病率最高，多发生于冬春季。

病毒存在于病人的鼻咽分泌物及水痘的浆液中，从病人发病日起到皮疹全部干燥结痂，都有传染性。病初，主要经飞沫传染，皮肤疱疹破溃后，可经衣物、用具等间接传染。

2. 症状

病初 1—2 天有低热，以后出现皮疹。皮疹先见于躯干，渐延及头面部、四肢。最初的皮疹是红色斑疹或斑丘疹，一天左右变成水疱，3—4 天后水疱干缩，结成痂皮。干痂脱落后，皮肤上不留疤痕。在病后一周内，由于新的皮疹陆续出现，陈旧的皮疹已结痂，也有的正处在水疱的阶段，所以在病人皮肤上可见到三种皮疹症状：红色丘疹、水疱、结痂。出疹期间，皮肤瘙痒。

3. 护理

保持皮肤清洁，内衣、床单要勤换洗。因皮肤瘙痒，儿童常抓破皮肤，会造成化脓性皮肤病。可用炉干石擦剂擦在皮肤上止痒，给儿童勤剪指甲，以免搔伤皮肤。

4. 预防

早发现、早隔离病人。病人隔离至皮疹全部干燥结痂，没有新皮疹出现，方可回班。接触者要接受检疫。病人停留过的房间，开窗通风 3 小时。

（二）麻疹

1. 病因

麻疹是由麻疹病毒引起的呼吸道传染病。麻疹病毒存在于病人的口鼻及眼的分泌物中，主要经飞沫传染。病毒离开人体后，生存力不强，在流通的空气中或日晒下半小时即被杀灭。

麻疹一年四季都可发生，但以冬春季为多见。

2. 症状

(1) 病初 3—4 天可有发热、咳嗽、流鼻涕、眼怕光、流泪等现象。

(2) 发热后 2—3 天,在口腔两侧的颊黏膜上,有灰白色的小点,针头大小,外周有红晕称麻疹黏膜斑(koplik 斑)。麻疹黏膜斑是早期诊断麻疹的重要依据。

(3) 发热后 3—4 天开始出皮疹。皮疹先见于耳后、颈部,渐至面部、躯干、四肢,最后手心、脚心出疹。皮疹与皮疹之间可见到正常的皮肤。出疹期间全身症状加重,高热、咳嗽,常有呕吐、腹泻。

(4) 出疹一般持续 3—4 天,之后,皮疹开始消退,体温渐恢复正常。皮疹消退后留下褐色的斑点,经 2—3 周斑点完全消失。

3. 护理

(1) 病人住室应保持空气新鲜,但不宜让风直吹着病儿。室温应较恒定,避免忽冷忽热,空气应较湿润。

(2) 常洗脸。用温开水洗净眼分泌物。注意鼻腔、口腔清洁,及时清除鼻腔分泌物。

(3) 饮食应富于营养且易消化。发热时,可吃流质饮食。热退,饮食仍须清淡,但不必吃素。

(4) 注意发现并发症。病人疹子出不透,疹色淡白或发紫,这可能是并发症的表现,应及时治疗。

4. 预防

(1) 接种麻疹减毒活疫菌。

(2) 2 岁以下或有慢性病的小儿,接触麻疹病人后,可进行人工被动免疫。

(3) 病人停留过的房间,开窗通风 3 小时。

(4) 接触者检疫。

(三) 流行性感冒(流感)

1. 病因

流行性感冒是由流感病毒引起的呼吸道传染病,多在冬末春初流行。该病传播力强,经飞沫直接传播,飞沫污染手、用具等也可造成间接传染,病后免疫力不持久。

2. 症状

(1) 潜伏期数小时至 1—2 日。起病急、高烧、寒战、头痛、咽痛、乏力、眼结膜充血。

(2) 以胃肠道症状为主者,可有恶心、呕吐、腹痛、腹泻等症状。

(3) 以肺炎症状为主者,发病 1—2 日后即出现咳嗽、气促、喘等症状。

(4) 部分患儿有明显的精神症状,如嗜睡、惊厥等。

(5) 婴幼儿常并发中耳炎。

3. 护理

(1) 高烧时卧床休息。患儿高烧应适当降温,婴幼儿多采用物理降温法。

(2) 病儿居室要有阳光、空气新鲜,饮食要易消化、有营养,要多饮水。

(3) 可选用板蓝根、紫草、桉叶、贯众、鹅不食草、金银花、黄连、连翘、黄芩等药物。

(4) 护理者戴口罩,护理患儿后洗手。

4. 预防

(1) 平时注重体格锻炼,加强营养,预防佝偻病与营养不良。

(2) 冬春季应尽量保持居室温度恒定,空气流通,并注意经常进行户外活动,以增强身体耐寒力。

(3) 有流感流行时,避免外出。

(四) 流行性腮腺炎

1. 病因

流行性腮腺炎是由腮腺炎病毒引起的呼吸道传染病。病人腮腺肿大期间,唾液中有病毒,可经飞沫传染。

2. 症状

(1) 起病急,可有发热、畏寒、头痛、食欲不振等症状。

(2) 1—2 天后腮腺肿大,肿大以耳垂为中心,边缘不清楚,有轻度压痛,张口或咀嚼时感到腮腺部位胀痛,尤以吃硬的或酸的食物时疼痛加剧。

(3) 一般先一侧腮腺肿大,1—2 日后另一侧也肿大,经 4—5 天消肿。

3. 护理

(1) 饮食后漱口,保持口腔清洁。

(2) 饮食以流质、软食为宜,避免吃酸、辣的食物。

(3) 该病可采用中草药治疗,如板蓝根冲剂等。

4. 预防

(1) 病人隔离至腮腺完全消肿为止。

(2) 接触者可服板蓝根冲剂预防。

(五) 传染性肝炎

1. 病因

传染性肝炎是由病毒引起的传染病。肝炎病毒可分为甲型、乙型、丙型、丁型和戊型。以下简要介绍前面两种。

(1) 甲型肝炎病毒可引起甲型传染性肝炎。病毒存在于病人的粪便中,粪便污染了食物、饮水,经口造成传染。

(2) 乙型肝炎病毒可引起乙型传染性肝炎。病毒存在于病人的血液中,病人的唾液、鼻涕、乳汁等亦可带有病毒,含有病毒的极微量血液就能造成传染。可通过输血、注射血制品、共用注射器等途径传播。由于病人的唾液和鼻咽分泌物中也有病毒,所以日常生活密切接触,如共用牙刷、食具,也是传染的途径。

特别地在乙型传染性肝炎病人及带病毒者的血液中,"肝炎抗原"(或称澳抗)阳性,可借此与甲型传染性肝炎区别。

2. 症状

感染了甲型肝炎病毒以后,约经一个月的潜伏期发病,有黄疸型肝炎与无黄疸型肝炎两种类型。

感染了乙型肝炎病毒,约经2—6个月的潜伏期发病,多为无黄疸型肝炎,黄疸型较少。

(1) 黄疸型肝炎。病初类似感冒,相继出现食欲减退、恶心、呕吐、腹泻等症状,尤其不喜欢吃油腻的食物。精神不好、乏力。在发病1周左右,巩膜(白眼珠)、皮肤出现黄疸,尿色加深,肝功能不正常。出现黄疸后2—6周,黄疸消退,食欲、精神好转,肝功能逐渐恢复正常。

(2) 无黄疸型肝炎。比黄疸型肝炎病情轻,一般可有发烧、乏力、恶心、呕吐、头晕等症状。在病程中始终不出现黄疸。

3. 护理

(1) 患急性肝炎应卧床休息。病情好转后可轻微活动,但以不感觉疲劳为宜,要给患儿制定每天的作息制度,生活要有规律。

(2) 饮食宜少吃脂肪,适当增加蛋白质和糖的量,多吃水果、蔬菜。

(3) 护理患儿后,要用肥皂洗净手。

4. 预防

(1) 讲究饮食卫生、个人卫生。饮食前用肥皂流动水洗手,水杯、牙刷不混用。

(2) 做好日常的消毒隔离工作,食具、水杯煮沸消毒。

(3) 医用的针头、针管用后严格消毒,或使用一次性注射器。

(4) 工作人员定期进行健康检查。

(5) 早发现、早隔离病人。病人隔离后,所在班级的家具、玩具、被褥、衣服、食具、毛巾、便盆等要进行彻底消毒。

(六) 细菌性痢疾

1. 病因

细菌性痢疾是由细菌引起的肠道传染病,病菌存在于病人的粪便中,经口传染。

2. 症状

(1) 发病急,高热、腹痛、腹泻,一日可腹泻几十次,有明显的里急后重(有总排不净大便的感觉),大便内有黏液及脓血。

(2) 少数病人有高热,很快抽风、昏迷,为中毒型痢疾。

3. 护理

(1) 发热时应卧床休息,饮食以流质或半流质为主,忌食多渣、油腻或有刺激性的食物。病情好转后逐步恢复普通饮食,并加强营养。

(2) 应遵医嘱服药。急性菌痢的疗程为7—10天,若未按医嘱服药,治疗不彻底,易转成慢性菌痢。

(3) 每次排便后,用温水洗净。

4．预防

（1）早期发现、隔离及治疗病人及带菌者。

（2）加强环境卫生、饮食卫生和个人卫生。

（3）夏秋季可就地取材,采用集体服药预防的方法,如马齿苋煎剂有一定的预防效果。

（七）流行性乙型脑炎（乙脑）

1．病因

流行性乙型脑炎是由乙脑病毒引起的急性中枢神经系统传染病,通过蚊虫传播,多发生于儿童,流行于夏秋季。

人和动物,特别是家畜、家禽均可成为传染源。

2．症状

（1）起病急。发热、头痛、喷射性呕吐、嗜睡。

（2）2—3天后,体温可达40℃以上,抽风、昏迷。

（3）经中西医结合治疗乙脑,使乙脑的病死率明显下降,但少数病人仍可留下后遗症,如不能说话、肢体瘫痪、智力减退等。

3．预防

（1）应在流行期前1—2月接种乙脑疫苗。

（2）搞好环境卫生,消灭蚊虫孳生地。在流行季节应充分利用蚊帐、避蚊油、蚊香以及各种烟熏剂(除虫菊、青蒿、苦艾等)防蚊、驱蚊。

复习与思考

1．如何预防佝偻病?

2．如何预防缺铁性贫血?

3．学前儿童龋齿产生的原因有哪些? 如何预防?

4．传染病发生和流行的基本环节是什么? 如何预防传染病?

5．传染病有哪几种传播途径?

6．甲型和乙型传染性肝炎的传播途径分别是什么? 怎样预防传染性肝炎?

7．流行性感冒的症状是什么? 如何预防学前儿童感染流行性感冒?

8．何为肥胖症? 学前儿童患肥胖症有何危害?

9．什么是潜伏期、传染源、病原携带者、易感者?

10．什么是预防接种? 什么是基础免疫和加强免疫?

11．弱视产生的原因有哪些? 学前儿童出现弱视有何危害?

第四章

学前儿童心理的发育与保健

学前儿童的生长发育包括身体的生长发育和心理发育两个方面。就每一个体而言,身体和心理的发育是互为影响相辅相成的。对于教育工作者来说,在了解掌握学前儿童身体生长发育的特点和规律的基础上,还应进一步研究学前儿童心理的发育过程、特点和规律以及心理发育状况的评价等等,以此作为对学前儿童实施健康保健的依据,促进儿童身心全面和谐地发展。

第一节　学前儿童心理发育的特点

学前儿童心理发育包括动作、语言、认知、情绪情感、个性和社会性等方面,这些方面的发育和发展是相互影响、相互促成的。

一、动作的发育

动作的发育状况常被用作评价新生儿和婴儿心理发育状况的很有价值的指标。例如,某些反射和粗动作的发育障碍常是判断智力落后的最早症状。然而,对儿童动作的发育作进一步研究就比较困难,这是因为,随着年龄的增长,儿童在动作发育方面的差异越来越大。

儿童动作发育,与身体发育相类似,体现了自上而下(头尾法则)、自中心而边缘(远近法则)、由粗到细等规律。儿童动作的发育按唇、舌、眼、颈、腰、上肢、下肢这样的自上而下的顺序发育,沿着抬头→翻身→坐→爬→站→行走的方向渐趋成熟(自上而下)。发育从身体中部开始,越接近躯干的部位,动作的发育越早,而离开身体中心的较远肢端,动作的发育较迟。儿童动作的发育较早出现抬头、坐、爬、站立和行走等使用大肌肉的大幅度的粗动作,以后才逐渐掌握摆弄、涂写、绘画、书写等使用小肌肉的需要眼手协调的精细动作。

儿童动作的发育不是孤立的,它有赖于视觉、脑和肌肉的发育和成熟,又影响学前儿童认知、情绪情感和个性的发育,因而,在儿童早期,动作的发育在一定程度上标志着儿童心理发育的水平。

儿童动作发育迟缓和异常的原因,除了家族遗传倾向外,还有环境因素(如没有学习的机会等)、肌张力异常(如脑性瘫痪等)等原因。

二、语言的发育

学前儿童语言的发育在其心理发展过程中起重要作用。这是因为儿童掌握了语言后,可以用来表达思想和情感,同时能理解成人的语言,通过成人的语言调节自己的行动。借助语言,达到与成人的沟通、交流,进行交往活动。

学前期是完整的口头言语发展的关键时期,也是连贯性言语逐步发展的时期。3 岁时,儿童已能掌握最基本的本族语音,6—7 岁时则能基本上掌握本民族的口头语言。

语言能力分为理解和表达两个方面。学前儿童语言的发育是先理解后表达,先学发音,然后能用词法和句法。理解性语言的发育在发音阶段即已经开始,从名词起始,逐渐理解动词、形容词和副词等。表达性语言相继发育,在学会简单发音和词汇的基础上,3 岁儿童能通过口头表达的词汇量迅速增加。

语言的发育必须要求听觉、发音器官及大脑三者的功能发育正常,三者中任何一个发育异常,都可影响语言的发育。学前儿童语言发育迟缓或异常的原因主要有智力低下、神经系统发育迟缓或异常、某些生理上的缺陷(如听力丧失、舌系带过短等面部及口部异常等)。

语言的发育也是衡量学前儿童心理发育水平的重要标志。例如,语言在一定程度上反映了儿童智力发展的水平。

三、认知的发育

认知包括各种认识形式,如感知、记忆、想象、推理和判断等,它是个体摄取外界多样化的信息,将其作为知识而加以系统化的过程。在儿童的发育过程中,儿童处理外部信息的内部系统也在发展变化。

3 岁以前,儿童已具备了各种感觉,在认识事物的过程中,触摸觉起重要作用。3 岁以后,触摸觉在认识客观事物中的地位逐渐让位于视、听觉。

婴儿出生后 1 个月末就有记忆的能力,2 岁以后才能开始运用符号,掌握语言,能利用记忆储存。学前儿童的记忆以无意记忆、形象记忆和机械记忆为主,记忆的持久性在 3 岁以后有一定发展,但记忆的精确性比较差,表现为往往记住对自己感兴趣的内容,而遗忘了最本质、最主要的内容。

3 岁以前,儿童的思维离不开动作和实物,儿童只有在摆弄物体时才能进行思维。3 岁以后,儿童的思维已开始逐渐地摆脱动作的束缚,在动作之前就能在头脑中进行思考,有一定的目的性和预见性。但是,学龄前儿童的思维还不能离开实物和实物的表象,对事物的概括往往是非本质的概括。

3 岁以前的儿童已有了初步的想象,但是内容较为贫乏,属再造想象,有意性很差。以后,由于生活经验的积累,想象有了较快的发展,虽然无意想象仍占主要地位,但是有意想象也有初步发展,虽然再造想象占主要地位,但是创造想象也开始发展。

儿童认知发育的个体差异与先天素质有关,也受环境和教育的影响。对儿童认知发育的评价常从儿童的感知觉、记忆、想象、推理和判断等多方面进行。

四、情绪、情感的发育

情绪是个体对客观事物是否符合自身需要而产生的内心体验,若符合需要,就产生愉快的体验,反之则产生不愉快的体验。

儿童情绪的发生和发育,最初主要是情绪表现,随着年龄的增长和整个心理活动的发展,情感越来越占主导地位。一般而言,情绪与机体的生理需要相联系,属于较为低级和简单的态度体验,而情感则是人对其社会性需要是否得到满足而产生的内心体验。

学前儿童的情绪体验已经相当丰富,他们的行为充满了情绪色彩。儿童最初出现的情绪是与生理需要相联系的,随着年龄的增长,情绪中涉及社会性交往的内容逐渐增多,引起儿童情绪反应的社会性动因也逐渐增加。从情绪和情感所指向的事物来看,随着年龄的增长,也呈现日趋丰富和不断深刻的趋势。

儿童年龄小,抑制过程较弱,情绪不稳定,缺乏控制的能力,常表现得过分强烈,随着年龄的增长,儿童对情绪过程的自我调节日趋加强,情绪的冲动性减少,稳定性增加,情绪情感从外露转变为内隐。儿童的高级情感,如道德感、理智感、美感等在一定的年龄阶段也开始发展,且逐步丰富和加深。

儿童情绪情感的发育对其个性的发育有重大的影响。长期的压抑或者不适当的表达,都会使儿童产生消极的心理体验,从而影响身心的正常发育。

五、个性的发育

个性是指个体比较经常、稳定、具有一定倾向性的心理特征,这种特征不是与生俱来的。

儿童2岁左右,个性逐渐萌芽,即各种心理特征有了某种倾向性的表现,但还未形成稳定倾向性的个性系统。儿童3—6岁,个性开始形成,特别是性格、能力等个性心理特征和自我意识已经初步发展起来;同时,各种心理活动不仅已经结合成为整体,而且表现出明显的稳定的倾向性,形成了各人的独特性。每个儿童在不同场合、不同情景,对不同事件,都倾向于以一种自身独有的方式去反应,表现出自己独有的态度和行为方式。

儿童在学前期形成的个性心理特征和个性倾向,是一个人个性的核心成分,所形成的个性虽然只具雏形,还未定型,但对儿童一生健康个性的形成具有重要的意义。

一般而言,儿童的个性的形成是在一定的社会文化环境中,通过主体的不断内化过程而逐渐形成的。由于儿童个性还未定型,故容易受到社会文化环境中的各种消极因素的影响,而导致其个性发育受到损害,发生人格的偏离。故创造良好的环境,尤其是心理环境从小注重对儿童个性的培养,是保证儿童健全人格的重要前提。

学前儿童心理的发育同其身体的生长发育相似,也在个体间存在共同的发育模式,发育总趋势一致,同时个体间又存在较大差异。

个体间心理发育总趋势一致,表现为学前儿童心理发育既有连续性,又有阶段性。心理发育的阶段性体现了每一阶段的本质特征。心理发育的连续性,体现了阶段之间不是台阶式的突然中断和全新的开始,即后一阶段的发育是在前一阶段的基础上发生的,它既可有前一阶段的特征,同时又孕育了下一阶段的特征。

个体间心理发育总趋势一致还表现在儿童心理机能的发育是按着由低级向高级的顺序发展的。具体地说,心理发育遵循了如下的顺序,感知→运动→情绪→动机→社会能力(语言交往等)→抽象思维。在发育过程中,尽管个体间存在明显的差异,但在正常情况下,发育的顺序不变。

儿童心理的正常发育,既有共同规律,也存在明显的个体差异,表现在发育速度、成熟类型和性别等方面。但是,若个体儿童与其他正常发育儿童在某些方面的差异过大,即可表现为心理发育的某些障碍或异常。

第二节 学前儿童心理发育的评价

对学前儿童心理发育进行评价,是为了客观地评定儿童心理发育的状况,鉴别儿童的心理障碍和行为问题,有利于因材施教,并及时发现和治疗儿童的心理行为问题。

学前儿童心理发育评价比身体发育评价更为复杂和困难,包括对儿童感知觉、动作、语言、认知、社会适应及个性发育等方面的评价。评价的方法主要有:谈话法、观察法、筛选检查法、智力测验和人格测验等。

一、谈话法

谈话法是获取对儿童进行心理发育评价所需的有关信息的一种简单而又十分普遍运用的方法。通过与儿童和与儿童熟悉的人的谈话,获取有关儿童心理发育和行为表现的信息,从而初步估计儿童心理发育的水平,为儿童心理发育的进一步评价提供参考依据。

谈话的方式可以有三种:第一种是选择答案的谈话,谈话者把询问的内容预先拟定成具体的选择题,以便供被谈话者选择;第二种是自由回答的谈话法,这种方法是围绕着一个或几个问题进行回答,直到了解问题为止;第三种方法没有具体问题,只有一定的预定的谈话范围,在此范围内可不拘泥于谈话顺序和问答形式。这种谈话可对意志、动机、信仰、感情、态度等内在情况进行了解。

谈话涉及的范围应是多方面的。谈话可以包括有关母亲妊娠、儿童出生以及儿童在3岁以前发育中的一些问题,也可以包括有关家族的一些情况,还可以包括有关儿童当前存在的行为问题和心理障碍等等。例如,通过谈话,了解母亲妊娠期的年龄、营养、健康状况等;了解儿童出生时是足月还是早产或难产;了解儿童近亲中有无心理障碍和精神病患者,了解家庭成员之间的关系等等。

为使谈话能取得预期效果,应讲究一定的谈话技巧。谈话应有明确的目的,谈话时围绕主题进行;谈话应选择适当的时间和地点;谈话过程中,谈话者不能对谈话对象有偏见,也不可对谈话内容加以褒贬,加入个人主观印象;谈话中,谈话者不能催促谈话对象,也不应暗示和启发;谈话语气应和蔼、态度亲切,尤其是与儿童谈话时,更应用易于儿童理解的语言进行交谈。

　　另外,在和家长、抚养人或教师的谈话中,可能会由于某些因素而影响谈话内容的真实度。比如,他们可能会忽略或故意回避一些给他们带来消极影响的信息;可能他们对儿童的观察不够全面,反映的信息并不正确;可能对儿童作出的评价不够全面、客观,带有较大主观性等等。因此,用谈话法获取的信息可信度有一定限度,应结合其他的评价方法,方可比较全面客观地评价儿童的心理发育状况。

二、观察法

　　观察是评价学前儿童心理发育状况的一个重要环节,它为进一步评价儿童的心理发育水平提供大量有价值的信息。观察是在自然条件下,观察者为评价学前儿童的心理发育状况而进行的有计划的知觉过程。观察者应有明确的观察目的,还应具备记录、整理、分析和综合观察所取得的资料的能力。

　　观察一般建立在观察者经验的基础上,具有一定的主观性,因此观察者应注意掌握客观的衡量标准,既要考虑不同的年龄有不同的发育水平和行为表现,又要注意到不同文化背景和教养态度对儿童的行为和发育有不同的要求和评定标准。

　　儿童心理发育的正常与异常之间的区别是相对的,难以划出一条明确的界限。在观察过程中,发现儿童在心理发育方面的差异往往只是程度上的差异,较少地反映出极端的现象。在观察时,一般采用两种方法评价:① 以儿童的社会适应性作为评价标准,如儿童不能适应周围生活,可视为异常。② 以病理症状存在与否作为评价标准,这是因为这些病理症状和行为在正常发育的儿童身上是不可能存在的。

三、筛选检查法

　　筛选的目的是运用尽可能简便的方法获取有关儿童心理发育方面的信息,以便据此作出决定,确定所测儿童是否需要作进一步的诊断性评价。筛选只提供对儿童的粗略的评价,发现儿童是否存在心理障碍和行为问题,而不能作结论性的诊断,对儿童日后的发育也没有预言作用。即使在筛选检查过程中表现很差的儿童,也不能就此确定为有问题或有心理障碍。

　　目前广泛使用的筛选检查工具有许多种,如丹佛发育筛选测验(DDST)、绘人测验、麦卡锡筛选测验(MST)、早期筛选量表(ESI)、KZDS婴儿发育量表、瑞文推理测验(RPM)等等。为取得预期的结果,筛选检查工具应能适合筛选检查对象和符合筛选检查目的。

(一) 丹佛发育筛查测验

　　由美国丹佛学者们设计,被广泛用于早期发现发育可能异常的儿童的筛查测验,适用于从出生到6岁的儿童。测验共有105个项目,分别测查4种能力:① 应人能。测查儿童对周围人应答能力和照料自己生活的能力。② 精细动作——适应性。测查儿童看的能力、用手抓握和绘画等能力。③ 言语能。测查儿童听、理解和表达语言的能力。④ 粗动作能。测查儿童坐、站立、走跑和跳跃的能力。105个项目按照完成每个项目人数的25%、50%、75%、90%作为标准,将被测儿童与常模作比较,了解被测儿童的发育水平。例如在某个年龄,90%的儿童都能掌握某项技能,而某被测者则不能,这一结果能暗示该儿童在这方面可能发育迟缓。

(二) 绘人测验

绘人测验是一种能引起儿童兴趣的、简便易行的智力筛查方法。早在 20 世纪 20 年代由美国明尼苏达大学发展心理学家古德伊纳夫首次提出绘人测验法,并对它进行标准化,用该方法了解儿童智力发育的大致情况。以后,又有人对绘人测验进行了修改。中国也在修订绘人测验之后,开始运用这种方法。绘人测验只要求儿童画一个人像,只需一张白纸、一支笔,简单易行。但是,绘人测验有较大局限性,只能很粗略地反映儿童智力发育的大致状况。

四、智力测验

智力测验是一种用以测量人的智力水平的重要心理诊断技术。一般由编制者根据自己理解的智力定义来组织测验的材料。

世界上第一套智力测验量表是由法国心理学家比纳和西蒙在 1905 年编制的,叫比纳—西蒙量表。他们通过运用语言、文字、图画、物品等形式,对儿童的智力水平进行测量。后来,心理学家在此量表的基础上不断修改和完善。目前,在我国,可有效地用于儿童智力测验的量表有好多种。如:婴幼儿智能发育量表(CDCC)、韦克斯勒学前儿童智力量表(WPPSZ)、韦克斯勒儿童智力量表(WISC)、麦卡锡儿童能力量表(MSCA)和勃列甘斯早期发育诊断量表等等。

婴幼儿智能发育量表适用于对中国从初生到 3 岁的婴幼儿的智力发育作诊断性测验和评估。该量表分为智力量表和动作技能量表两部分。前者被用以评估婴幼儿感知敏感性、注意分辨能力以及对外界刺激作出反应的能力,早期获得物体恒常性、记忆、学习的能力,形成作为抽象思维基础的早期概括和分类能力等等,后者则被用以评估婴幼儿动作的协调性和技能技巧的发育状况。

韦克斯勒学前儿童智力量表和韦克斯勒儿童智力量表由美国临床心理学家韦克斯勒编制,是国际上公认的比较好的智力测验的工具,分别适用于 4—6.5 岁和 6.5—16.5 岁的儿童,包括 12 个分测验项目,分成文字部分(言语测验)和非文字部分(操作测验)。这两个量表已被中国心理学工作者进行了修订,能适用于对中国儿童进行智力测验。

麦卡锡儿童能力量表是专门为 2.5—8.5 岁儿童设计的诊断测验量表,除了能测量儿童的一般认知能力以外,还能测量如言语、知觉—操作、计数、记忆和动作等一些特殊的能力,在国际上也被广泛运用。近年来也已在中国得到运用。

五、人格测验

人格测验用以评估个性心理特征,是心理诊断的一种技术。人格测验可以分为结构不明确的投射测验和结构明确的问卷法测验两大类。

投射测验是对被评价者给予一定的刺激,如提问、观看材料等,让其自由反应,通过各个不同的反应来了解被评价者的个性和心理状态的一种方法。例如,运用投射法测验某种心理状态,可以给被评价者若干张图画,然后提出一些问题:发生了什么事?为什么会这样?图中的主角在想什么? 将来会怎样? 请被评价者依据上述问题编出一个关于过去、现在和未来的故事。从故事中来分析被评价者的内心动向和某些心理特征。

适用于儿童的投射测验有罗夏测验、儿童统觉测验、绘人测验、填句测验、动态家庭画测验等等。罗夏测验是由瑞士精神病医生罗夏创制的,测验采用 10 个黑白色或彩色的墨迹图,被试者可以从任何角度看这些图片,并讲述自己看见了什么,或者这个墨迹图像什么。主试根据反应记录,分析和解释被试者的个性特征。

问卷法实际上就是书面调查,由于不受空间的限制,所以,使用问卷法可以在较短的时间内获得更多的资料。由于学前儿童没有一定的语言文字能力,对他们的问卷测验往往由儿童的父母或教师来回答。

问卷测验有多种类型,有自由记述法、多项选择法、判断对错法、评定量表法、序列法、对应比较法等。如由沃特编制的儿童人格调查适用于 3—16 岁的儿童,由 600 个"是、否"项目组成,反映了儿童行为、态度和家庭关系等各方面内容。通过问卷可以得出各种量表的分数值,提供有关儿童人格特征方面的信息。

复习与思考

1. 学前儿童动作发育的规律是什么?
2. 学前儿童心理发育的总趋势是什么?
3. 什么是观察法?
4. 什么是谈话法?
5. 运用筛选检查法的目的是什么?

第五章

学前儿童的问题行为和心理疾患及其预防

　　紧张,已成为当今人们面临的最为严重的问题之一,据估计,人类中大约90%左右的疾病和问题与紧张存在着不同程度的联系。紧张,特别是过度的紧张,对正处于生长发育中的学前儿童的身体和心理都会产生有害的影响,帮助学前儿童应付生活和学习中的紧张是对学前儿童实施心理卫生的重要方面。

第一节　紧张状态与学前儿童的身心适应

一、紧张状态的概念

　　对紧张状态的定义,常因研究者研究的侧重点不同而有差异。塞里将紧张状态看作是身体对任何需求的非特异性反应;梅森将紧张状态看成是对有威胁的或不愉快的因素的情绪反应或唤起性反应;阿克斯特则将紧张状态看作是导致人体基本功能不平衡的环境力量。例如,不能实现的期望、目的和手段的冲突,负担过重或者过轻,受剥夺、无能为力、受创伤、受到能觉察到的威胁等。

　　在数种关于紧张状态的理论中,紧张状态的交互作用理论似乎较为完整。根据这种理论,紧张状态是通过人与其环境间存在的特定关系而发生的,这是一种复杂的动力体系,紧张状态是以心理过程为根源的个人的知觉现象,同时特别重视反馈作用的存在。拉扎鲁斯等人从这种理论出发,曾给紧张状态下了这样的定义:"心理紧张是人与环境之间的特殊关系,它取决于人对加重或超出其负荷的危及其完好状态的评估。"这就是说,人对生理和心理需要的满足的知觉,以及对满足这些要求的能力的知觉,是形成紧张状态的根源,如果在知觉到的要求同人对自己满足要求的能力的知觉之间出现了不平衡,就会产生紧张。这种不平衡会产生一系列复杂的生理、心理反应,那就是说,一方面机体发生了生理变化,另一方面,个体从认知和行为上试图消除造成紧张状态的要求,这种生理、心理的变化如果是短暂的,不平衡很快就会被调整,紧张状态就被消除;如果不平衡状态十分强烈,或者持续时间过长,机体难以应付,或者个体预期由于难以应付而可能出现不良后果,那么它就不会被消除,甚至会继续加深,最终造成机体损害。此外,由于反馈作用,应付紧张状态的行为和反应若不合适或者无效,就会产生恶性循环,使紧张状态变得更为强烈,从而引起机体功能和器质上的损害会更趋严重。

二、紧张与学前儿童的身体健康

紧张能扰乱机体的平衡状态,导致各种躯体疾病,特别是与植物神经调节的内脏器官有关的障碍和疾病。人处于紧张状态时常伴随着某种情绪体验,使植物神经功能发生改变,同时伴随肾上腺素、肾上腺皮质激素和抗利尿激素等分泌的增加,因而引起心率加快,血管收缩或舒张,血压升高,呼吸增速,胃肠蠕动减慢,新陈代谢速率增高,机体处于应激状态,动员全身力量以应付这种紧张状态。人体的这种机制对于人体适应复杂多变的环境是必不可少的。但是,如果情绪反应受到压抑,或者强度过大,或者持续时间过长,就可能产生植物性神经功能的改变,从而导致相应的内脏器官产生器质性的病变。紧张还可通过下丘脑及由它所控制分泌的激素影响免疫功能,降低机体对病毒、细菌或过敏物的抵抗力而致病。

在20世纪60年代初,梅耶等人最早报告了紧张与儿童身体疾病之间的关系的研究。他们对100名儿童作了长达12个月的研究,为每个研究对象每两个星期作一次咽喉部链球菌感染的检查,并要求家长记录在这段时间内由于家庭成员的冲突而导致的儿童情绪紧张的情况以及儿童发病的情况。研究结果表明,儿童对链球菌感染的情况与情绪紧张事件增加的水平明显相关,并与上呼吸道疾病的临床表现明显相关。虽然,并不是所有的感染都随心理紧张而产生,但是研究发现,当儿童经验了紧张事件以后,感染的可能性明显地增加了。

之后,学者们对儿童经验的心理紧张与其呼吸系统疾病、消化系统疾病、儿童期癌症、周期性发作的疼痛、慢性疾病以及意外事故等之间的关系作了大量的研究,这些研究的结果也都支持了心理紧张与儿童期的许多躯体疾病和意外事故的发生之间存在着联系。

心身疾病是一组躯体疾病或一种综合征,它是由许多因素综合作用而造成的,可能有器质性的倾向,也与个体的人格特征和其所处的环境有关联,但是更多的是与个体遭受到过度或过强的紧张刺激有关联。学前儿童中较为常见的心身疾病主要有支气管哮喘、便秘、腹泻、消化性溃疡、肥胖症等等。长期高度的心理紧张、无意识冲突、受威胁而引起的不安全感等等,都会对这类疾病的产生、发展起影响作用。

三、紧张与学前儿童的心理适应

适应,指的是个体与环境的关系,既包括个体根据环境的要求改变自己,也包括个体作用于环境。心理适应不良的学前儿童,其人际关系、社会行为及生活能力都会出现障碍,行为表现超出了对心理刺激的正常和应有的反应范围。

科温等人曾将研究对象分成两组,一组是由心理健康服务机构检出的有一般心理适应问题的273名儿童,他们的情绪、品行等问题干扰或妨碍了自己和他人的正常生活,另一组是这类机构认定无心理适应问题的509名儿童,他们的心理适应状态良好,研究结果表明,被这类机构检出的有一般心理适应问题的儿童,明显多地经验了消极的生活变化事件,特别是他们更多地经验了紧张生活事件,诸如家庭成员死亡或者严重疾病、父母分居或者离异、父亲或者母亲重新婚配、家庭经济状况不佳,等等。

与此相类似的大量研究证明了紧张与儿童的一般心理适应与情绪失调和与行为障碍等存在着密切的关系,这就是说,学前儿童经历较多的心理紧张,可能会导致其心理适应不良。

四、对学前儿童生活紧张状态的评估

大部分对生活紧张状态的研究都集中在累积的生活变化以及它们同健康和心理适应的关系之上,这类研究表明,在相对短的一段时期中,人经验的生活紧张事件越多,那么人的应付紧张的负荷就越大,就有越大的可能产生和发展健康问题和障碍。

20 世纪 50—60 年代,以霍姆斯等人为首的一批学者精心修订了能直接和定量地测定人的紧张状态的"社会性重新调整计量表"(SRRS)。此计量表按照紧张事件影响的严重性,顺次序列举了个人生活中的 43 种重大的变化事件,并依据对 5 000 人进行的社会调查资料,分别为之确定分数,这些分数以一个"生活变化单位"(LCU)为单位,在一年之内,如若生活变化事件分数的总和低于 150 个 LCU,那么来年即可健康安泰;分数总和在 150—300 LCU 之间,来年有一半可能性会患病;分数总和超过 300 个 LCU,来年患病的可能性是 70%。

20 世纪 70 年代,科亭顿依据"社会性重新调整计量表"的样式和计分方法发展了适用儿童青少年的"科亭顿生活事件记录表",用以直接和定量地测定儿童青少年的生活紧张状态。在"科亭顿生活事件记录表"中,为学前儿童列了 30 个事件,不同的生活事件根据社会调查资料给以不同的分数,例如,父母离异为 78 分、父母死亡为 89 分、住医院为 59 分、父母经济状况发生变化为 21 分。与"社会性重新调整计量表"相似,在运用"科亭顿生活事件记录表"时,在一年之内学前儿童生活变化事件的分数总和越高,就表明该儿童越处于紧张状态之中,其受损伤的可能性越大。

"科亭顿生活事件记录表"能较为客观地研究学前儿童的紧张生活,但是该量表有其局限性,例如,量表只是从总体上测量儿童的生活变化事件,而没有区分积极的和消极的生活变化事件。另外,每个儿童对某一生活变化事件的认知、评价、耐受能力和解决问题的能力都不相同,量表没有反映出这种个体差异性。

五、学前儿童紧张的根源

埃里克森曾描述儿童面临与紧张状态有关的 4 种类型的情况,它们是:(1) 冲突;(2) 社会经济状况;(3) 教育机构状况;(4) 心理创伤。

动机与需要有不可分割的联系,它是在需要的基础上产生的。如果把需要看作是人生存发展所依赖的条件,那么动机就是这些需要的具体表现。动机推动人为满足某种需要而积极活动,是人的活动的内在原因。个体在有目的的行为活动中,如若同时存在着一个或几个所欲求的目标,而又存在着两个以上相互排斥的动机,就会产生动机的冲突。动机的冲突是心理冲突的核心内容,常会造成动机部分地或全部地得不到满足。动机的冲突在学前儿童中经常发生,是干扰他们正常发育和发展的重要因素。尽管学前儿童的动机冲突不那么复杂,冲突的解决和处理也相对容易,但是,有些动机冲突的情境若不及时和妥善地解决,就会使他们处于紧张状态,造成他们强烈的情绪波动。

学前儿童与其他社会人群一样,生活在具有复杂的社会—文化体系之中,包括经济关系、伦

理道德、宗教、风俗、社会安定状况、社会福利状况,等等。这个体系的各种因素对于学前儿童内在的心理品质和行为方式的形成都可能有影响作用。例如,社会经济状况的剧变、社会文化的变迁、社会关系的变故,等等,都可能给学前儿童造成紧张,成为他们社会适应不良的诱因。

托幼机构是儿童最早加入的集体教育机构,对学前儿童的社会适应性行为的形成具有深远的影响作用。学前儿童对托幼机构中的教师存在着很大的依赖性。如果儿童与教师之间的关系不密切、不融洽、不协调,如果儿童生活环境的气氛不融洽,往往会导致其心理上的不平衡,从而产生心理紧张。例如,学前儿童如果对教师的要求无所适从,在集体生活中得不到教师的爱抚、尊重、关心和承认,甚至经常受到冷落或惩罚,就会使他们的安全感受到威胁,在心理上造成压力。教师的人格特征在教师与儿童的人际关系中起到了至关重要的作用。教师如若脾气粗暴、情绪反复无常、偏执和偏爱,对儿童不友善、不亲热、不公正、无同情心和爱心,对儿童的要求不合理等都可造成托幼机构中儿童与教师的关系紧张。此外,托幼机构教育和教学活动的组织和安排也与学前儿童的紧张状态密切有关联,如若托幼机构对学前儿童期望过高,将学前教育和教学成人化,给学前儿童强行灌输各种知识,对他们提出不切实际的要求,也都会导致他们产生心理紧张。

来自托幼机构、家庭、社会和学前儿童自身的能引起其心理紧张的因素不胜枚举。在诸多原因和因素中,威胁到学前儿童安全感的紧张事件,特别是突发的紧张生活变化事件(如亲人的突然死亡等),或能产生持久影响的紧张生活事件(如残疾等)会造成他们产生心理创伤,这些事件可能成为学前儿童重要的紧张源。

六、学前儿童紧张的减缓和消除

一般而言,学前儿童的紧张与外界环境对他们的压力,他们自身内部的压力以及他们心理的自我强度等方面有关。因此,减缓和消除学前儿童的紧张,一般从减轻外界环境和自身内部的压力以及增强自身心理强度等方面入手。

(一) 减轻外界环境的压力

外界环境的压力一般可分为心理压力和生理压力两大类。

心理压力主要有人际关系的压力、社会关系的压力、对学前儿童的期待所造成的压力等等。

在托幼机构中,教师整日要接触和处理各种带有情绪色彩的事件,如儿童的哭闹和捣乱、依赖和要求、撒娇和任性、惧怕和退缩,这一切都不可避免地会引起教师的心理紧张,产生厌倦和烦恼。教师生活在社会之中,社会生活的紧张也通过各种途径影响教师的心理健康。教师整日与儿童在一起生活和活动,教师的言行和情绪状态无时无刻不在影响着儿童。实践表明,教师稳定的情绪和完整的人格是影响学前儿童心理健康的重要因素。

教师要不断地改善自己的个性品质和心理健康状况,在教育实践中对儿童充满热情和爱抚,克服认识上的绝对化以及看问题的片面、割裂或偏执,防止情绪和行为上的偏激。托幼机构教师的职业要求教师具有高度稳定和健康的情绪,对儿童充满爱,对儿童教育事业充满爱,要求教师在任何情况下都能自觉地将个人的不良情绪排除在与儿童接触的过程之外,每时每刻都能体谅、满足和接受儿童的需要和合理的要求。学前儿童对教师有一种特殊的情感,他们常把教师当作父母的化身,甚至将教师的权威性看得比父母更高,儿童喜爱的教师是待人和善可亲、耐心、民主、公正、性格开朗的,教师对儿童的爱抚和关心会增强儿童对教师的信任感,使儿童对托幼机构的集体生活产生安全感,这些情感会激发儿童积极的认知和意志活动,调节儿童的行为和情绪情感,避免儿童处于过度紧张状态。

在托幼机构中,学前儿童除了与教师和保育员交往以外,还要与同伴交往,同伴关系对儿童的身心发育具有重要作用。教师要善于利用集体活动的机会,帮助学前儿童建立友好的同伴关系。例如,让儿童学习集体生活中的各种礼貌用语,使儿童逐渐摆脱以自我为中心,逐渐学会看问题不仅要从自己的立场和观点出发,也要考虑别人的立场和观点,鼓励儿童在集体中形成友好相处、相互合作、相互帮助、共同享用的良好气氛,让学前儿童在这种同伴关系中轻松、愉快地生活和学习。

托幼机构的教育和教学的艺术在于掌握适宜的紧张度,在适合学前儿童发展水平的目标和要求下,学前儿童才会以最大的主动性投入各项活动。对儿童没有要求,或者要求过低,会使儿童行动懒散,精神不振作,没有生气;相反,对儿童期望过高,要求过严,则会使儿童产生畏难情绪,降低自信心,从而导致学前儿童产生紧张。

此外,家庭的人际关系和社会的人际关系以及家庭、社会对学前儿童的期望等也都会对学前儿童造成压力,使学前儿童产生紧张。减轻外界环境的心理压力也应包含这些方面。

外界的生理压力包括不适当的温度、湿度、照明、空间、噪音等不良物理因素的长期刺激等。例如,长期的高强度的噪音会刺激幼儿,使其大脑皮质的兴奋和抑制过程平衡失调,条件反射产生异常,脑血管张力功能受损,植物神经功能紊乱。这类不良刺激会使学前儿童情绪和行为发生紧张性变化,改变这种不良的物理环境,能减轻外界环境对学前儿童的生理压力。

(二) 减轻内在的压力

人的动机是建筑在需要的基础之上的,当需要和动机不能顺利实现时,常产生挫折,挫折的时间越长,强度越大,人所受的内在压力就越大,越易导致人的心理紧张。

学前儿童从出生开始就产生了需要,随着儿童身心的发展以及与社会接触面的扩大,儿童的需要也渐趋复杂。

低龄的儿童对于较低层次的需要较为迫切,当环境不能及时提供条件满足他们对食物、水、睡眠、休息、衣着和运动等基本生理需要时,会使他们产生消极情绪或紧张。婴儿出生以后,除了明显地表现出对生理需要的追求外,也会以一种较原始的方式显示出对安全的需要。比如,对于惊吓可以表现出消极的情绪反应。几个月以后,婴儿初次表现出与人亲近的迹象以及有选择的喜爱感,以后,儿童才逐渐表现出对独立、自主、尊重和受表扬的需求。学前儿童对较高层次需要的满足能产生更为理想的效应。尽管剥夺高层次的需要不会像剥夺低层次需要那样引起强烈的不安,但是,高层次需要的满足代表了一种普遍的健康趋势。

减轻学前儿童内在的压力,应在家庭、托幼机构以及社会诸方面尽量从学前儿童的立场出发,满足学前儿童的各种合理需要。例如,对于学前儿童而言,游戏是他们在已有的经验基础上的自我表现活动,以满足自身发展的需要,以达到情感和智慧上的平衡,丰富和完善自己的人格内涵。满足学前儿童游戏的需要,能在很大程度上帮助学前儿童疏泄他们的心理紧张。

(三) 增强学前儿童自身心理强度

人的自身心理强度指的是人应付内外压力的能力。人能否适应周围环境的刺激,能否承受和应付内在的压力,这在很大程度上取决于人的自我心理强度。人对环境刺激和内在压力的认识、评价、容忍力以及解决问题的能力都与人的自身心理强度联系在一起的。

通过心理健康教育,能有效地增强学前儿童自身的心理强度,减轻因外界环境刺激引起的压力和内在压力等可能导致的紧张的程度。

第二节 学前儿童的问题行为及其预防

一、学前儿童问题行为的特征

学前期各种生理的、病理的因素以及社会环境、教养方式和精神创伤等多方面的不良影响都可干扰和阻碍学前儿童心理的正常发展,导致他们产生问题行为。

学前儿童的问题行为是儿童发展过程中特有的问题和障碍。这类问题和障碍在儿童期,特别是在学龄前阶段,通常表现为情绪或行为方面的某一种或少数几种孤立的偏离常态,而不是一大堆的症状。这类问题和障碍,在儿童发展的一定阶段出现,可以看作是正常现象,只有当它们表现得过分突出,或者在不适宜出现的发展阶段出现时,才被认为是问题行为。这类问题和障碍在学前儿童发展的过程中有很大的易变性和被动性,有的会随着他们年龄的增长而自然消失,有的经过矫治即可得以纠正,有的即使终身保留也不会引起其他方面的问题。但是,对学前儿童的问题行为不能等闲视之,因为这些问题或障碍会使儿童在其社会化过程中遭受挫折,特别是有些儿童的行为偏异程度较为严重,持续的时间也较长,若不及早加以矫治,即可严重地影响其正常生活和活动,阻碍其身心健康发育,并由此导致他们在成年期的心理缺陷和社会适应不良,还会对家庭、集体和社会产生不良的影响作用。

在发展过程中,儿童出现某一种或少数几种问题行为的现象是十分普遍的。许多研究都已表明,有相当数量的学前儿童在一定的年龄阶段会表现出一些情绪或行为方面的问题和障碍。例如,里奇曼等人曾对英国伦敦的3岁儿童作过随机抽样的流行病调查,发现这些儿童的行为问题中最常见的问题是夜间尿床(男童占44%,女童占11%),其次,在每6—7个儿童中有一个儿童对食物有奇特的嗜好,14%的儿童在夜间经常惊醒,12%的儿童不能控制排便,12%的儿童有各种程度的过分恐惧,8%的儿童注意出现困难,5%的儿童易发脾气,3%的儿童心情不愉快,2%的儿童过分忧虑。

在所报告的诸多研究中,由于调查时间、调查对象、调查方法和评定标准不尽相同,因而所报告的问题行为在群体儿童中的检出率有一定的差异。但是,这些研究的结果都说明,这类问题行为在群体学前儿童中都占了相当的比例,而且这些问题和障碍的发生、发展和消失过程都与儿童的年龄存在着密切的关系。

问题行为在部分学前儿童中表现得较为严重,有多种症状,持续的时间也较长,称为持续性问题行为。根据上海地区制订的判别学前儿童持续性问题行为的标准,对于所列的问题行为的28个症状,3岁儿童若同时存在8个或8个以上症状,4—5岁儿童若同时存在7个或7个以上症状,即被判为有持续性的问题行为。所列的28个症状:① 拔头发或吮吸手指;② 咬指甲或磨牙;③ 挖鼻孔;④ 口吃;⑤ 遗尿;⑥ 动作笨拙;⑦ 抽动症;⑧ 情绪易变;⑨ 过分哭吵;⑩ 离不开母亲;⑪ 不愿去托儿所或幼儿园;⑫ 怕陌生;⑬ 多种恐惧;⑭ 暴怒;⑮ 任性;⑯ 在家呆不住;⑰ 大声叫喊;⑱ 爱争吵;⑲ 打人;⑳ 攻击性行为;㉑ 破坏性行为;㉒ 说谎;㉓ 过分依赖;㉔ 懒散;㉕ 不爱与同伴玩;㉖ 退缩和屈从;㉗ 白日梦;㉘ 屏气发作。上海地区的调查资料表明,在3—5岁的儿童中有持续性问题行为的儿童约占6%左右。另据报告,发达国家3—15岁儿童中有持续性问题行为的儿童约占儿童总数的5%—15%,发展中国家报告的数据与此相接近。

二、学前儿童的各种问题行为及其预防

(一) 情绪障碍

要严格区分学前儿童的正常情绪表现和情绪障碍是困难的,因为这个问题除了具有生物学方面的含义外,还涉及学前儿童情绪生活的方式和内容、人际关系方面的各种矛盾和纠葛,以及儿童所处的社会背景等各个方面。由于衡量的标准不一致,调查的结果存在着差异。据有关研究人员所作的流行学调查,至少有3%—5%的儿童有情绪障碍,如果衡量标准降低一些,那么比率会更高。

情绪障碍在男女儿童中的发生率相接近,其预后相对较好,随着儿童年龄的增长,大部分儿童的情绪障碍会自然消失,只有少数人才会影响成年后的生活。

儿童期恐惧是学前儿童中较为常见的一种情绪障碍。儿童期恐惧作为一种情绪障碍,它已区别于学前儿童对某些事物表现出的一般意义的惧怕,而是指恐惧情绪在程度上比较严重,或者到了一定的年龄仍不消退,以至明显地干扰了其正常行为,造成社会适应性困难。

除非儿童的恐惧情绪已对他们造成了严重的社会适应困难,否则一般无须给予正式的治疗。对儿童期恐惧的预防,关键在于教育。要鼓励学前儿童去观察和认识各种自然现象,学习科学知识和道理。在任何情况下不要对儿童进行恐吓,如不要让他们看恐怖的电影、电视、书刊和图片。要注意培养儿童养成良好的睡眠习惯,晚上不要让儿童过度兴奋,睡觉之前先用温水洗脚,上床以后放松肌肉,自然地入睡。要鼓励儿童多参加各类活动,锻炼不惧困难、勇敢坚毅的意志,以此去克服种种恐惧情绪。

儿童期焦虑也是学前儿童中会产生的一种情绪障碍。焦虑是儿童的一种情绪。少数学前儿童的焦虑情绪反应在程度上比较强烈,遇事过分紧张,惶恐不安,甚至表现为睡眠不安,做噩梦、讲梦话,食欲不振以及出现心悸、多汗、尿频、便秘等身体症状。过度焦虑反应在儿童行为的动机中起着重要的作用,当强烈的焦虑反应出现时,儿童就会设法去摆脱和躲避它,学前儿童的有些

异常行为就被认为是出于摆脱焦虑的动机。

除了对于过度焦虑的儿童可以进行心理治疗外,对焦虑反应程度较轻的儿童,则应主要采取心理上给予支持以及教育的方法,在弄清使儿童产生过度焦虑反应的原因的基础上,逐渐引导他们从主观上努力克服焦虑的各种症状,引导他们多参与集体活动,消除紧张情绪,锻炼克服困难的毅力,培养活泼开朗的性格。

暴怒发作指的是儿童在个人要求或欲望没有得到满足,或者在某些方面受到挫折时,出现哭闹、尖叫、在地上打滚、用头撞壁、撕扯自己的头发或衣服,以及其他发泄不愉快情绪的过火行为。暴怒发作时,他人常无法劝止儿童的这种行为,除非其要求被得以满足,或无人给予理会才停止下来。暴怒发作主要发生在学前儿童中,有部分儿童表现得比较严重,发作过于频繁,成为一种情绪障碍。

预防学前儿童的暴怒发作行为,应从小培养儿童懂道理、讲道理的品质,不要溺爱和迁就儿童。要让儿童从小就学习一些正确的疏泄自己情绪的方法,并在其生活中加以运用。要尽量避免各种可能诱发儿童暴怒发作的场合和情绪,当儿童有某些合理的需要时要及时给予帮助。对于极少数暴怒发作行为较为严重的学前儿童,则可以进行心理矫治。

(二) 品行障碍

品行障碍在学前儿童中较为多见,在男性儿童中的发生率明显高于女性儿童。学前儿童中比较常见的品行障碍有攻击性行为、偷窃、说谎、残害小动物、破坏公物,等等。学前儿童品行障碍的诱发因素是多方面的,与生物学因素、社会道德标准和风气、精神创伤,特别是家庭和幼儿园的教育有密切的关系。品行障碍持续的时间较长,在一般情况下,随着儿童年龄的增长,品行障碍也会自动消失,但是也有部分儿童会表现出持续性的心理障碍,尤其是在儿童期任其存在或继续发展,不加纠正,则可导致社会适应等方面困难的持续存在。

攻击性行为是学前儿童中最为常见的一种品行障碍,到学龄期后则日渐减少。在学前期,儿童的攻击性行为表现为当儿童遭受挫折时显得焦躁不安,采取打人、咬人、抓人、踢人、冲撞他人、夺取他人的东西、扔东西以及其他类似的方式,引起同伴或成人与其对立和争斗。学前儿童的攻击性行为可以针对教师或同伴,更多的则是针对自己的父母。攻击性行为多见于男性儿童。

矫正学前儿童的攻击性行为,应首先注意改变亲子之间、师生之间以及同伴之间的关系,对这些关系中的紧张因素进行分析,指导学前儿童正确地处理和解决。对于攻击性行为较为严重的儿童,则可以配合以社会训练和性格培养为目标的心理治疗。

在儿童成长过程中,如果偷窃成了儿童的顽习,就可构成其品行上的问题和障碍。年幼的儿童以自我为中心,往往会把其想要的东西或者已经得到的东西视作为自己的东西。随着儿童年龄的增长,他们才能分辨什么东西是自己的,什么是别人的。学前儿童中发生的偷窃行为,开始往往是为了满足某种需要,或者与他人发生了冲突,以偷窃对方的东西作为报复的手段,几经得手后,就有可能成为习惯,即使没有明确的动机,也会发生偷窃行为。

对于学前儿童的偷窃行为不能姑息,特别是如果儿童的行为属于明知故犯,则应向儿童指出问题的严重性,必要时还可以给予一定的惩罚,让他们通过一定的方式弥补自己的错误。坚持奖励儿童的诚实行为同惩罚他们的偷窃行为有同样重要甚至更为重要的作用,特别是在儿童改正了偷窃行为时,更应及时给予奖励。在纠正儿童的偷窃行为前,应先查明其偷窃行为形成的原因,尽可能满足其合理需求,注意疏泄其心理的紧张。

学前儿童初次上托幼机构,不习惯与父母分离,出现一些情绪波动,这并不是什么大的问题。有的儿童情绪波动过大,持续时间过长,以至拒绝或者害怕上托幼机构,一提起上托幼机构就诉说头痛或腹痛,这种情况在学龄期易发展成为拒学。

对于拒上托幼机构的儿童,应充分了解其生活环境和心理状况,减轻他们的心理压力,鼓励他们积极参与游戏和集体活动,增强其社会适应能力。应从根本上改善亲子关系、师生关系和同伴关系,让儿童在家庭和集体生活中感受到温暖,此外,还应从小培养儿童良好的个性,消除自卑心理以及对立和反抗的态度。

(三) 睡眠障碍

儿童睡眠障碍常表现为在临睡前不愿上床,上床后不能入睡、浅睡、易醒或早醒等,在睡眠时,全身或四肢不停地翻动、讲梦话、磨牙或哭喊等。由于夜间睡眠不安,白天往往精神不振,坐卧不安,饮食不佳和容易发脾气。

梦魇是学前儿童中较为多见的一种睡眠障碍,以儿童做噩梦为主要表现。儿童在做噩梦时,伴有呼吸困难,心跳加快,自觉全身不能动弹,在惊醒或被唤醒后,仍有明显的情绪不安、焦虑和惧怕,出冷汗,脸色苍白。诱发学前儿童梦魇的因素有许多种,例如,儿童罹患上呼吸道感染或肠道寄生虫病,或者遭受挫折等等。消除儿童的内心矛盾冲突,缓解其心理紧张,对其躯体疾病进行及时医疗,这些都是预防和消除学前儿童梦魇的必要措施。

夜惊是学前儿童中可见的另一种睡眠障碍。儿童在开始入睡一段时间以后突然惊醒,瞪目起坐,躁动不安,表现出惧怕的情绪体验,有时还会大声喊叫,而喊叫的内容与受惊的因素有关。在发生夜惊时,儿童一时难以被叫醒,即使被叫醒,儿童依然表现为惊恐、哭叫或者紧抓住人或物体以求保护,而对他人的安抚和拥抱不予理睬。儿童夜惊一般持续 10 余分钟,随后又自行入睡,次晨对夜惊发作完全遗忘,或者仅有片断的记忆。夜惊多发生在入睡后的 15—30 分钟内,发作次数不定,可隔数天、数十天发作一次,也可一夜发作多次。对于夜惊的儿童,一般无须药物治疗,主要应从解除产生夜惊的心理诱因入手,减缓儿童的心理紧张。此外,也应注意改善儿童的睡眠环境,及时治疗儿童的躯体疾病。

(四) 饮食障碍

异食癖是学前儿童的一种饮食障碍,有这种饮食障碍的儿童,喜食泥土、石块、煤渣、蜡笔、纸张、毛发、玩具上的油漆等,对小物体作吞食,对较大物体则放在口中咀嚼,虽经劝阻,仍暗自吞食。这些儿童因嗜好异食,会出现食欲减退、腹痛、呕吐、便秘、营养不良等症状。异食癖一般随年龄增长而逐渐消失,很少持续到成人期。对这种饮食障碍的学前儿童,可运用阳性强化法、矫枉过正法等行为治疗。责罚和捆缚这些儿童的手足,不仅不能解除儿童的症状,反而会使其暗中偷吃异物。

神经性呕吐是由于心理因素和教育不当而引起的胃肠道功能障碍,表现为反复呕吐,而躯体没有任何器质性疾病。当学前儿童心理紧张和情绪不安时,可发生呕吐。例如儿童害怕上托幼机构,可能在清晨或饭后发生呕吐;活动过分兴奋或过分疲劳,可能在夜间发生呕吐。有的儿童由于饮食不当而发生呕吐,由于同时发生了引起心理紧张和情绪不安的情境,就形成了条件反射,以后,引起呕吐的生理原因虽已不复存在,但是由于条件反射,心理刺激可以导致呕吐反应。对于这些儿童,要尽量避免生活环境中的各种引起儿童心理紧张的因素。对于儿童的呕吐,不要过分关注,更要避免在儿童面前表现出紧张和担忧。要为儿童安排合理的生活制度,并注意其营养的状况,及时补充各种营养素和水,以保证体内电解质和水的平衡。

(五) 语言障碍

发育性语言障碍是学前儿童中的一种因发育迟缓而造成的语言障碍,可以分为接受性语言障碍和表达性语言障碍两种类型,后者远比前者多见。接受性语言障碍儿童在1岁半还不能理解所给予的言语指令;仅有表达性语言障碍的儿童在1岁半时能理解给予的简单的言语指令,在学说话时能发出一些语音,但却不能很好地组词造句,学习语言的速度比一般儿童缓慢得多。仅有表达性语言障碍的儿童,一般随年龄增长会自愈,逐渐获得正常的语言能力,而接受性语言障碍的儿童则一般需经过特殊的训练,才有可能获得语言能力,而且在今后出现语言功能和社会适应方面的缺陷的可能性较大。对表达性语言障碍的儿童,可着重训练模仿别人说话,而对接受性语言障碍的儿童,则可着重训练对语言的理解,听觉记忆和听觉知觉。

发音性语言障碍是学前儿童中的又一种语言障碍。儿童虽然没有发音器官或神经系统的器质性病变,但是在说话时语音不清晰,尤其对 s、sh、z、zh、x、p、b、d、t、l、m、n 等声母发音不清或变调。轻者虽然能被人听懂,但是吐词不准,语音含混;重者则不知所云。在学前儿童中,男性儿童的发生率高于女性儿童。轻度的发音性语音障碍,一般会随年龄增长而自愈,而对于重度的发音性语音障碍的儿童,则应及早进行言语矫正治疗,并辅以心理治疗,因为这些儿童会由于发音不清而造成人际关系方面的困难,并伴有行为退缩、孤僻等问题。

口吃是学前儿童中常见的一种语言节律的障碍。有这种语言障碍的儿童在说话时,声音、音节或单词往往较不正确地重复、延长或停顿,以致中断了有节律的语流,在说话时常伴有跺脚、摇头、拍腿和做鬼脸等动作。有这种语言障碍的儿童大多自卑、羞怯、退缩、孤独、不合群。由于口吃,儿童心理产生紧张,在情绪兴奋、惧怕、激动等紧张状态下,口吃表现得更为严重。口吃大都发生在2—5岁,男女儿童发生的比例大约为2—5∶1。矫治儿童的口吃时,首先要消除环境中的各种不良因素,避免周围人对儿童的嘲笑和模仿,要消除儿童对口吃的紧张心理,树立信心,鼓励主动练习,大胆地说话,自由地呼吸,放松与说话器官相关的肌肉。对于口吃较为严重的儿童,不要强迫他们说话,不要催促儿童重复地把话说清楚,可以指导儿童进行语言训练,用简单的对答方式一问一答,放慢语言速度,使儿童在说话时呼吸逐渐正常,使口吃现象减轻。

(六) 神经性习惯

在学前儿童中,神经性习惯,如吮吸手指、咬指甲、拔毛发、习惯性阴部摩擦等都是常见的问题行为,这类问题的发生、发展和消失与儿童的年龄存在一定的关系。

儿童在2—3岁以后,已能用语言、动作等表达对食物的要求,吮吸手指的行为会逐渐消失,但是有少数儿童却仍保留了吮吸手指的行为。由于这种行为会受到同伴或成人的非议,因而会引起儿童感到焦虑、害羞。此外,吮吸手指还容易引起消化道感染或肠道寄生虫病,以及手指肿胀、脱皮、发炎和局部化脓感染,还可造成下颌发育不良、牙列异常、上下牙对合不齐,妨碍咀嚼功能。预防儿童吮吸手指的习惯,关键在于从小培养其良好的习惯,让儿童每天定时定量地进食,饥饱适度,要为儿童创造良好的心理社会环境,为儿童提供丰富的玩具和材料,并让他们有机会与同伴和成人交往的机会。对于有吮吸手指行为的儿童,不能采用粗暴的教育手法,恐吓、打骂等不仅不能纠正儿童吮吸手指的行为,还会引起儿童心理紧张,产生自卑感。采用在儿童手指上涂抹苦味剂的方法可以纠正部分儿童吮吸手指的行为,但是更好的方法是以儿童感兴趣的活动去吸引儿童的注意力。此外,还要对儿童多加关心和照顾,使他们在各方面的合理需求都获得满足。一般而言,儿童吮吸手指的习惯会随年龄的增长而自然消失。

学前儿童咬指甲的行为常发生在心理紧张之际。有这种问题行为的儿童不能自制地用牙齿将长出的手指甲咬去,严重者可将手指指甲咬得很短,甚至咬得甲床出血,有的儿童不仅咬指甲,还咬指甲、手上各小关节伸侧的皮肤、衣袖或其他物品,有的儿童还伴有多动、睡眠不安、吮吸手指、挖鼻孔等多种问题行为。预防和矫治儿童咬指甲的不良习惯,应从消除其心理紧张入手,劝诚和责罚一般都不会取得良好的效果。在指甲上涂抹苦味剂只能有助于部分儿童克服咬指甲的习惯。

儿童用手抚弄自己的生殖器,或用其他方式刺激阴部的行为习惯被称为习惯性阴部摩擦,这种问题行为在学前儿童中比较多见,到学龄阶段则会减少。儿童除了喜爱用手抚摸生殖器外,部分女性儿童有时两腿交叉上下移动,或将小物件塞进阴道,年龄稍大的儿童有时会倚靠在突出的家具角上,或骑坐在某种物体上活动身体,摩擦阴部。在发生这种行为时,儿童常常表情紧张、眼神凝视、面部通红,有时还伴有出汗、气喘等。学前儿童的这种行为的发生可以不分场合,但是大部分儿童则在入睡之前或刚醒来时进行,可持续数分钟。有的儿童为了避免成人干预而暗自进行,有的儿童在成人干预下停止了这种行为,成人一离开后又继续进行。预防学前儿童习惯性阴部摩擦的方法主要是培养儿童良好的生活习惯。要给儿童经常清洗生殖器,保持清洁和干燥;要让儿童养成上床就入睡,醒来就起床的习惯,不要让儿童一个人在床上玩得太久;要纠正儿童的睡眠姿势,给儿童盖的被子不要太厚;不要给儿童穿太小太紧的裤子,衣服不要穿得太多太热;要注意儿童有无寄生虫感染,若有发现,及时治疗。此外,可为儿童安排他们感兴趣的活动,将其注意力转移到游戏活动中去。

(七) 多动症

多动症又名"轻微脑功能失调"(MBD),或"注意缺陷障碍"(ADD),是一类以注意障碍为最突出表现,以多动为主要特征的儿童问题行为。世界卫生组织1978年公布的《国际疾病分类》第9版将多动症分为4种类型:

(1)单纯的活动和注意障碍,以注意持续时间短暂和容易分散,以及活动过度为主要表现,无明显的品行障碍或其他特殊技能的发展迟缓。

（2）伴有发展迟缓的多动症，伴有言语发展延迟、笨拙、阅读困难或者其他特殊技能的发展迟缓。

（3）多动症伴有品行障碍，但没有发展的迟缓。

（4）其他。

一些调查都认为，多动症在学龄儿童中的发生率比学前儿童高。据我国有关报告，在学前儿童中多动症的发生率约为1.5%—2%，其中男性儿童的发生率明显高于女性儿童。

多动症在不同年龄阶段有不尽相同的行为表现。在婴儿期，多动症主要表现为不安宁、易激怒、行为变化不规则、过分哭闹、叫喊、活动度保持高水平等。在先学前期和学前期，则主要表现为喜欢干预每一件事，注意集中时间短暂，有破坏行为，不能静坐，发脾气，很早入睡或很早醒来，伤害小动物，有攻击行为和冲动行为，参加集体活动有困难，情绪易激动。在学龄期，儿童多动症症状最为突出，表现为学习困难、不能安静听课、注意力集中时间短暂等。

多动症的学前儿童在动作技能、语言、社会性等方面比一般儿童发展迟缓，因而需作较多的训练，以此训练手眼协调动作和培养注意力的集中，多让他们与同伴一起做游戏，以增强语言交往和社会适应的能力。培养儿童有规律的生活和行为按一定的规范对多动症儿童而言也很重要。对这类儿童的教育和训练要有极大的耐心，坚持不懈，每一次提出的具体要求不要太高，使他们通过努力能够达到，对不适宜的行为不能迁就。行为治疗对学前儿童多动症有一定疗效。研究表明，尽管多动症是一种与儿童发展过程有密切联系的一组综合征，随着儿童年龄的增长，症状一般会自行消失，但是治疗与不治疗大不一样。

第三节　学前儿童的心理疾患及其预防

一、学前儿童神经症性障碍

儿童神经症性障碍又称儿童神经症或儿童神经官能症，主要表现为中度适应不良，它与脑的器质性损伤没有联系，也不像儿童重度心理疾患那般严重。儿童神经症性障碍包括儿童恐怖症、儿童强迫症、儿童焦虑症、儿童抑郁症、儿童癔症等。一般而言，学前儿童神经症性障碍的症状较为单一和不固定，大多界限不清，与成人的神经症很少有联系。有儿童神经症性障碍的儿童一般都伴有高度的焦虑，本人感到痛苦，而不是首先使周围环境受到干扰，主要影响本人，较少累及他人。

儿童恐怖症是以对特定的事物或境遇怀有强烈恐惧为特征的一组儿童神经官能症。儿童对事物表现了过度的恐惧，而所惧怕的对象或情况在事实上并不具有危险性，或者虽具有一定的危险性，但是儿童所表现的恐惧大大超过了客观存在的危险程度。儿童恐惧的对象主要有动物、传染病、黑暗、噪音、水、死亡、生人等，在恐惧的同时，常伴有腹痛、恶心、头痛、呕吐以及大小便次数增加。在学前儿童中,分离恐怖在儿童恐怖症中占较大比例,儿童在与父母等人分离时可表现出极度的焦虑或惊恐,不敢独自呆在家中,害怕上托幼机构,在行将分离时,会产生恶心、头痛、呕吐、腹痛等身体症状。对于有儿童恐怖症的患儿,可采用精神分析疗法或行为疗法治疗,特别是采用实践脱敏法、阳性强化法、操作性条件反射法等行为治疗方法,效果较为显著。

儿童强迫症是以出现强迫观念和强迫行为为特征的一组儿童神经官能症,儿童重复地进行某些活动或动作,明知不必要,但是无法控制自己的行为,表现为强迫观念或强迫行为,或两者兼而有之。强迫观念是反复出现的毫无意义的观念、思想或冲动,如儿童强迫自己反复地计数;强迫行为则表现为重复的、刻板的、仪式性的行为。如儿童反复洗手,反复检查门窗是否关好。在儿童期,强迫行为多于强迫观念,年龄越小,这种倾向越明显。一般认为,儿童的先天素质、性格特征、教养方式不当等都与儿童强迫症的发生有关联。父母对儿童要求过高,甚至苛求儿童,可能是儿童强迫症的诱因。此外,儿童心理紧张、遭受精神创伤、头部外伤、躯体的严重疾病等也可是此症发生和发展的诱因。对于儿童强迫症的患儿,可采用脱敏法、暴露疗法、防止反应法等行为治疗的方法给予治疗。从小注重对儿童良好性格的培养,不要向儿童提出各种过于刻板的要求,为儿童创设较为宽松和融洽的生活环境,这些对于预防儿童强迫症起到积极的作用。

二、精神发育不全

精神发育不全又称精神发育迟缓,俗称智力落后。精神发育不全是由先天的或早期的后天原因引起的精神发育障碍,以智能低下为主要特征的一组疾病的总称,发生在儿童生长发育的过程中,患儿的智能明显地低于一般儿童的水平,其适应外界环境的能力明显低下,同时又伴有其他行为异常,因而它不是一种单一的疾病,或者是某种器官的缺陷,而是一种在身心各方面都有反映的状态。如果儿童的智商低于平均水平两个标准差以下,其适应外界环境能力明显低下,同时又伴有其他行为异常,可视为精神发育不全。

由于诊断标准、调查对象和调查方法的不同,各地报告的患病率差异较大,多数的报告在1‰—10‰之间,男性高于女性,农村高于城市,不发达地区高于发达地区。

没有一种治疗措施能将一个精神发育不全的儿童改变成为正常的儿童,因此,对精神发育不全儿童的治疗措施应被看作是一种调整、改进和教育措施。对患儿进行的心理治疗有助于儿童解决情感和社会顺应不良的问题,对患儿实施的早期干预和早期教育,能够帮助他们的潜力得到较好的发挥。对于临界智力和轻度精神发育不全的患儿,要及早进行训练,让他们有机会学习一些日常必需的文化知识以及劳动和生活技能,养成良好的生活习惯,准备今后在良好的监护下参加一定的社会劳动。对中度精神发育不全的患儿,要将训练的重点放在知觉功能和运动功能方面,以独立自理生活和适应日常生活环境为训练的目标。对于重度精神发育不全的患儿,则要加强对他们的监护,避免发生意外事故。

对精神发育不全的预防,应注意的环节甚多,包括开展遗传咨询、注意妊娠期和婴幼儿期保健等各个方面的问题。

三、儿童精神病

在生长发育阶段发生的精神病,有些是儿童期所特有的,如婴儿孤独症、婴儿痴呆等;有些在成人中也能见到,如精神分裂症、躁郁症,但病症往往带有儿童的年龄特征。儿童精神病的发生率尽管很低,但却严重地影响着儿童的正常发育和身心健康,而且大多数预后不佳。

孤独症是学前儿童中可见的儿童精神病中的一种,发生在出生后至 3 岁以内,发生率仅 0.4‰—0.5‰。孤独症主要表现为以下几个方面的障碍:(1) 极端孤僻和退缩,不会与他人正常交往,即使对父母也无依恋之情;(2) 语言发育迟缓并伴有特殊形式的语言异常,可表现为从缄默到只会使用不能用以交流的语言;(3) 行为刻板,缺乏想像力,只会用机械的方式对待事物。总之,患有孤独症的儿童并不是由于心理障碍而从现实中退缩,而是由于发育过程中有严重而又广泛的障碍,使他们无法进入现实,处于自闭状态。

孤独症患儿今后的发展趋向,个体之间的差异很大,有的儿童可望有所改善,会参与一些社会生活,自食其力,但是大多数儿童的预后不佳,不少人会有严重缺陷,必须依赖他人生活。对孤独症的治疗,至今尚无十分有效的方法。学者们正在对行为疗法和药物治疗进行探索,也有人提出应给患儿实施教育和行为矫正。

复习与思考

1. 紧张与学前儿童躯体疾病之间有何联系?学前儿童中较为常见的心身疾病有哪些?
2. 在托幼机构中如何减缓和消除学前儿童的紧张?
3. 学前儿童问题行为具有哪些特征?
4. 学前儿童中较为常见的问题行为主要有哪些?它们各自具有些什么主要特征?
5. 学前儿童神经症性障碍有何特征?主要包括些什么障碍?
6. 什么是精神发育不全?如何预防?

第六章

学前儿童的营养与托幼机构的膳食卫生

营养是指机体摄取、消化、吸收和利用食物的过程,有时亦用以表示食物中营养素含量的多少和质量的好坏。

营养是学前儿童生长发育和保持身心健康的物质基础,学前儿童每天摄入一定数量的食物,这些食物中含有的蛋白质、脂肪、碳水化合物、无机盐、维生素和水等各种营养素,不断地满足机体维持生命和进行活动所需要的能量,提供细胞组织生长和修复的材料,并保证维持机体的各种正常的生理和心理活动。

学前儿童生长发育迅速,新陈代谢旺盛,所需的各种营养素和能量相对地比成人要多。为了满足学前儿童对营养素和能量的需要,必须每日通过膳食向学前儿童提供一定数量的各种营养素。托幼机构为学前儿童提供符合营养卫生的膳食,并与学前儿童家庭的供膳相互配合,就能确保学前儿童对营养的需要,促进学前儿童的生长发育和身心健康。

第一节 学前儿童需要的营养素和热能

学前儿童对营养素和热能的需要,从种类上看,蛋白质、脂肪、碳水化合物、无机盐、维生素和水六大类缺一不可;从数量上看,必须达到机体对营养素的需要量。

营养素的需要量是维持机体正常功能所需要的最低数量。低于这个指标,将不能保持机体健康,不能维持机体的正常活动。

营养素的供给量是指每天通过膳食对机体提供的各类营养素的数量,它是依据机体对营养素的需要量而确定的。供应量应大于需要量,因为供应量的确定除了满足机体对营养素的需要量外,还要考虑人群的安全率(包括人群中的个体差异、应急等特殊情况下需要量的波动、食物的消化率、烹调损失、各种营养素之间的相互影响作用以及社会条件、经济状况)等因素。

一、蛋白质

蛋白质是由 20 多种氨基酸按不同顺序和构型所组成的高分子化合物,是生物体的主要组成物质之一,是生命活动的基础,机体中的每一个细胞和所有的重要组成部分都有蛋白质的参与。人体内的蛋白质处于不断合成和分解的动态过程中,食物中的蛋白质被人体消化吸收后,主要用于合成新的组织,或者维持蛋白质破坏和更新的动态平衡。

人体对蛋白质的需要量比较恒定,儿童每千克体重的蛋白质需要量较成人为高。膳食中蛋白质摄入量不足,可以导致学前儿童生长发育迟缓、体重过轻、贫血、精神疲乏甚至产生智力发育障碍、营养不良性水肿等症状。相反,蛋白质摄入过量,则不仅造成浪费,而且还会加重肝脏和肾脏的负担。

(一) 蛋白质的生理功能

蛋白质的生理功能,是由氨基酸的种类、数量和排序的不同引起的,主要有以下三个功能:

1. 构成和修补人体组织

蛋白质是构成一切细胞和组织的基本物质,从皮肤、毛发、血液、肌肉、脏器乃至骨骼,无一不是以蛋白质为主要成分之一,其中又以肌肉和神经细胞中所含蛋白质成分为最多。在身体的生长发育过程中,各组织各器官的生长都需要蛋白质作为基础原料;体内蛋白质的更新,需要不断补充蛋白质;人体的组织修补也需要蛋白质。

2. 调节生理功能

人体中许多具有重要生理作用的物质,如催化生物化学反应的酶、调节代谢过程的激素以及作为保护机制的抗体均由蛋白质或其衍生物组成。此外,蛋白质还起着维持体内酸碱平衡和水分正常分布的作用,参与遗传信息的传递以及转运体内各类重要物质的作用。

3. 提供热能

蛋白质是三大产热营养素之一,人体需要的总热量中约14%来源于蛋白质。但是提供热能不是蛋白质的主要生理功能,如果其他产热营养素脂肪和碳水化合物摄入不足时,体内的蛋白质会被不经济地作为热能的提供者。

(二) 蛋白质的营养价值

食物中蛋白质的营养价值取决于食物中蛋白质的含量以及蛋白质在体内的消化吸收率和利用率。

1. 蛋白质含量

食物中蛋白质含量的多少,是衡量和评定某种食物蛋白质营养价值的基础。从膳食中得到的蛋白质的量取决于食物摄入量及食物中蛋白质的含量,不可能脱离蛋白质含量去单纯考虑食物中蛋白质的营养价值,因为即使某种蛋白质的质量很高,但如若在食物中的含量很低,仍不能满足机体的需要,无法发挥优质蛋白质的作用。

各类食物中蛋白质的含量差异很大。例如,瘦猪肉中蛋白质占16.7%,鸡蛋中蛋白质占14.7%,稻米中蛋白质占8.3%,牛奶中蛋白质占3.3%,大白菜中蛋白质占1.1%。

2. 蛋白质消化率

蛋白质消化率是指蛋白质在机体消化酶作用下分解的程度。蛋白质消化率越高,被机体吸收利用的蛋白质数量则越多,蛋白质的营养价值就越高。

食物蛋白质的消化率受人体和食物两方面因素的影响。人体因素包括消化功能、人的精神状态、饮食习惯和对食物的适应性等主观因素。食物因素包括食物本身的属性、食物纤维、烹调加工方式等。例如，不少植物性食物蛋白质被纤维素包围，其消化率就比动物性食物蛋白质要低，但经过加工，其纤维素被破坏，消化率即可得到提高。以大豆为例，如整颗食用，消化率仅为60％，但是加工成豆浆或豆腐，消化率则可达90％。

3. 蛋白质利用率

蛋白质利用率指的是食物蛋白质被消化吸收后在体内被利用的程度。衡量蛋白质利用率最常用的指标是蛋白质生物学价值，简称生物价，它表示氮在体内的储留量占氮在体内吸收量的百分比，可以由以下公式求得：

$$蛋白质生物价 = \frac{氮在体内的储留量}{氮在体内的吸收量} \times 100$$

几种常用食物蛋白质的生物价为：鸡蛋94，脱脂牛奶85，鱼83，牛肉76，猪肉74，大米77，小麦67，生大豆57，白菜76，马铃薯67，花生59。

决定蛋白质生物价最重要的因素是蛋白质中所含必需氨基酸的量和相互比例。氨基酸是构成蛋白质的基本单位，共有20多种，可分为两类：一类为必需氨基酸，一类为非必需氨基酸。必需氨基酸是体内需要但不能自行合成的氨基酸，必须由食物供给，若供应不足就不能维持人的氮平衡，影响身体健康。人类的必需氨基酸有8种，它们是赖氨酸、色氨酸、苯丙氨酸、蛋氨酸、苏氨酸、亮氨酸、异亮氨酸和缬氨酸。对婴幼儿来说，组氨酸也是必需氨基酸。世界卫生组织和世界粮农组织提出了不同年龄组人群的必需氨基酸需要量的估计值（表6-1）。

表6-1 每日必需氨基酸需要量的估计(mg/kg 体重)

氨 基 酸	婴 儿	2岁幼儿	10—12岁	成 人
组氨酸	28	25	19	8—12
异亮氨酸	70	31	30	10
亮氨酸	161	73	45	14
赖氨酸	103	64	60	12
蛋氨酸+半胱氨酸[①]	58	27	27	13
苯丙氨酸+酪氨酸[①]	125	69	27	14
苏氨酸	87	37	35	7
色氨酸	17	12.5	4	3.5
缬氨酸	93	38	33	10
总计	742	351.5	261	91.5—95.5

① 半胱氨酸和酪氨酸可分别由蛋氨酸和苯丙氨酸转变而成，因此食物中半胱氨酸和酪氨酸充裕时，可节约蛋氨酸和苯丙氨酸，由此，在估计时常将蛋氨酸和半胱氨酸、苯丙氨酸和酪氨酸分别合并计算。

机体在蛋白质的代谢过程中既需要必需氨基酸，也需要各种非必需氨基酸，只是在体内非必需氨基酸不足时,可利用体内氮源自行合成。在正常的蛋白质代谢中,每种必需氨基酸的需要和利用处于一定的比例范围内,即各种必需氨基酸之间存在一个相对的比值,以适应机体对合成蛋白质的要求,这种比值称为必需氨基酸组成模式(表6-2)。

表6-2 蛋白质的氨基酸组成模式

氨 基 酸	蛋白质中氨基酸含量(mg/g)	比 值[1]
异亮氨酸	40	4.0
亮氨酸	70	7.0
赖氨酸	55	5.5
蛋氨酸+胱氨酸	35	3.5
苯丙氨酸+酪氨酸	60	6.0
苏氨酸	40	4.0
色氨酸	10	1.0
缬氨酸	50	5.0
总计	360	

[1] 以色氨酸为1进行比较。

如果一种蛋白质中所含的必需氨基酸达到或接近这个组成模式,这种蛋白质的利用率是高的,蛋白质的生物学价值也是高的,因为食物中蛋白质所含的各种氨基酸都能被充分利用。如果一种蛋白质中某一种或数种必需氨基酸缺乏或数量不足,就会限制该蛋白质的营养价值,这种或这数种氨基酸被称为限制氨基酸。如稻米蛋白质中赖氨酸、蛋氨酸和苯丙氨酸的比值较低,这三种氨基酸就成为稻米蛋白质的限制氨基酸。

根据蛋白质中必需氨基酸的含量和相互间的比值,营养学上将蛋白质分为三大类:完全蛋白质、半完全蛋白质和不完全蛋白质。凡氨基酸组成齐全、数量充足、比例适当的食物蛋白质称为完全蛋白质,如奶类中的酪蛋白、乳白蛋白,蛋类中的卵黄磷蛋白、卵白蛋白,肉类中的肌蛋白、白蛋白和大豆中的大豆蛋白等。用完全蛋白质作为膳食蛋白质的唯一来源,不但能维持生命,还能促进生长发育。半完全蛋白质所含的必需氨基酸种类基本齐全,但比例不够合理,如小麦中的麦胶蛋白等,若用此类蛋白质作为膳食蛋白质的唯一来源时,仅能维持生命,不能促进生长发育。不完全蛋白质所含的必需氨基酸种类不全,若用此类蛋白质作为膳食蛋白质的唯一来源时,不但不能维持机体健康,促进生长发育,反而会使机体日渐消瘦。这类蛋白质如玉米中的玉米胶蛋白(缺少赖氨酸和色氨酸),动物结缔组织和动物皮中的胶质蛋白(缺少色氨酸、酪氨酸和胱氨酸)。

食物蛋白质中氨基酸比例虽然不同,但是可将不同食物适当混合食用,使食物蛋白质之间相互补偿相对含量不足的氨基酸,使其比例尽量接近氨基酸组成模式,从而提高蛋白质的利用率,这种作用称为蛋白质的互补作用。例如粮食缺少赖氨酸富含蛋氨酸,豆类缺少蛋氨酸富含赖氨酸,粮豆混吃可取长补短,提高粮豆蛋白质的利用率。如再适当食用动物蛋白质,能使食物的生物学价值更高。

利用蛋白质的互补作用给婴幼儿提供合适的混合膳食,能在不增加膳食费用的情况下提高婴幼儿摄入的蛋白质利用率,促进婴幼儿的生长发育。几种食物混合食用前后蛋白质的生物学价值可见表6-3。

表6-3　几种食物混合食用前后蛋白质的生物学价值

食物名称	生物学价值		食物名称	生物学价值	
	单独食用	混合食用		单独食用	混合食用
玉　米 小　米 黄　豆	60 57 64	77	豆　腐 面　筋	65 67	77
玉　米 小　麦 黄　豆	60 67 64	70	小　麦 小　米 牛　肉 大　豆	67 57 69 64	89

(三) 膳食中蛋白质的供应量与食物来源

我国传统膳食中植物性食物比例较大,蛋白质质量不高,因此中国营养学会推荐的每日膳食中营养素供应量中蛋白质供应量较高。表6-4是该会推荐的婴幼儿每日膳食中蛋白质的供应量。

表6-4　婴幼儿每日膳食中蛋白质的供应量(克)

	0岁—	1岁—	2岁—	3岁—	4岁—	5岁—	6岁—	7—8岁
男	2—4/ 公斤体重	35	40	45	50	55	55	60—65
女		35	40	45	45	50	50	60

膳食中蛋白质的主要来源是畜禽肉类、蛋类、鱼类、奶类等动物性蛋白质和谷类、豆类、干果类等植物性蛋白质。我国目前一般地区膳食蛋白质的供应,可考虑在粮食的基础上增加一定比例的动物蛋白质和豆类蛋白质。如每日摄入的蛋白质在数量上达到供应量的标准,而其中有一半来源于动物性蛋白质和豆类蛋白质,则能较好地满足婴幼儿对蛋白质的营养需要。

二、脂肪

广义的脂肪又称脂质或脂类,包括中性脂肪和类脂质(磷脂、糖脂、固醇类)。脂类是一类极复杂的化学物质,难溶于水而易溶于有机溶剂,是食物中产生热量最高的一种营养素。狭义的脂肪仅指中性脂肪,包括脂和油。

（一）脂肪的生理功能

1. 构成人体组织细胞

细胞膜具有由磷脂、糖脂和胆固醇组成的类脂层；脑和外周神经组织都含有磷脂和糖脂；固醇是体内合成固醇类激素的重要物质。此外，还可起隔热保温支持保护内脏与关节的作用。

2. 供应热能

脂肪能提供热能，还可构成体内的贮存脂肪，当机体需要时，可随时用于机体的代谢。每克脂肪在体内氧化可产生 37.66 千焦耳的热量，是每克碳水化合物或每克蛋白质产生热量的 2.25 倍，是人体供热的"燃料库"。

3. 帮助脂溶性维生素的吸收

食物中的脂溶性维生素(维生素 A、D、E、K)可溶于食物脂肪中，并随同脂肪在肠道中被吸收。维生素 A 原(即胡萝卜素)的吸收率与食物中的脂肪也有关。因此，食物中如果缺乏脂肪或脂类消化障碍时，往往会发生脂溶性维生素不足或缺乏。

4. 必需脂肪酸在体内的特殊生理功能

机体生理需要，而体内不能合成，必须由食物供给的不饱和脂肪酸称为必需脂肪酸，目前已经肯定的必需脂肪酸为亚油酸。亚麻酸和花生四烯酸也具有必需脂肪酸的性能，但可在体内由亚油酸合成。

必需脂肪酸为生长发育所必需，体内缺乏亚油酸可导致生长发育迟缓，损害发育中的中枢神经系统；必需脂肪酸是细胞的重要组成部分，它以磷脂的形式参与细胞膜与线粒体的组成；必需脂肪酸与类脂质代谢有关，能促使胆固醇在体内运转，避免其在体内沉积；必需脂肪酸还可保持皮肤微血管的正常通透性，保护皮肤免遭射线照射而引起的损害。

（二）膳食中脂肪的供应量与食物的来源

脂肪的每日供应量无统一的规定，受饮食习惯、地域、季节和气候状况以及脂肪供应来源等因素的影响。根据我国的膳食状况，一般认为我国幼儿每日膳食中脂肪供给的热量应占每日总热量的 25%—30%。

膳食中脂肪的来源主要是各种植物油和动物脂肪。此外，各种食物中都含有不同量的脂肪和类脂质。植物性食物中的油料作物(如大豆、花生等)含油量较丰富；动物性食物和坚果的脂肪含量都很高。动物组织中脂肪含量视品种部位而异，还会受到气候和饲养条件的影响。

一般认为，植物油所含的必需脂肪酸量多，易被消化吸收，营养价值较高。动物脂肪中的奶油、鱼脂、鱼肝油不仅含有各种脂肪酸和多种维生素，而且脂肪颗粒小、易于消化。猪油、牛油、羊油等动物脂肪含饱和脂肪酸多，熔点高，不易消化，不含维生素，必需脂肪酸含量少，因此营养价值较低。在日常膳食中，植物油和动物脂肪应相互搭配食用。

三、碳水化合物

碳水化合物又称糖类，是由碳、氢、氧三种元素组合成的一大类化合物。按分子结构，碳水化合物可分为单糖类(如葡萄糖、果糖)、双糖类(如蔗糖、麦芽糖、乳糖)、多糖类(如淀粉、糖原、纤维素和果胶),其中淀粉占膳食中碳水化合物的绝大部分。

(一)碳水化合物的生理功能

1. 供给热能

富含碳水化合物的食物资源丰富,价格低廉,能迅速地释放和供给热能,满足肌肉、心脏、神经等器官系统活动的需要,是人体最经济、最主要的热能来源。

2. 构造机体的组织

碳水化合物是构成机体的重要物质之一。糖脂是细胞膜的结构成分,也是神经组织的成分,粘蛋白是结缔组织的成分,核糖和脱氧核糖则参与核酸的形成。而碳水化合物是糖脂、粘蛋白、核糖和脱氧核糖不可缺少的部分。

3. 抗生酮体和解毒作用

当碳水化合物缺乏时,脂肪代谢产生的酮体氧化不完全,在血液中达到一定浓度就会发生代谢性酸中毒,因此,碳水化合物具有抗生酮体的作用。摄入充足的碳水化合物,可增加肝脏内肝糖原的贮存量,而肝糖原能加强肝脏的解毒作用。

4. 促进消化和排泄

碳水化合物中的食物纤维,包括纤维素和果胶等,不能被人体吸收,但能刺激肠道蠕动,吸收和保留水分,增加粪便体积,使粪便柔软,有利于消化和排便通畅,缩短粪便和肠内代谢所产生的毒素在肠内停留的时间。研究还证明,食物纤维还具有预防结肠炎、结肠癌、胆结石、动脉粥样硬化和降低胆固醇的作用。

(二)膳食中碳水化合物的供应量与食物来源

儿童对碳水化合物的需要量相对比成人大。由于碳水化合物来源广泛,而且部分氨基酸和脂肪的甘油部分可转变为葡萄糖,所以对碳水化合物的供应量没有推荐的数量。若以三大供热营养素供给热能的比例考虑,按合理的膳食能量分配原则,儿童膳食中碳水化合物的热能应占总热能的55%—60%为合适(成人为60%—70%)。

学前儿童在膳食中如不能摄入充足的碳水化合物,可致使体内能量不足,蛋白质合成减少,生长发育缓慢,体重减轻;摄入过多的碳水化合物,则可使肠内发酵过盛,产生过量的低级脂肪酸,刺激肠蠕动增加而引起腹泻。尤其是摄入过多的糖果和甜食会影响食欲,引起龋齿,以及产生好动、尿床等一系列问题行为。

碳水化合物在自然界分布很广,膳食中主要由植物性食物供给,谷类、薯类、根茎类食物以及各种单糖、双糖(如食糖、麦芽糖、蜜糖等)都是富含碳水化合物的食物。蔬菜和水果是纤维素和果胶的主要来源。婴儿碳水化合物的主要来源是乳类中的乳糖、葡萄糖、蔗糖等,随着喂养中辅食的添加,淀粉也成了重要来源。

四、热能

学前儿童为了维持生命、进行活动和保证正常生长发育,就需要热能。热能来自产热营养素,即蛋白质、脂肪和碳水化合物。食物的其他成分(水、无机盐、维生素等)都不能产生热量。

(一) 学前儿童对热能的需要

学前儿童对热能的需要,主要用于基础代谢、食物特殊动力作用、生活活动和生长发育等方面。

1. 基础代谢

机体在空腹、清醒和安静的状态下,在适宜的气温(18—25℃)环境中维持基本生命活动时的热能消耗水平称为基础代谢。基础代谢的能量用以维持体温、肌肉张力、循环、呼吸、胃肠蠕动、神经和腺体活动等的代谢所需。

基础代谢受多种因素的影响,特别是体型、性别、年龄、生理状态的影响。由于学前儿童体表面积与体重的比值大于成人,热量的散失相对较多,加上儿童生理活动较为活跃,因此儿童年龄越小,相对基础代谢率就越高。1 岁以内的婴儿,每 kg 体重每日约需 222 kJ,7 岁儿童每 kg 体重每日约需 195 kJ。儿童的基础代谢率约比成人高 10%—12%,婴幼儿期基础代谢的需要约占总热能需要量的 60%。

2. 食物特殊动力作用

机体由于摄取食物而引起体内能量消耗增加的现象称为食物特殊动力作用。各种营养素的特殊动力作用是不一样的,其中以蛋白质的特殊动力作用为最大,相当于其本身所供热量的 20% 左右,脂肪约为 4%—5%,碳水化合物约为 5%—6%。摄入普通混合膳食时,食物的特殊动力作用约为人体每日基础代谢的 10% 左右。

3. 生活活动

学前儿童用于生活活动的热能个体间差异很大。活动量越大,活动时间越长,动作越不熟练,消耗的热能就越多,反之则相对较低。例如,好哭好动的婴幼儿比同年龄安静的孩子用于生活活动的热量要高 3—4 倍。

4. 生长发育

这是处于生长发育期的儿童特有的能量消耗,其需要量与生长发育的速度成正比。在生长发育期内,如果膳食中供给的热能不能满足需要,生长发育就会迟缓甚至停顿。据估计,婴幼儿每增加 1 kg 体重,大约需消耗 2 100 kJ 能量,此项所需约占总热量的 25% 左右。

(二) 膳食中热能的供应量和食物来源

热能供给量不同于营养素供给量,它是根据不同人群的平均能量需要而制定的,而营养素供给量则是不同人群营养素需要量的高限。在一般情况下,机体的热能需要与其食欲相适应,当正常食欲得到满足时,其热能需要一般得以满足,对儿童来说则表现为生长发育和身心活动正常。

婴幼儿每日膳食中热能供应量的推荐标准见表6-5。

表6-5 婴幼儿每日膳食中热能供给量(kJ)

	初生—6月	6—12月	1岁—	2岁—	3岁—	4岁—	5岁—	6岁—
男	504/kg 体重	420/kg 体重	4 620	5 040	5 670	6 090	6 720	7 140
女			4 410	4 830	5 460	5 880	6 300	6 720

机体所需热能来源于碳水化合物、脂肪和蛋白质,三者每克对机体供给的净热能分别为 16.74 kJ、37.66 kJ 和 16.74 kJ。三种产热营养素在体内代谢,既各具生理功能,又相互影响,特别是碳水化合物与脂肪之间的相互转化,能减少蛋白质作为能量被消耗。在婴幼儿膳食中,这三种产热营养素在总热量的供给中应有一个适当的比例。一般建议,婴幼儿每日膳食中蛋白质所供给的热能应占总热能的 10%—15%,脂肪占 25%—30%,碳水化合物占 55%—60%。

此外,还应注意热能的供给和消耗平衡。热能供给不足可能引起婴幼儿营养不良,生长发育障碍,对疾病抵抗力降低,还可影响婴幼儿智力和行为的正常发育。热能供应过量,体内脂肪贮存过多,可引起婴幼儿肥胖症的产生。

三种产热营养素普遍存在于食物中。动物性食物一般比植物性食物含有较多的蛋白质和脂肪,而在植物性食物中,油料作物含有丰富的脂肪,粮食中以碳水化合物和植物蛋白为主,蔬菜水果热能含量较少。

五、无机盐

人体内的各种元素,除碳、氢、氧、氮主要以有机化合物形式存在外,其余元素统称为无机盐,又称矿物质,其中含量较多(超过百万分之五十)的称为"常量元素"或"宏量元素",如钙、镁、钠、钾、磷、硫、氯等;含量较少(百万分之五十以下)的称为"微量元素"或"痕量元素",如铁、铜、碘、锌、锰、钴、钼、硒、铬、镍、锡、硅、氟、钒等。

从胎儿到成人,人体内的无机盐随年龄的增长而增加,但在总量增加的过程中,无机盐之间的比例变动不大。由于新陈代谢,每天都有一定数量的无机盐通过各种途径排出体外,因此必须通过膳食加以补充,使之达到相对平衡。

(一)无机盐的生理功能

各种无机盐都不供给热量,它们的生理功能主要有以下几个方面:

1. 构成机体组织

无机盐是构成机体组织的重要材料,如钙、磷、镁是骨骼和牙齿的重要成分,磷、硫是构成组织蛋白的成分等。

2. 参与调节体液的渗透压和酸碱度

维持体液的正常分布,保持 pH 值在 7.35—7.45 之间。

3. 维持神经肌肉的兴奋性和细胞通透性

如缺钙时肌肉兴奋性增高，引起肌肉抽搐。钙与细胞膜中的磷脂紧密结合，控制着细胞的通透性。

4. 构成机体某些具特殊生理功能的重要物质

如铁是构成血红蛋白的成分，碘是甲状腺素的构成成分，锌是胰岛素的构成成分等。

5. 是多种酶的激活剂或组成成分

如盐酸对胃蛋白酶有激活作用，氯离子对唾液淀粉酶有激活作用。

（二）婴幼儿容易缺乏的几种无机盐

无机盐在食物中分布很广，一般都能满足机体需要，比较容易缺乏的无机盐有钙和铁，在某些特殊情况下也可能会缺少碘、锌和硒等。

1. 钙

钙是人体含量较多的元素之一，仅次于碳、氢、氧、氮而列第五位。人体中的钙有99％以羟磷灰石的形式存在于骨骼和牙齿中。婴幼儿骨骼中的钙在沉淀和溶解的动态过程中每1—2年更新一次，而成人更新一次需10—12年。因此婴幼儿对钙的需要量相对比成人要大得多。在骨骼和牙齿以外的钙虽然仅占总量的1％左右，但对维持细胞的正常生理状态有重要作用。例如，钙参与维持神经肌肉的兴奋性，对一些酶起激活作用，参与血凝过程，是各种生物膜的构成成分，还能维持细胞内胶质的完整性。钙缺乏能影响婴幼儿的骨骼、牙齿的发育，发生佝偻病。

膳食中的钙在肠道的吸收很不完全，约有70％—80％的钙不被吸收而留在粪便中。造成这种状况的主要原因是由于钙离子与食物中的植酸、草酸等形成了不溶性钙盐。因此，在选择供钙食物时，不能单纯考虑钙的绝对含量，还应同时注意食物的植酸、草酸含量。植物纤维素也能与钙结合而降低钙的吸收率。此外钙与酯酸会形成钙皂而排出体外。因此，膳食中的植物纤维素与脂肪含量过高，都会影响钙的吸收。

但是机体内也有许多有利于钙吸收的因素。如维生素D和乳糖能促进机体对钙的吸收；膳食蛋白质供应充足，有利钙的吸收；机体对钙需要量大时（如婴幼儿期），通过机体的反馈作用，可使钙的吸收率提高。

中国营养学会推荐婴幼儿每日钙的供应量为：初生至6个月400 mg，6个月至3岁600 mg，3—7岁800 mg。

食物中钙的来源以乳和乳制品最好，不但含量高，而且易吸收，是婴幼儿最为理想的钙源。植物性食物中的绿叶菜、花菜、豆类、谷类含钙量也较多，但在有些植物中同时富含植酸和草酸，使钙不易被人体吸收。小虾米、发菜、海带等含钙特别丰富。在婴幼儿膳食中添加食用骨粉（含钙量20％以上，吸收率约70％）或蛋壳粉，也是补充钙的有效措施。

2. 铁

铁是人体必需的微量元素中含量最多的一种元素，成人体内含铁约3—5克，主要存在于两大物质——血红蛋白和肌红蛋白中。此外，与细胞氧化有关的酶都含有铁，约占总量的1％，在肝、脾和骨髓中也储存有铁。铁的主要生理功能是参与氧的运输和细胞的呼吸。

机体对植物性食物中的铁吸收率较低,一般在 10% 以下,如对大米中铁的吸收率仅为 1%,小麦为 5%,菠菜和大豆为 7%。对动物性食物中铁的吸收率较高,如对鱼类中的铁的吸收率为 11%,动物肝脏、肌肉可高达 22%。机体对铁的吸收还受很多因素的影响,如食物中的植酸盐和磷酸盐可与铁形成不溶性铁盐而降低吸收率;胃中缺乏胃酸,pH 值升高,不利于铁离子释出,也会阻碍铁的吸收。又如,维生素 C 有助于铁的吸收;肉类、鱼类和禽类等动物蛋白质也可促进机体对铁的吸收。幼儿体内贮铁量少,需要量大,对铁的吸收率会相应增高。如膳食中摄入的可利用铁长期不足时,婴幼儿易发生缺铁性贫血。

铁在体内可被反复利用,排出体外的铁数量很少。中国营养学会推荐,从新生儿到学龄前儿童的每日膳食中铁的供应量为 10 mg。

膳食中铁的良好来源是动物的肝脏、瘦肉、动物血、鱼类等。谷类由于植酸含量高,铁的吸收率很低,因此以谷类为主食时,应注意补充铁。

3. 碘

碘也是人体必需的微量元素,是甲状腺激素的重要组成成分。甲状腺是人体的一种重要激素,能调节机体新陈代谢,促进组织氧化及生长发育。

食物和饮水中的碘离子很容易被机体吸收并转运到血浆,其中有部分被甲状腺摄取合成甲状腺素,从而发挥其生理功能。由于土壤、饮用水、食盐和食品中含碘量低或者缺乏碘,会导致地方性甲状腺肿大或地方性呆小病的发生。碘的摄入量也不可过大,否则会引起高碘甲状腺肿、碘性甲亢等症。

人体对碘的需要量受发育状况、性别、年龄、体重、营养状况、气候和体质等因素的影响。中国营养学会推荐的每日膳食中碘的供给量:初生至 6 个月的婴儿为 40 μg,6 个月至 1 岁的婴儿为 50 μg,1 岁至 6 岁的幼儿为 70 μg,7 岁至 12 岁的儿童 120 μg。

富含碘的食物为海产品,如海鱼、海虾、海带、紫菜等。缺碘的内陆地区可通过食用加碘食盐的方法补充碘摄入量不足。

4. 锌

锌也是人体必需的一种微量元素,它是多种金属酶的组成成分或酶的激活剂,它与核酸和蛋白质的生物合成有密切联系。锌在人体内含量约为 1.4—2.3 g,主要存在于骨骼和皮肤(包括头发)中,头发中的含锌量可以反映膳食中锌的长期供应量。

婴幼儿发生缺锌的主要原因是膳食中锌摄入不足。婴幼儿锌缺乏的主要表现为生长发育迟缓、伤口愈合不良、食欲减退和贫血,还会出现异食癖,尤以吃土为常见。锌缺乏还会导致儿童少年性发育迟缓。

食物中锌的吸收率不高,每天随食物摄入 10—20 mg 的锌,只有 2—3 mg 被吸收,食物中的草酸、植酸会降低锌的吸收率。

中国营养学会推荐的婴幼儿每日膳食中锌的供给量,1—7 岁的婴幼儿为 10 mg。一般认为,高蛋白食物含锌量较高,海产品是锌的良好来源,乳类及蛋类次之,蔬菜和水果含锌量都不高。

六、维生素

维生素是维持人体正常生理功能所不可缺少的一类有机化合物。已经发现的维生素有几十种,它们都以本身的形式或能被机体利用的前体的形式存在于天然食物中。维生素不能供给热能,也不构成机体组织。虽然机体对维生素的需要量很小,但由于其一般不能在体内合成,或者合成量满足不了机体的需要,必须经常由食物供给。

(一)维生素的分类

根据维生素的溶解性,可将维生素分为脂溶性维生素和水溶性维生素两大类,前者包括维生素 A、D、E、K,后者包括 B 族维生素、维生素 C 等。

肝胆疾病可影响脂溶性维生素的吸收,水溶性维生素在碱性溶液中或加热、光照下极易受到破坏,故应注意清洗和烹饪富含该类维生素食物的方法,以减少其丢失或破坏。

脂溶性维生素排泄效率低,这类维生素摄入过多会在体内蓄积以至产生有害的影响。水溶性维生素的排泄效率高,一般不会在体内蓄积,大量使用不会产生毒副作用。

(二)婴幼儿容易缺乏的几种维生素

1. 维生素 A

维生素 A 又名视黄醇。胡萝卜素在小肠和肝脏中经酶的作用,可转变为维生素 A,因此胡萝卜素又称为维生素 A 原。

维生素 A 与正常视觉有密切关系。眼的光感受器是视网膜的杆状细胞和锥状细胞,这两种细胞中都存在着对光敏感的色素,而这些色素的形成和表现出生理功能都需要适量的维生素 A。例如,视杆细胞对弱光敏感,使人具有暗适应能力,是因为视杆细胞内含有感光物质视紫红质,而维生素 A 正是构成视紫红质的成分。维生素 A 不足,视觉的暗适应能力降低,严重时可发生夜盲症。

维生素 A 还能维持上皮(皮肤、黏膜、角膜)的健全。维生素 A 缺乏,上皮细胞过度增生角质化,腺体分泌减少,会导致幼儿皮肤干燥粗糙,还可能发生干眼病。此外,维生素 A 可以促进蛋白质的生物合成及骨细胞的分化,从而促进人的生长和骨骼发育。

维生素 A 被人体吸收后主要贮存于肝脏中。幼儿体内贮存维生素 A 的能力较差,较容易发生维生素 A 缺乏,而正处于生长发育期的婴幼儿对维生素 A 的需要量又相对较高,故需要注意在膳食中为婴幼儿补充维生素 A。中国营养学会推荐婴幼儿每日膳食中维生素 A 的供应量为:新生儿至 1 岁为 200 μg,1 岁为 300 μg,2 岁为 400 μg,3—4 岁为 500 μg,5—13 岁为 750 μg(视黄醇当量)。

维生素 A 的食物来源主要是动物性食物,如动物肝、鱼肝油、未脱脂乳和乳制品、禽蛋等。植物性食物含有较丰富的胡萝卜素(主要是 β-胡萝卜素),如胡萝卜、菠菜、油菜、苋菜等黄绿色蔬菜。

2. 维生素 B 族

维生素 B 族包括维生素 B_1、B_2、B_6、B_{12},叶酸和尼克酸等。

维生素 B_1 又称硫胺素,是构成辅酶硫胺素焦磷酸脂的组成成分。这种辅酶参与碳水化合物代谢,如机体内硫胺素不足,不仅使碳水化合物代谢发生障碍,还会影响整个代谢过程。长期食用过分碾磨的米、面,又缺乏杂粮、副食品的补充,会导致体内摄入维生素 B_1 不足而引起脚气病,还会引起消化系统、神经系统和心血管系统的症状,如厌食、呕吐、腹泻、肢体麻木、疲劳、易激怒或抑郁、对刺激反应淡漠、健忘、注意力不集中等。婴幼儿每日膳食中维生素 B_1 的供应量为:出生至 1 岁为 0.4 mg,1 岁为 0.6 mg,2 岁为 0.7 mg,3—4 岁为 0.9 mg,6—7 岁 1.0 mg。膳食中维生素 B_1 含量丰富的食物有酵母、谷类、豆类、干果类、硬果类、动物的肝脏、瘦猪肉、禽蛋类等。

维生素 B_2 又称核黄素,是机体许多辅酶的组成成分,这些辅酶与特定的蛋白质结合,形成黄素蛋白,是组织呼吸不可缺少的物质。维生素 B_2 不足,可引起物质和能量代谢紊乱,出现如口角炎、阴囊炎、脂溢性皮炎等症。婴幼儿膳食中维生素 B_2 的供应量与维生素 B_1 相同。膳食中维生素 B_2 的主要来源是各种动物性食物,特别是动物的脏器、乳类和禽蛋类,其次是豆类和新鲜蔬菜。

3. 维生素 C

维生素 C 又称抗坏血酸,它的生理功能是作为酶激活剂、物质还原剂或参与激素合成等而发挥作用的。维生素 C 缺乏会影响胶原合成,导致创伤愈合延缓,微血管壁脆弱,出现出血症状。维生素 C 能帮助铁的吸收与利用,促进生血机能,对缺铁性贫血有一定的治疗作用。维生素 C 还具有抗感染、降低血浆胆固醇、改善钙的吸收、解毒等功能。维生素 C 缺乏易得坏血症。

中国营养学会推荐婴幼儿每日维生素 C 的供给量,初生至 1 岁为30 mg,2 岁为 35 mg,3—4 岁为 40 mg,5—7 岁为 45 mg。维生素 C 的主要食物来源是新鲜蔬菜和水果。柿子椒、青菜、菠菜等绿色蔬菜和柑橘、柚子、鲜枣等水果中维生素 C 含量丰富。

4. 维生素 D

维生素 D 又称抗佝偻病维生素,属类固醇化合物,种类很多,以维生素 D_2(麦角钙化醇)和维生素 D_3(胆钙化醇)较重要。

维生素 D 能促使骨和软骨的骨化和正常生长,促进钙和磷在肠道被吸收,使钙、磷最终成为骨质的基本成分,还能增加骨中的钙、磷向血液释放以维持血钙水平。维生素 D 缺乏可导致幼儿患维生素 D 缺乏性佝偻病和维生素 D 缺乏性手足抽搐症等。但维生素 D 摄入过量也会引起中毒、骨化过度、肾功能不全等症。

维生素 D 的供给量必须与钙、磷的供给量联系起来考虑。婴幼儿正处于生长发育期,维生素 D 的需要量较大,单靠日光照射而获得维生素 D 不足以满足需要,应从膳食中得到补充。中国营养学会推荐幼儿每日维生素 D 的供给量为 10 μg。

膳食中维生素 D 最丰富的食物有动物肝脏、鱼肝油、禽蛋类等。

七、水

水是人体组织、体液的主要成分,在体内含量最高,是维持人体正常活动的重要物质。机体丢失 20% 的水就不能维持生命。儿童体内水的比例随年龄增长而减少,新生儿约占 80%,婴儿约占 70%,幼儿约占 65%。

水的生理功能是多方面的：

（1）构成细胞和体液。

（2）调节体温。当机体内热量过剩,将要发生热量蓄积并影响正常体温时,人体通过排汗有效地防止体内过热,保持体温恒定。

（3）促进物质代谢。水是溶解水溶性物质的溶剂,机体内许多化学反应都须有水的参与;水是各种物质吸收、运输和排泄的载体;各种营养素在体内被消化吸收后,依赖于水的运载,进入细胞内,发挥其营养作用,代谢产生的废物,也必须以水作为溶剂,经由排泄器官排出体外。

（4）润滑作用。水在体内各个部位常起润滑作用,如眼泪可以防止眼球干燥,唾液有利吞咽和咽部湿润,关节滑液、胸膜和腹膜的浆液、呼吸道和胃肠道黏液都有良好的润滑作用。

婴幼儿新陈代谢旺盛,体表面积相对较大,水分蒸发多,因此每千克体重需水量相对比成人高,而且年龄越小,需水量相对越大。气候状况、食物性质以及体力活动情况等都会影响幼儿对水的需要量。在一般情况下,1岁以下的婴儿每日每千克体重需水量为110—155毫升,1—3岁幼儿100—150毫升,4—6岁幼儿为90—110毫升,7—12岁儿童为70—85毫升。

机体需要的水有三个来源：

（1）饮水,如饮料、汤及流质等,这是人体所需水的主要来源。

（2）食物中含有的水。

（3）代谢水。碳水化合物、蛋白质和脂肪在体内氧化后产生的水也能被人体利用。

第二节　学前儿童的合理膳食

合理充足的营养能够保证学前儿童的正常生长发育,修复坏死的组织,维持机体的各种生理活动,提高机体的抵抗力和免疫功能,还能保证学前儿童心理的健康发展,形成对社会的良好适应能力。托幼机构应为学前儿童提供合理膳食,使学前儿童获得充足的营养,满足学前儿童的需要。

一、学前儿童膳食的特点

托幼机构特别是寄宿制园所内的学前儿童处于集体教养的环境之中,膳食质量的优劣直接关系到儿童的生长发育和身心健康。因此托幼机构内儿童的膳食应努力具备科学合理、营养平衡、增进食欲、清洁卫生、有利消化的特点。

1. 科学合理

学前儿童在家庭里的膳食,受家长的饮食习惯、家庭经济条件、家庭教养方式等条件的影响,带有较大的随意性,而托幼机构则有专门人员负责膳食计划的制定、营养素的科学搭配和餐点的制备,避免了家庭膳食中的一些不科学因素。

2. 营养平衡

膳食的营养平衡是指膳食中不仅含有满足人体需要的各种营养素,而且各营养素的数量和相互比例合适。营养素过多或过少，或比例失调，都可能影响学前儿童的身心健康。

营养平衡的膳食还应做到食物多样化，发挥食物之间营养素的互补作用，其中较为重要的是产热营养素之间的比例要恰当，动物蛋白质和豆类蛋白质摄入要均衡。食物多样化还有利于矫治学前儿童在家庭中养成的偏食等不良习惯。

3. 增进食欲

食物对机体引起的兴奋即为食欲。食物进入口腔，接触消化器官，引起消化液的分泌，称为"化学相"分泌；在此无条件反射基础上，食物的色、香、味、形、温度等刺激可产生条件反射。人们只要看到或嗅到，甚至想到所喜爱的食物，就会分泌大量的消化液，这种食物还未到口就分泌了消化液的现象，称为"反射相"分泌。"化学相"分泌和"反射相"分泌的结合就能引起旺盛的食欲。旺盛的食欲是食物被充分消化的基础。

托幼机构的膳食要能增进和保持幼儿的食欲，应做到：

(1) 食物多样化，讲究色、香、味、形。食物多样化除有利于营养平衡外，还可增进食欲。应从婴儿喂养开始逐渐增加食物的品种，并注意食物的色、香、味、形，培养儿童对多种食物的喜爱和适应能力。

(2) 创造良好的进餐环境。餐厅光线充足，空气流通，温度适宜，桌椅餐具干净整洁，都能使学前儿童就餐时保持兴奋而引起食欲。

(3) 养成良好的饮食习惯。托幼机构内儿童不吃零食，用餐定时、定量，有利于增进食欲。

(4) 保持愉快的情绪。餐前和进餐时不训斥、惩罚儿童，不强迫儿童进食，让儿童在轻松愉快的情绪状态下用餐。

4. 清洁卫生

托幼机构的膳食必须保证清洁卫生，新鲜良好。从采购、加工到制成品都必须进行严格的卫生监控，做到万无一失。

5. 有利消化

婴幼儿的消化系统尚未发育完善，托幼机构的膳食要根据这一特点，在烹调制备时既要尽力保持食物中的各种营养素，也要注意食物要煮熟、烧透，避免油腻、辛辣、刺激性食物，有利于儿童的消化吸收，做到碎、细、软、烂。

二、托幼机构膳食的计划和评价

(一) 托幼机构的膳食计划

膳食计划的制定是托幼机构为学前儿童提供合理膳食的第一个重要环节。一个科学的膳食计划能为学前儿童有效地提供满足其营养和其他需要的一切营养物质和用膳条件，保护和增进婴幼儿的身心健康。托幼机构的膳食计划包括三个方面：按照需要选择每日的食物种类，计划食物的数量，力求使膳食与婴幼儿的需要相符合；合理地计划食谱；建立合理的膳食制度。

制定膳食计划的依据是婴幼儿的年龄特征和对营养的需要，以及饮食习惯、气候地理条件、市场情况等。制定膳食计划时，在尊重当时当地饮食习惯的基础上，要根据幼儿膳食费用标准，从市场供应的实际情况出发，选择营养丰富、价格合理的食品，进行最优化的搭配，以最经济、最合理的方式达到膳食计划的目的。

1. **计划每日所需的食物种类和数量**

制定这一计划时,要着眼于为婴幼儿提供平衡、合理的膳食。平衡膳食是由多种食物构成的,它提供各种营养素和足够的热能,保持各营养素间的量的平衡,有利于机体的吸收和利用。计划中的各种食物在质量上要有较高的营养价值,在数量上营养素的摄入量要达到供给量的80%以上。

在计划时,要求熟悉各类食物的营养成分和特点,懂得营养计算和评价的方法,了解婴幼儿消化系统的解剖生理特点、食量以及饮食心理。要把每日的食物按热量、营养成分较均衡地分配到各餐中去,使各餐比例适当,结构合理,各类主副食搭配合适。

在计划每日的食物种类和数量时,要在全面满足婴幼儿膳食对各类食物总量需要的基础上,结合当地当时的市场供应、季节气候、婴幼儿的活动量状况等因素,注意粗细粮、荤素食品、生熟食品和干稀食品的搭配,选用价廉物美、易消化和婴幼儿喜爱吃的食品。

2. **编制食谱**

托幼机构的食谱是反映婴幼儿膳食的食品制配和烹调方法的一种简明的文字形式,其内容包括食物的种类、数量以及制成的食品名称和烹调方法等。食谱的编制是膳食计划的重要组成部分,膳食计划的实现有赖于食谱的制定和实施。托幼机构的食谱原则上应每周制定一次。

食谱要确保膳食计划所拟订的食物种类和数量,不应任意增加或减少。

食谱的制定应考虑食物的利用率,例如,充分利用蛋白质的互补作用可提高食物中蛋白质的利用价值;选用供给热能充足的价格较低的食物,可避免蛋白质过多地消耗在释放热能上;注意烹调等食物制备的方式,可防止营养素的损失并促进消化吸收。

食谱中的食品应适合婴幼儿的消化机能,有良好的感官状态,多选用营养丰富、质优量少宜消化的食品。一般不选用粗糙、生硬、油腻和带刺激性的食品;带壳、带刺、带骨的食品要去壳、去刺、去骨后使用;整粒的花生、杏仁、榛子等要经磨碎或制酱后使用。有些食品应酌量选用,如含粗纤维多的芥菜、甘蓝、金针菜;会胀气的洋葱、生萝卜;含动物脂肪多的油腻食品。

编制每日食谱时,将能满足婴幼儿各种营养素需要的各种食物按名称、数量和烹调方法编成饭谱、菜谱和汤谱,分配在一日各餐和点心中。在此基础上,可采用"同类异样"的方法编制一周的食谱,即一周食谱中副食品不应有两次以上重复,更换时可用肉类换肉类(如牛肉换猪肉)、谷类换谷类(如米饭换面条),各类瓜果蔬菜轮换供给。一年四季的食谱要能反映出季节的特点。

托幼机构还应考虑到不同年龄段儿童的消化吸收能力的差异,制定有针对性的食谱。一般可分1—2岁、2—3岁、3—6岁几个年龄段。

3. **制定膳食制度**

膳食制度是规定每日进餐次数和间隔时间、合理分配各餐食品的数量和质量的一种制度。在合理的膳食制度下,进餐和消化过程协调一致,各种营养素得以合理的消化、吸收和利用。

要恰当分配三餐一点(或三餐二点)的食物,按照早餐吃好、中餐吃饱和晚餐吃少的原则,将食物分配到餐点中去。早餐要提供高蛋白的食物,脂肪和碳水化合物也可多一些,早餐食物热量过低会影响婴幼儿午前两小时的活动。早餐食物的供热量一般为总供热量的25%—30%左右。

中餐应提供富含蛋白质、脂肪和碳水化合物的食物,食物数量也应充足。午餐食物的供热量一般为总供热量的 35%—40%左右。晚餐应清淡宜消化,不宜多安排脂肪和蛋白质含量高的食物。晚餐的食物供热量约占总供热量的 25%—30%。点心根据不同情况可安排上、下午各一次,也可只安排下午一次。点心的供热量约为总供热量的 10%—15%左右。

两餐之间的时间间隔不宜过长或过短,过长会引起饥饿感觉,过短则会影响食欲。混合食物在婴幼儿胃中停留约 4 小时左右,因此两餐之间的间隔以 3.5—4 小时为宜,不宜少于 3.5 小时。

(二) 托幼机构膳食的评价

要了解婴幼儿在托幼机构的营养状况,可对托幼机构作膳食调查,计算婴幼儿每日从膳食中所摄取的营养素和热能的量,然后对照相关的推荐供给量进行评价。

1. 常用的膳食状况的调查方法

(1) 称量法。应用称量法作膳食调查所需的时间至少要 7 天。在调查时,首先将被调查的托幼机构一日中每餐各种食物在烹调前的生重、烹调后的熟重以及婴幼吃剩的重量都加以称重记录,然后将此 7 天之内各项所消耗的食物加以分类和综合,求得每人每日的食物消耗量。最后,按食物成分表中每百克食物的食部计算,所求得的数字即为 7 天之内平均每人每天所摄取的各种营养素含量和热量。

(2) 记账法(查账法)。此法简便、快速,但不够精确。方法是先查阅过去一段时间托幼机构食堂的食物消耗总量,并根据这期间的进餐人数,计算每人每日各种食物的摄入量,然后再按食物成分表计算这些食物所供给的营养素和热量。

(3) 询问法。在客观条件限制不能进行称量法与记账法进行膳食调查时,运用询问法也能粗略了解婴幼儿膳食的情况。如全日制幼儿园的小朋友早晚两餐在家用餐,就只能通过询问家长或幼儿对每日所吃的食物种类和数量作出估计。此法最为方便,但是很不准确。

2. 营养素和热能的计算

(1) 计算每人每日摄入的各种营养素和热能的量。在进行称量法、记账法和询问法等调查方法计算或估计出每个婴幼儿每日各种食物的摄入量的基础上,再按成分表计算,即得出每人每日摄入的各种营养素和热能的量。

例如,调查得知每名幼儿每日消耗大米 125 g,食物成分表中每 100 g 大米含蛋白质 6.9 g,那么 125 g 大米中蛋白质为:

$$125 \times \frac{6.9}{100} = 8.62 (\text{g})$$

其他营养素也可用同样的方法计算,待各种食物的各种营养素和热能计算完毕后,将同类营养素和热能相加,即可求得每名幼儿每日各种营养素和热能的摄入量。每人每日的热能摄入量也可以将每日摄入的蛋白质、脂肪和碳水化合物的量分别乘以生热系数(每克蛋白质、脂肪和碳水化合物在体内氧化供给的热能称为生热系数,它们分别为 16.74、37.66 和 16.74),相加后即为每人每日热能的摄入量。

(2) 计算蛋白质、脂肪和碳水化合物的供热比例。

$$蛋白质的供热比例(\%) = \frac{蛋白质摄入量(g) \times 16.74(kJ/g)}{热能摄入量(kJ)} \times 100\%$$

$$脂肪的供热比例(\%) = \frac{脂肪摄入量(g) \times 37.66(kJ/g)}{热能摄入量(kJ)} \times 100\%$$

$$碳水化合物的供热比例(\%) = \frac{碳水化合物摄入量(g) \times 16.74(kJ/g)}{热能摄入量(kJ)} \times 100\%$$

(3) 计算优质蛋白质占总蛋白质的比例。将动物蛋白质的量(g)加豆类蛋白质的量(g),除以每日食物中获得的总蛋白质的量(g),即可计算出优质蛋白质占总蛋白质的比例。

托幼机构对婴幼儿膳食中营养素和热能的计算,主要可用以评价婴幼儿膳食供给的状况能否符合婴幼儿的需要。在利用所得到的数据进行评价时,除了与热能和营养素的供应量标准、各种产热营养素的供热比例和优质蛋白质占总蛋白质的比例等进行比较外,还应结合婴幼儿在生长发育中的个体差异、婴幼儿体格检查情况、婴幼儿心理发育状况以及婴幼儿进餐情况等进行综合分析,并根据具体情况作出相应的调整。

第三节 托幼机构的膳食卫生

托幼机构应加强对膳食卫生的管理,在食品选购、烹调制备、食物贮存等各个环节中保证食物的新鲜和卫生,同时还要加强对保教人员和炊事人员的卫生监督,确保婴幼儿身体健康。

一、食品的选购

托幼机构选购食品,除了要根据婴幼儿的需要选择营养丰富、保证热能供给而又易被消化吸收的食物外,还必须确保食物的卫生和新鲜,不被致病微生物和有毒有害物质污染。

选购的食品不应有下列几种情况:

1. 细菌污染和腐烂变质的食物

食物被细菌污染并引起腐烂变质,是最为常见的有害食物,如鱼、肉、蛋的腐臭,粮食霉变、水果腐烂等。这些腐烂变质食物的营养素被大量破坏,失去了食用价值,给人以难以接受的感官性状,食用后能使人致病。例如,腐烂的肉类和鱼类中有大量的普通变形杆菌、大肠杆菌,使蛋白质和脂肪分解产生有害物质;又如,粮食霉变产生的黄曲霉素是典型的致癌物质。

2. 含亚硝胺和多环芳烃致癌物的食品

这些物质在腌腊制品、烘烤和熏制的鱼肉中含量较高,经常食用会导致肝癌、食道癌、胃癌等。

3. 天然有毒食物

发绿发芽的马铃薯含有有毒物质龙葵素,食用后会引起恶心、呕吐、腹痛、腹泻、脱水等中毒症状。捕蝇蕈、斑毒蕈、白帽蕈等百余种毒蕈都含有天然毒素,食用后可导致神经麻痹、胃肠道等的中毒症状。

4. 被农药、化肥等污染的食物

农药残留量大的蔬菜、水果,食用后会发生农药中毒。

5. 无生产许可证、无保质期的食物

无食品卫生生产许可证的企业生产的熟食、点心、饮料等;超过食品保质期的食品;使用不符合国家卫生标准的食品添加剂、食品防腐剂的食品。

二、烹调制备

托幼机构食堂在食品烹调制备时的卫生要求是:尽量保存食物中的营养素,使婴幼儿能从定量的食物中得到尽可能多的营养素;通过拣、洗、烧等烹调制备过程,改变食物的组织结构,杀菌去毒,增加色、香、味,有利于婴幼儿的消化吸收。

1. 食物的烹调制备要减少营养素的损失,保留最高的营养成分

米经过淘洗,维生素 B_1 的损失率可达到 $40\%—60\%$,蛋白质、脂肪、无机盐也都有损失。因此淘米时要用冷水,不要用力搓米,淘米次数要少,以减少营养素的流失。做饭、烧粥和制作面食时不要放碱,以免 B 族维生素受损。

蔬菜要先洗后切,否则维生素 C 会大量损失,切后在水中浸洗时间越长,维生素 C 损失越多。蔬菜要切后就炒,急火快炒,这样可减少营养素的损失。煮菜要少放水,水煮沸后放菜,以缩短煮菜的时间。

加工动物性食物要尽量切得细、薄,用急火快炒,可拌少量淀粉,使表面凝结,以减少维生素的损失。

使用不同材料的炊具也会影响食物中营养素保存,例如,用铝锅烹调食品,维生素 C 损失最少,约为 $0—12\%$,用铁锅损失为 $0—30.7\%$,而用铜锅损失可达 $30\%—80\%$。

2. 食物的烹调制备要避免有害物质的产生或去除有毒有害物质

托幼机构烹调制备食物要避免采用烘烤、烟熏的方法。这类方法会使食物中的蛋白质、脂肪和碳水化合物焦化,产生变性氨基酸,3,4-苯并芘和有毒的多环芳香烃等致癌物质。

生豆浆含有皂素、抗胰蛋白酶等有害物质,对胃肠道有刺激性,可引起恶心、呕吐、腹泻等症状。生豆浆加热到 80℃ 左右时可出现"假沸"现象,虽有泡沫,但是有害物质未被破坏,因此在煮豆浆时,在泡沫上溢时可改用小火煮,煮开煮透后方可饮用。四季豆(菜豆)也含皂素、抗胰蛋白酶等,食用前应将四季豆用清水浸泡,然后烧熟煮透,使有毒物质得到破坏。

要避免用铁锅煮酸性食物,或用铁器盛醋、酸梅汤、山楂汁等食物,因为酸会溶解出大量的铁,食用后可导致呕吐、腹痛、腹泻等中毒症状。

3. 食物的烹调制备要使食品具有良好的感官性状,能增进食欲,促进胃肠对食物的消化吸收

婴幼儿进餐时有旺盛的食欲,才能使食物被充分地消化吸收。由于婴幼儿对食物的色、香、

味、形都比较敏感,因此要通过对食物的烹调加工,使食品具有良好的感官性状,充分调动起婴幼儿的食欲。

幼儿的口腔较小,口腔黏膜薄嫩,容易受损伤。因此托幼机构给婴幼儿提供的食物不可过烫过硬。婴幼儿的胃容积较小,胃壁的肌肉层和弹性纤维发育还不完善,蠕动能力较差,胃液中的胃酸和酶的强度都较低,因此烹调制备的食品要碎、细、软、烂,不要让婴幼儿食用有浓烈调味和刺激性食品。婴幼儿肝细胞发育还不成熟,分泌胆汁少,对脂肪消化的能力较弱,不宜让他们经常食用过分油腻的食品和油炸食品。

三、食物贮存

托幼机构食堂的食物贮存指的是为防止食物腐败变质,延长食物可供食用的期限,托幼机构食堂对食物采取的各种加工措施。食物贮存的处理措施主要有降低或增加温度,去除水分和添加防腐剂等。

低温可以降低或者停止食物中微生物的增殖速度,降低食物中酶的活力和化学反应速度。食物冷冻前应尽量保持清洁和新鲜,减少污染,以延长贮存期限。冷冻时,各种食物应分别在适宜的温度和湿度下储存,并在贮存期限内食用。

盐腌糖渍可提高渗透压以杀灭或抑制食物中的微生物,防止食品腐败变质。盐腌仅是一种抑菌手段,盐腌前,食物要新鲜,食盐要纯净,浓度要足够。糖渍时,糖的浓度必须达到60%—65%,这样才能达到防腐保藏的目的。

托幼机构食堂的粮食类食物宜贮存在低温通风的地方,注意防霉、防虫和防鼠。皮部厚韧、多腊质的蔬菜水果,如南瓜、冬瓜、洋葱、柚、枣等,能较长期贮存,而叶菜类和浆果类蔬菜水果则不耐贮藏,宜趁新鲜时食用。

市场上各类物资的供应都比较充沛,托幼机构膳食供应所需的粮食、肉类、禽蛋、蔬菜、水果等都能随时采购到,因此,除了少数交通不便的托幼机构外,都应选购新鲜卫生的食品,减少贮存量,缩短贮存期,以保证婴幼儿膳食的质量。

四、进食卫生

托幼机构在婴幼儿进食时要注意进食卫生。

1. 良好的物理环境

托幼机构婴幼儿用餐的场所应整齐清洁,空气通畅,温度适宜,桌椅高低适合身材,餐具简单便于使用。进餐时良好的物理环境有益于幼儿保持大脑皮层的兴奋和用餐时的愉快情绪。

2. 良好的心理环境

婴幼儿用餐时的心理环境与保教人员的态度有密切的关系。托幼机构的保育员和教师在婴幼儿进餐时要给予关心和爱护,对独立进餐有困难的婴儿要给予帮助。不能在就餐时批评、训斥幼儿,造成幼儿情绪低落,大脑皮层受到抑制,食欲不振,即使吃下去的食物也不能得到很好的消化吸收。

3. 适当的进餐速度

婴幼儿进餐时保教人员不能一味要求孩子吃得快,或用"看谁得第一"等方法进行比赛以刺激婴幼儿提高进餐速度。进餐过快会造成咀嚼不够,引起消化不良,或因呛噎造成气管异物等情况发生。进餐速度过慢会造成饭菜变凉,特别是在冬季,会导致婴幼儿胃部不适,消化不良。要指导帮助进餐速度过慢的幼儿改进进餐技巧,提高进餐速度,和同伴一起把饭吃完。

4. 进餐时不谈笑打闹

5. 不强迫幼儿进食

如果婴幼儿突然出现比往日进餐量骤减的情况,一般都是有原因的,要注意观察了解,加强与家长的联系,不要强迫幼儿进食,以免造成不良后果。

五、厨房和炊事人员的卫生

1. 厨房卫生

托幼机构的食堂要接受当地卫生主管部门的卫生监督,申领《卫生许可证》。

托幼机构的厨房应有合乎卫生要求的工作面积,厨房各室的安排要适合工作程序。厨房应有排烟、排气、防尘、防蝇、防鼠、防蟑螂的设备。厨房应有提供清洁水源和排除污水的设施。生熟食品分开存放,生熟刀案严格分开。厨房应有消毒的设备,食具每餐用后洗净消毒,煮沸消毒时水要浸没食具,水开后要煮 5 分钟。用流动蒸汽消毒,送蒸汽的时间应有 20 分钟,温度达 95℃以上。厨房应有垃圾和污物处理的设施,能及时处理废物,防止害虫孳生和臭气产生。

2. 炊事人员的卫生

厨房炊事人员每年要进行 1—2 次体格检查,接受卫生知识培训,凭卫生防疫部门颁发的合格证持证上岗。如发现炊事人员患有传染病(如肝炎、肺结核、皮肤病等),应立即调离炊事员岗位,痊愈后经体检合格才能恢复工作。炊事人员家属中有人患传染病,该炊事人员也应暂时离开厨房工作,直至检疫隔离期满才能上岗。

厨房炊事人员工作时必须穿工作服,工作帽要能包盖头发,戴好口罩。炊事人员要注意保持个人卫生,勤洗头、勤换衣服和勤剪指甲。上班前、大小便后要洗手,入厕前要脱去工作服。在烧菜、分菜时不直接从食具中取食物尝味,也不对着食物咳嗽、打喷嚏或说话。

复习与思考

1. 蛋白质的营养价值取决于哪些方面?

2. 什么叫必需氨基酸? 什么叫蛋白质的互补作用?

3. 蛋白质、脂肪、碳水化合物、无机盐、维生素、水等营养物质的生理功能各是什么?

4. 学前儿童对热能的需要主要用于哪些方面?

5. 学前儿童膳食中三种产热营养素在供热中应有怎样的比例?

6. 托幼机构计划婴幼儿每日所需食物的依据是什么?

7. 托幼机构食谱的制定需考虑哪些因素?

8. 什么是膳食制度？怎样才算是合理的膳食制度？

9. 常用的膳食状况的调查方法有哪几种？

10. 托幼机构食堂的烹调制备的卫生要求是什么？

11. 托幼机构的炊事人员有哪些卫生要求？

第七章

托幼机构保教活动卫生

　　托幼机构是对学前儿童实施保育和教育的机构,其任务是实行保育与教育相结合的原则,对学前儿童实施全面发展的教育,促进其身心和谐、健康发展。托幼机构的保育、教育任务的完成,有赖于托幼机构正确、合理地组织和安排幼儿的日常生活和活动。要在充分认识学前儿童身心发育规律和状况的基础上,根据卫生学的原理和原则,制定和安排适合学前儿童身心发育特点的生活制度和各项活动,使学前儿童的身心健康能得以增进,力求学前儿童能处于积极的健康状态。

第一节　合理组织和安排保教活动的卫生学依据

一、生物节律

　　生物节律又称生物钟,指有机体在生命活动中所表现的周期性循环或有节律的活动。生物节律是有机体的一种生物机制,部分控制或维持机体的任何一种有节律的活动。从单细胞生物到人类,都具有生物节律,它们可随时辰、昼夜、朔望月(一个朔望月为 29.5 天)、季节的周期变化而发生变化。人的体温升降、心率的快慢、血压的高低、激素分泌量的多少、代谢速度的快慢、免疫反应的程度以及人的各种心理活动等都受体内生物钟的控制和制约。

　　有研究者还提出了生理节律理论,认为人的体内存在着体力、情绪和智力三种节律的周期循环,体力周期为 23 天,情绪周期为 28 天,智力周期为 33 天,每个周期又分为高潮期、低潮期和临界期。三个周期循环组合在一起,对人的行为产生很大的影响。机体还存在昼夜生物节律,一昼夜中节律呈规律性波动,各阶段工作效率和易疲劳程度不同。人的生物节律处高潮期时,人会感到体力充沛、情绪乐观、思维敏捷、工作效率高;生物节律处于低潮期时,人的体力衰退、情绪低落、反应迟钝、工作效率低下;生物节律处于临界期时,机体协调能力下降、差错频繁。机体的生物节律如果受到干扰,人会产生不适的感觉,生物节律紊乱会破坏人的生理常态和心理平衡。因此,顺应人的生物节律,安排好婴幼儿日常生活和各项活动,是托幼机构实施保健、增进婴幼儿身心健康的重要方面。

　　刚出生的婴儿,其觉醒和睡眠显现出 2—3 小时的不规则的节律。出生后 2 个月左右就开始向日周期变化。以后逐渐与成人的昼夜节律相一致。托幼机构应顺应学前儿童的生物节律,合理组织和安排学前儿童的日常生活,使学前儿童在托幼机构内的活动和休息能得到适当的交替,营养得到及时补充,新陈代谢得以正常进行,始终保持良好的身心状态。

二、大脑皮层机能活动的特点

学前儿童脑力或体力活动的效果在很大程度上取决于大脑皮层的机能状态。现代科学的发展使人类对脑的研究在组织、细胞、分子水平上都取得了重大的进展,但是将脑作为一个整体来研究其机能时,巴甫洛夫高级神经活动学说仍具有一定的经典性,对于揭示大脑皮层机能活动的规律,指导生活和活动的安排等具有一定的价值。

(一) 始动调节

活动开始时,大脑皮层的工作能力处于低水平状态,以后逐渐提高。这是因为神经组织具有"惰性",需要时间去克服。同时神经系统对其他器官、系统的调节也需要一定的时间。

始动调节现象在每日、每周、每学期活动的开始时都会有所表现。因此在组织和安排学前儿童的活动时应做到从易到难,逐渐增加活动的难度和强度。

(二) 动力定型

当外部的条件刺激依一定的顺序重复多次以后,大脑皮层的兴奋和抑制过程在时间、空间上的关系就会固定下来,前一种活动可成为后一种活动的条件刺激,这种按一定顺序作出的反应就会越来越恒定和精确,这就是动力定型。大脑皮层的动力定型一旦形成,神经细胞就能以最经济的消耗获得最大的效果。

学前儿童一切技能和习惯的习得和形成都是动力定型形成的过程。在形成动力定型的初期,由于兴奋点的扩散,学前儿童在其活动中可能会出现一些多余无效的动作,以至技能和习惯的巩固、完善和自动化都需要一定的时间。学前儿童行为的可塑性大,动力定型容易形成。因此要从小培养学前儿童良好的生活习惯,对于已经形成习惯的生活次序不要轻易改变和破坏,以免因重新建立动力定型而造成皮层神经细胞的过重负担。但对于学前儿童在家庭中已经形成了的明显的不良习惯,托幼机构的保教人员也应运用适当的方法帮助学前儿童纠正原有的动力定型,形成新的良好习惯,即形成新的动力定型。

(三) 镶嵌式活动

在进行某项活动时,大脑皮层的神经细胞中只有相应部位的细胞处于工作状态,其他部位则处于休息状态,形成兴奋区和抑制区、工作区和休息区相互镶嵌的活动方式。随着工作性质的改变,兴奋区和抑制区、工作区和休息区发生轮换,新的镶嵌产生。大脑皮层的这种活动方式可使大脑皮层较长时间地保持工作能力。

学前儿童神经系统尚未发育成熟,兴奋容易扩散而不易集中,单一性质的脑力或体力活动持续时间过长,就会超过大脑皮层某些区域的机能限度。因此,托幼机构应比学校更加需要频繁地轮换活动,变换活动的性质,才有可能使大脑皮层较长时间地保持工作能力。

(四) 保护性抑制

当大脑皮层的工作超过了其工作能力的界限,就会产生保护性抑制。这是因为神经系统的细胞的兴奋有一定的极限,当受到长时间的或者过分强烈的刺激时,兴奋就会被抑制所代替,这是一种生理性保护机能。在抑制过程中,细胞、组织或全身的机能活动暂时降低,皮层处于休息状态以防进一步的机能损耗,并加强恢复过程,使皮层的工作能力得以恢复。

学前儿童的大脑皮层容易产生保护性抑制。因此托幼机构在组织和安排日常生活和活动时,要善于发现学前儿童疲劳的早期特征,及时组织和安排休息,使大脑皮层的工作能力得以恢复。

三、活动的负荷

活动的负荷主要取决于活动的量和强度。为了便于计量,常用活动的时间长短来反映活动的负荷。托幼机构的学习、运动、游戏等活动都会引起疲劳的产生和发展。

疲劳是指一定的紧张强度或一定连续时间的活动而引起的机能减退此外,疲劳具有生理性的保护功能。

在托幼机构,对学前儿童的生活、活动和学习负荷提出卫生要求,采取保健措施,其基本依据之一就是这些活动所引起的疲劳程度。学前儿童在活动过程出现疲劳,若经过短时间的休息即可消除,那么这种活动的负荷就不是过重,完全避免活动产生的疲劳是不可能的,也是没有必要的。

在学前儿童参加活动和学习时,疲劳就随之产生。在疲劳产生的初期,学前儿童身心出现的机能减退是很难觉察到的,由于各种复杂的生理、心理因素的参与和作用,疲劳的表现也是多种多样的。有时,疲劳时反而会出现机能亢进,掩盖了其他的表现。

疲劳是一种客观指征,它具有不同的程度。有人提出,疲劳程度取决于疲劳的各种表现的强度、消除疲劳或恢复正常机能状态所需用的时间以及疲劳扩散的范围三个因素。例如,注意力分散、做小动作等都是轻度疲劳的表现,而各种心理机能明显减弱,甚至进入瞌睡状态,这表示疲劳强度较大。有时,已产生和发展的疲劳通过较短时间的休息就能被消除;而有时,疲劳则需通过长时间的休息和睡眠才能使机体的功能恢复到原先的状态。有的疲劳是全身性的,有的则只涉及机体的某个局部。因此,衡量疲劳程度可根据这三个因素的综合而加以判断。

判断学前儿童的疲劳程度,一般以学前儿童各器官各系统,特别是中枢神经系统机能状态的变化为依据,明显地表现在幼儿的活动效能上,而活动的效能则又反映在他们从事活动时的工作效果,即工作的速度、准确性和持续的时间等方面。学前儿童在活动时产生疲劳,首先表现在第二信号系统内出现保护性抑制,在疲劳产生和发展过程中,大脑皮层的兴奋性出现了两个时相阶段:第一阶段,兴奋过程提高而内抑制过程减弱,儿童作业的速度增加而准确率下降,注意力分散,易激动,显得烦躁不安,常做一些多余的动作和事情;第二阶段,由于保护性抑制的加深和扩散,大脑皮层的兴奋和抑制过程均出现减弱,因此,儿童作业的速度和准确性都下降,动作不协调、感知觉、注意、记忆、理解和思维等心理机能减弱,情绪低落,不安或者烦躁,甚至进入瞌睡状态。

影响疲劳产生和发展的因素很多。活动时间持续的长度是影响疲劳产生和发展的主要因素,随着时间长度的增加,幼儿活动所引起的疲劳程度也增加。活动和学习的内容、分量、难度、形式和方法等对疲劳的产生和发展影响也很大。此外,年龄、健康和营养状况、情绪状态、活动和学习的各种环境条件等,对疲劳的产生和发展都会产生一定的影响。

学前儿童的疲劳比较容易产生,也比较容易消除。托幼机构应注意通过休息和睡眠,及时消除学前儿童已产生的疲劳,否则,长时期连续的活动和学习负担过重,就可使疲劳积累,产生过度疲劳。过度疲劳是一种病理状态,可导致大脑两半球非常顽固的慢性充血现象,表现为面色苍白、无力、手颤、萎靡不振、食欲减退、消化不良等一系列症状,对疾病的抵抗能力下降。学前儿童年龄小,其疲劳发展到一定程度时,容易产生保护性抑制,一般不会发生过度疲劳现象。但托幼机构在安排儿童的生活和活动时仍应积极预防过度疲劳的发生。

疲倦是一种主观感受,它是一种由于机体软弱而感到无力或者不愿工作的现象。人在疲倦时,注意力不集中,情绪烦躁,思维迟钝,动作不敏捷。疲劳时常伴有疲倦的感受,但是疲倦的感受不疲劳时也会出现。例如,大脑或肌肉长期缺乏紧张,或者周围环境的刺激非常单调,都可使人产生疲倦。反之,人在疲劳时也可能不出现疲倦的感受,例如,人在高度兴奋的情绪状态下,尽管活动能力的客观指征已经显著下降,仍然可以不感到疲倦,而事实上疲劳的程度却加深了。这是因为人在疲劳时尽管机体的机能下降,但是中枢神经对机体的抑制能够被突破,当机体处于情绪应激状态时,机体能动员自身的潜力去应付外部环境,而当应激状态过去后,机体则会陷入更深的疲劳状态之中。

疲劳时,机体内部的平衡会出现暂时性的变化,如中枢神经系统的神经性调节和内分泌功能的协调性出现紊乱,神经肌接头的化学传递机构的功能活动出现迟钝现象,呼吸、循环系统的功能和肌肉的代谢都出现了变化,体内的能源被消耗,代谢物质积累。疲劳时产生的这一系列变化可以通过休息和睡眠而得以消除,机体由此可恢复到正常的机能协调的状态。

休息与疲劳消除、机能恢复之间的时间存在着一定的比例关系。有研究表明,如果活动时间以算术级数增加,那么机能恢复所需要的时间则以几何级数增加。因此,发现学前儿童疲劳发展的早期指征,及时组织和安排休息,劳逸结合,动静交替,有利于及时消除疲劳,缩短学前儿童各种机能恢复所需的时间。

关于休息时间长短的效果,有各种研究。由于学前儿童的年龄不同,活动和学习的性质不同,消除疲劳所需的休息时间也不同。一般认为,休息对疲劳的消除和机能状态的恢复,其规律是先快后慢,即休息的时间应按活动的顺序而逐渐增加,但是,也应注意到休息能减退注意的顺应而影响活动的效率,尤其以长时间的休息最为明显。所以,多次短时间的休息比一次长时间的休息效果为好。

四、情绪与学前儿童活动的效能

学前儿童在活动和学习时总伴随着情绪活动。在活动过程中,一方面学前儿童根据周围环境的情形、自身的生活经验和定势,对外界各种刺激作出不同的情绪反应;另一方面,学前儿童的情绪也反作用于他们的活动和学习过程。

积极的情绪是机体动员自身的资源去适应外界环境变化的机制。在中枢神经系统,脑干网状结构的激活系统输送冲动,给大脑皮层的机能活动提供兴奋和警觉的背景,以适应在各种不同的状态下所需的神经兴奋的能量,并通过内分泌系统和植物神经系统去动员和调节内脏器官对身体能量资源的供应,以满足适应性活动的需要。然而,过度的情绪性应激引起的神经激活和化学物质的释放,会使机体本身的激动水平无法正常控制,扰乱了正常的生理功能,过多地消耗能量,加重了神经系统和其他系统、器官的负担,甚至引起心身障碍。

学前儿童的活动和学习如果以适当的情绪作为背景,其效率就会提高;反之,活动和学习的效率就会降低。研究表明,当情绪唤醒水平达到最佳状态时,活动效率最高;在情绪唤醒水平较低时,神经系统和其他器官系统得不到足够的能量去保证活动的进行,活动效率就会降低。但是,如果情绪的应激水平过高,就会干扰或阻断大脑皮层的机能活动,这种应激状态所消耗的能量对大脑的机能活动是一种额外的负担,因而活动效率也会降低。托幼机构在组织、安排学前儿童的活动和学习时,应注意保持学前儿童稳定的情绪,给学前儿童以安全感,避免过分的心理紧张和压抑。学前儿童在活动和学习时如果情绪不安、焦虑、抑郁、恐惧、过分亢奋等,都可使其在活动和学习时失却常态、容易产生疲劳,表现为动作的机械重复或混乱。

与学龄儿童和成人相比,学前儿童的情绪是不稳定的、多变的和缺少自我控制的,情绪常可表现得极度高涨和强烈,也较容易恢复常态。学前儿童的情绪表现常与机体的生理需要是否得到满足相联系。在组织、安排学前儿童的活动和学习时,应把握其情绪特征,合理满足他们的各种生理、心理需要,将学前儿童的情绪应激水平调节在适当的水平,保证学前儿童在活动和学习中有较高的效率。

第二节 托幼机构保育、教育活动的卫生

托幼机构应贯彻保育与教育相结合的原则,创设与幼儿的教育和发展相适应的和谐环境,保障幼儿的身体健康,培养幼儿的良好生活、卫生习惯。搞好保育、教育活动的卫生,是托幼机构全面提高保教质量的重要环节。托幼机构的保育、教育活动卫生主要通过学前儿童在园(所)的生活管理来实现的。

一、托幼机构的生活制度

托幼机构的生活制度是托幼机构出于规范化管理的需要,对学前儿童在托幼机构内的生活和活动在内容和时间上的规定。托幼机构一日生活制度和一周生活制度一般由托幼机构根据各自的实际情况制定和安排,而一学期和一学年的生活制度则由教育行政部门根据当地的情况作出安排。

托幼机构通过生活制度保证学前儿童在活动与休息、室内活动与户外活动、活动量大的活动与活动量小的活动间的总体平衡。当然这种固定只是相对的,在具体执行中应允许有适当的灵活性,即根据具体情况的变化作出适度的调整。但这种变化和调整应以不破坏学前儿童已经形成的动力定型为原则,变化不可太频繁,变动的幅度也不可过大。

由于在制定和安排生活制度时需要考虑诸多因素,而各个托幼机构之间的实际情况和需求又各不相同,因此,事实上并不存在一种最佳的生活制度的模式能适合于所有的托幼机构。因此,托幼机构在制定生活制度时,要把有利于学前儿童的身心发展,有利于服务家长、服务社会,根据托幼机构自身的条件和各年龄班儿童的情况,充分考虑季节、地理环境、习俗、交通状况,作出实事求是的安排。但是,作为制定托幼机构生活制度的总的卫生原则应该是确定的,即儿童年龄越小,活动量应越小,活动和学习的时间应越短;休息和睡眠的时间应越长,进餐的次数应越多。

托幼机构的生活制度中最主要的是一日生活制度。

托幼机构的一日生活包括全日制、半日制园(所)的入园(所)和离园(所),寄宿制园(所)的起床和就寝、盥洗、入厕、进餐、活动和学习以及休息和睡眠等要素。一日生活制度就是将这些要素每天以一定的程序和时间相对地成为制度固定下来。

(一)睡眠

睡眠是与觉醒呈交替出现的一种生理状态。在现代生理学和心理学中,常用脑电波类型、肌肉的状况、心率、呼吸率、眼动等反映睡眠及其各阶段的特征。人类睡眠与觉醒的交替与昼夜的交替基本一致,受生物钟的控制。睡眠时,全身会发生一系列的生理变化,例如,睡眠时代谢水平比基础代谢还要下降 10%—15%,心率减慢,血压下降,呼吸频率减慢,出现不规则呼吸,瞳孔缩小,尿分泌量减少,肌紧张降低,膝反射消失,但各种浅反射仍然保留。

学前儿童生长发育的特点是同化作用明显大于异化作用,在睡眠时,学前儿童的各种生理功能的活性降低,机体的异化作用减弱,而且生长激素的分泌量增加,这对于保证学前儿童在发育期同化作用超过异化作用,促进机体的正常生长发育具有一定的意义。睡眠不足的儿童,会表现为精神萎靡不振,脾气暴躁,食欲降低,身心健康状况都不佳。

1. 睡眠时间

足够的睡眠可以使学前儿童机体的各系统各器官都得到充分的休息,有益于健康和生长发育。睡眠持续的时间与脑的发育程度有关。儿童年龄越小,神经细胞就越脆弱,容易使疲劳程度加深,所需的睡眠时间越长。新生儿睡眠不分昼夜,每隔 2—3 小时醒一次,然后又睡,除了饮食外,其他时间大多处于睡眠状态。随着月龄的增加,婴幼儿白天睡眠时间逐步减少,1 岁半到 6、7 岁的幼儿,白天仍需睡眠一次,一般安排在午餐以后,因为这时大脑皮层机能活动能力明显降低,疲劳程度增加,活动效能差,需要午睡以消除疲劳。儿童每天需要睡眠的总时数(夜间和白天)一般为:1 岁 14—15 小时;2 岁 13—14 小时;3 岁—5 岁 12—13 小时;5 岁—7 岁 11—12 小时。每个学前儿童身心状况不同,睡眠时间也不尽相同,得过重病或患有慢性病的儿童,以及易兴奋易疲劳的儿童,可根据具体情况适当延长睡眠时间。此外,睡眠时间的长短还应根据季节情况作适当调整。例如,夏季昼长夜短,天气炎热,夜间睡得少,可用延长午睡时间的办法来补足;冬季昼短夜长,天气寒冷,夜间睡得多,可适当缩短午睡时间。

2. 睡眠前的准备

托幼机构做好学前儿童睡眠前的各项准备,可保证儿童及时入睡,并有益于良好睡眠习惯的培养。

(1) 创设良好的睡眠环境。托幼机构的儿童卧室要空气流通,室温宜人、安静、无亮光刺眼。有不少托幼机构活动室兼作卧室,那么对活动室也要有此要求。寒冷季节,在儿童睡眠前应开窗通风,至临睡时关上,睡眠时可打开通风小窗或气窗通风换气。高于18℃气温的季节可开窗睡眠。

(2) 准备舒适的睡眠用具。睡眠前应认真检查儿童的床铺(或垫)和被褥,床铺不应有杂物,特别是一些有可能伤害儿童的物品,如别针、发夹等;被褥要厚薄适宜、干净,枕头不要过高。

(3) 睡眠前饮食要适量。睡眠前不宜让儿童吃得过多,以免妨碍横膈肌的运动,加重心脏的负担,也不要空腹睡眠。临睡前不要让儿童大量喝水,以免小便增多影响睡眠。

(4) 睡眠前提醒儿童入厕小便。学前儿童会因贪玩而忘记在睡眠前入厕小便,应经常给予提醒,让儿童养成入睡前小便的习惯。

(5) 平定儿童的情绪。托幼机构在午餐后、午睡前可安排一段时间,由教师带领作一些较平静的活动,如自由地散步,听听轻松的音乐,念念儿歌等,而不宜让儿童做活动量大的游戏,不看不听可能会引起情绪波动的影视和故事,不大声唱歌和跳舞,不喝茶、咖啡等可能引起大脑兴奋的饮料,使儿童的情绪保持稳定,以保证儿童安静入睡。

(6) 给予儿童准备睡眠的信号。在睡眠前,托幼机构可以播放优雅的催眠曲之类的音乐,或让儿童在自己的座位上静坐片刻,给儿童一种睡眠的信号,日久可让儿童形成条件反射,到时就会安静、自然地入睡。

3. 睡眠时的管理

托幼机构在儿童睡眠时要做好儿童睡眠的各项管理工作,以保证儿童睡眠的质量和安全。

(1) 培养儿童正确的睡眠姿势,纠正不良的睡眠习惯。睡眠的正确姿势是向右侧睡,双腿稍稍弯曲,这样的睡姿会使较多的血液流向身体的右侧,从而相应减轻心脏负担,有利于心脏休息;也会使较多的血液流经肝脏,有益于肝脏功能的发挥;此外还有利于胃中食物向小肠、大肠移动。然而,睡眠姿势也不应绝对化、一成不变,这样也不利于消除疲劳,而且年龄越小的儿童,越不应固定一种睡姿,因为儿童骨的骨化尚未完成,固定一种姿势睡眠,易造成颅骨、胸廓、脊柱等变形。

要注意纠正儿童不良的睡眠习惯。蒙头睡眠是极不卫生的睡眠习惯,它导致被窝里的氧气越来越少,二氧化碳越积越多,加上肛门排出的粪臭素、硫化氢等有害气体,空气的质量十分恶劣。儿童在睡眠时吸入这种污浊的空气,易做噩梦、容易惊醒,起床后会感到气闷、头晕、精神委顿,也易患鼻炎和感冒,长期蒙头睡眠会影响智力和降低抗病能力。因此,即使在寒冷的季节,也不要让儿童蒙头睡眠,发现儿童蒙头睡眠,要帮助拉下被子,起床后要及时进行教育。

(2) 要顾及儿童对睡眠需要的差异性。由于个体差异,即使是同龄儿童,对睡眠时间长短的需要也存在着很大的差异性。在制定生活制度时,安排儿童集体上床睡眠,同时起床,这对于集体机构生活制度的管理是必需的和必要的。但是,在具体的执行过程中,还应顾及儿童对睡眠时间需要的差异性,允许部分早醒而不愿继续睡眠的儿童适当提前起床,将他们安排到其他地方进行安静的活动。这样做不仅能避免这些儿童在睡眠中因觉醒而影响其他儿童的睡眠,而且不会因强迫儿童进行睡眠而压抑其个性。

(3)注意发现儿童的健康问题。学前儿童的健康问题有时在睡眠过程中会有比较明显的表现。例如,肠道内有寄生虫,睡眠时寄生虫在肠内活动刺激神经,经反射作用会引起儿童咬牙;又如幼儿习惯性阴部摩擦的不良习惯也常在睡眠中表现。在儿童睡眠过程中应随时注意儿童的体表症状和行为,如若发现异常,则应追究原因,及时给予解决。

(4)要注意环境的动态变化。在儿童睡眠过程中,还要密切关注睡眠环境中气温、气湿、通风、噪声强度等动态变化,发现有异常情况发生,要及时给予解决。要特别注意可能发生的意外事故,并有完善的应付对策,一旦火灾、地震等事故发生,能使儿童以最快速度从睡眠状态进入疏散、避灾状态。

(二)盥洗

盥洗包括洗脸、刷牙、洗头、洗手、洗脚、洗澡、洗外阴肛门和修剪指甲、趾甲等。这些内容在全日制托幼机构涉及的不多,大多在家庭中进行,而在寄宿制托幼机构则基本上全都涉及。许多疾病,如某些皮肤病、眼病、寄生虫病等常是由于不注意盥洗卫生引起的。托幼机构注重学前儿童的盥洗卫生,是预防交叉感染和疾病,增强儿童体质,促进生长发育的必要措施。

1. 洗脸

儿童早、晚和外出归来应洗脸,天气炎热的季节更应增加洗脸的次数。在托幼机构中,每个儿童都应有单独使用的毛巾,洗脸水最好使用水龙头放出的流动的水,避免交叉感染。毛巾应经常消毒,放在日光下暴晒或在开水中煮沸,晾在通风的地方。晾挂时毛巾与毛巾之间要保持一定的距离。

早晨洗脸一般不用肥皂,晚上临睡前可用温水、肥皂彻底洗脸(包括耳部和颈部)。儿童皮肤薄嫩,保护机能差,易受损伤,因此宜选用碱性小的香皂和温水洗脸。经过一个时期的锻炼,也可用冷水洗脸(冬季除外)。

3岁前的婴儿洗脸时,成人要给予帮助,3岁以后,应逐步让儿童自己学会洗脸,要教会他们不要让水流入耳朵、鼻腔和眼内。

冬季每次洗脸后,可在脸部、颈部涂抹一些儿童适用的油脂保护皮肤,但不要使用不适合儿童使用的化妆品。

2. 刷牙

刷牙可以清除牙齿表面的污物和微生物,保护牙齿,预防龋齿,还可按摩牙龈,促进牙齿周围组织的血液循环,使牙齿健康。

托幼机构要为儿童选购儿童牙膏和牙刷,牙刷横2—3排,竖6—7排,刷毛应稍软。每个儿童应有专用的牙刷,每次使用后应洗净、甩干、保持干燥,以防止细菌生长和繁殖。牙刷应刷毛朝上,插在杯子中或牙刷架上。

要教会幼儿正确的刷牙方法：顺着牙缝直刷；上牙由上往下刷，下牙由下往上刷；先刷牙的外侧面，后刷牙的内侧面，最后刷咬合面，咬合面应横刷；刷牙时先用水漱口，再用沾有牙膏的牙刷上下里外刷净，最后再用水漱净。

3. 洗手、洗脚

在托幼机构中，儿童用手接触物品最多，被各种病原体污染的机会也最多。因此，饭前便后和活动以后都应洗手。洗手应使用流动水和肥皂，先用水把手沾湿，搓上肥皂，把手心手背及指间都搓到，然后用水冲洗干净，不留肥皂残液，最后用毛巾把手擦干。擦手的毛巾应经常清洗，放在日光下暴晒或煮沸消毒。

洗脚能促进足部血液循环，消除疲劳，有利睡眠，冬季还有益于脚的保暖。在寄宿制托幼机构里，每天晚上要让儿童临睡前洗脚，将双脚浸泡在温水中，不断地轻轻搓洗5—10分钟，把脚跟、脚底、脚背、脚趾都洗到，然后用毛巾擦干。洗脚时要用专用的洗脚用具，特别不可和患有足癣等疾病者合用毛巾和脚盆。

4. 洗浴

洗浴能去除全身污垢，清洁皮肤，促进血液循环，提高机体抗病能力。学前儿童皮肤的保护机能差，经常保持皮肤清洁可以提高其保持机能。

在寄宿制托幼机构，要让儿童在夏天每天洗1—2次浴，冬天每周至少一次，春秋季可视具体情况而定。用温水洗浴(40℃)，每次时间不要超过15分钟，年龄小的儿童一般洗盆浴，4—5岁以后可以洗淋浴。

洗浴时应使用碱性小的肥皂，注意搓洗腋窝、腹股沟、肛门、会阴部等处，不要用力过大，以防搓伤皮肤。洗浴后应立即用毛巾将身体擦干。夏季可以擦些防痱、去痱的用品，如适合儿童使用的痱子水、痱子粉或爽身粉等，然后穿好衣服。不可让儿童马上到室外吹风或用电扇吹风，以免着凉引起感冒。

5. 修剪指(趾)甲

指甲过长会影响触觉，或伤害他人皮肤，或因甲缝易藏纳污垢和病菌而传染消化道疾病。要给儿童每周剪一次手指甲，每两周剪一次脚趾甲。修剪指(趾)甲应在洗澡或洗手洗脚后进行，用温水将指(趾)甲泡软，将指(趾)甲剪成弧形，不可剪得过深，以免引起疼痛，也要防止剪破皮肤发生炎症。

(三) 进餐

学前儿童食物在胃内排空所需要的时间约为3—4小时左右，如果进餐时间相隔太近，会引起消化不良，相隔时间太久，又会造成饥饿。托幼机构要定时定量给儿童用餐，断奶后的儿童，一般每日进餐4—5次；3岁以后每日进餐3次，可在下午加一次点心。

(四) 饮水

水是机体含量最高的组成成分。儿童机体组织中的水分相对多于成人，年龄越小，体内水分的比例越高，需水量相对也越大。托幼机构应为儿童提供足够的饮水量，不要让儿童感到口渴时才饮水。在夏季、在早晨或午睡起床后、在进行体育活动时或者在儿童患病时,还要注意增加儿童的饮水量。

饮水的时间和次数应根据季节变化和儿童的实际情况而定。一般而言,儿童每两餐之间应饮水一次,餐前0.5—1小时饮水对机体有益。因为此时饮水,水在胃里停留后很快进入血液,补充到全身细胞中,儿童进餐时体内就会分泌出足够的消化液,使食物得到充分的消化吸收。在即将进餐或进餐时不宜让儿童饮水,否则会冲淡消化液,并引起饱胀感,降低食欲。在剧烈运动以后,应让儿童喝少量的盐开水,不宜马上喝大量的水,否则水会在胃部妨碍横膈膜运动,水分被吸收入血液后会增加循环血量而加重心脏的负担。

托幼机构给儿童饮用的水应煮沸,不可让儿童直接饮用生水或经净水器净化后的水。使用净水器能除去水中的部分杂质,但是不能完全消除对人体不利的物质,因此必须煮沸消毒。不要让儿童喝反复煮沸的水,因为反复煮沸的水中的硝酸盐会形成有毒的亚硝酸盐,使机体中血红蛋白变成亚硝基血红蛋白,失去携氧功能。刚烧开的水含水垢多,也不宜立即饮用,以免发生慢性中毒。

托幼机构内应设专门的饮用水供应点,随时供给儿童饮用。儿童喝水的茶具应该专用,茶具要保持清洁,经常消毒,防止传播疾病。

(五) 入厕

排便是机体的生理需要。儿童对排便的控制能力较差,因此托幼机构应允许儿童根据需要随时大、小便,在每个活动环节过渡时要提醒儿童排便,并逐步培养儿童定时大便的习惯。

要教会儿童正确的大、小便方法。排便时不弄脏便池的外边,不玩弄大便纸或厕所内的其他物品,不在厕所内打闹。学会便后使用手纸的方法,养成便后用肥皂洗手的习惯。要让儿童懂得,腹泻时要及时告诉教师或保育员。

(六) 教育活动

托幼机构的教育活动主要有教学活动和游戏活动。教学活动是教师有目的、有计划地引导幼儿主动学习的活动;游戏则是儿童自发的、自愿的为满足其自身需要的活动。这两大类教育活动对儿童身心发展都具有不可或缺的作用。在托幼机构生活制度的制定时,应摆正这两类活动的位置,处理好两者之间的关系,最大限度地实现这两类活动的价值,以促进儿童身心健康成长和发展。

教学活动的持续时间应根据不同年龄幼儿的主动注意时间而定(表7-1)。幼儿年龄越小,兴奋就越不易集中,注意力也就越不易持久,随着年龄的增长,主动注意(有意注意)的时间逐渐加长。在教师充分激发幼儿的学习动机,充分发挥幼儿学习的主动性、积极性的情况下,教育活动的持续时间可比幼儿主动注意的时间稍长一些。

游戏能满足学前儿童自身的需要,给儿童带来积极愉快的情绪,他们对自主选择和参与的游戏乐此不疲。托幼机构一日生活中,应提供给儿童充足的游戏活动时间,如上、下午可安排较长时间段(30—40分钟)的游戏,进行活动区或户外的游戏,也可利用诸如早晨入园后、下午离园前、各种生活和教育活动的间隙时间等安排游戏活动。

表7-1 各年龄段儿童主动注意时间

年龄(岁)	主动注意时间(分)
3	7
5	15
7	20

托幼机构教学活动和游戏可以用分别安排、插入式安排或者整合式安排的方式进行,在使用后两种方式时,活动时间应根据实际情况而定。

(七) 来园(所)和离园(所)

每天或每周儿童入园(所)时,教师和保健医生应做好接待和晨检工作,及时向家长了解儿童的健康情况。要让幼儿将所带的衣物、日用品等整理好,放置在规定的地方。如若带了药物需要服用,一定要交由保健医生代为保管,并负责让幼儿服用。要了解儿童来园(所)是否已经用餐,是否需要饮水和排便,然后安排儿童到所在班级进行活动。

在儿童等候离园(所)时,可组织儿童进行一些室内较为安静的桌面游戏或户外活动。离园(所)前,要求儿童将玩具收拾好,并穿好衣服。在等候离园(所)时,教师、保育员要注意儿童的活动安全,经常清点人数,不要让儿童擅自走出托幼机构的大门,更不可让陌生人将儿童带走。

除了一日生活制度外,托幼机构还需考虑一周生活制度的制定与执行。因为儿童在一周内每天活动的能力是不相同的。经过周末两天的休息后,儿童的疲劳得到了一定程度的消除,但是由于始动调节需要一个过程,所以一般而言,星期一的活动能力并不高,星期二升高,星期三或星期四可望再提高,以后则可下降。在制定一周生活制度时,应考虑到教学活动、游戏等活动的数量和形式在一周的每天中要有所区别,这种区别既要不破坏儿童每日生活的动力定型,又要顾及儿童在一周中机能活动能力的变化。例如,星期一上午的前段时间,儿童不可能有很高的活动效能,因此安排教育活动时应适当减轻体力和脑力活动的负荷。寄宿制幼儿园则还应考虑对星期一上午作些特殊安排,如推迟和延长入园时间,安排特殊的活动以安定儿童的情绪等。

一年中托幼机构的学期和假期的安排,都是由各地教育行政部门规定的,一般与中、小学同步。机关和厂矿企业办的托幼机构不安排寒暑假。托幼机构要据季节变化适当调整冬春和夏秋的作息时间,根据开学初始、学期中期、学期结束时儿童不同的机能活动能力合理安排好全学期的教育任务。

二、托幼机构的生活制度与学前儿童家庭生活的联系

托幼机构生活制度与学前儿童家庭生活有着密切的联系。托幼机构应与学前儿童家庭保持接触,加强联络,尽可能在生活安排上保持一致,这样才能使学前儿童家庭生活符合卫生要求,又能保证托幼机构生活制度的正常执行。

(一) 组织新生入园(所)

做好新生入园(所),使学前儿童尽快适应新的集体生活的环境,不仅有利于保育、教育过程的顺利开展,而且对于保护和增进学前儿童的身心健康也具有重要的意义。

新入园(所)的学前儿童年龄小,从来没有离开过家长或抚养人而单独加入集体生活,刚开始入园(所)时,可能一时不能适应新的生活,而且这种不适应因人而异,会表现出很大的差异性。

为了减少学前儿童新入园(所)的不适应的强度,缩短不适应的时间,教师和保育员要提前了解和熟悉新入园(所)的学前儿童,查看每个儿童的身心发育和健康状况的资料,了解其家庭背景、生活习惯、特殊需要;对新生进行家庭访问,与家长交谈,与学前儿童接触,消除陌生感;可让家长带孩子到托幼机构参观,预先认识和熟悉托幼机构的环境,用托幼机构的设施设备和丰富多彩的活动诱发学前儿童入园(所)的愿望。同时,托幼机构还可以要求家长培养和训练自己的孩子入厕、洗手、进餐、饮水和穿衣穿鞋的能力,这对他们适应集体生活也是重要的一环。

在组织和安排学前儿童入园(所)时,应允许家长在学前儿童尚未适应集体生活期间与他们一起加入托幼机构的一日生活与活动,帮助儿童习惯那里的常规生活制度,鼓励学前儿童参与各种教学活动和游戏,安定情绪,使学前儿童从依赖家长逐步过渡到能独立地参加托幼机构的各项活动,自觉遵守各项生活制度。在学前儿童新入园(所)的第一天起就断然割裂家长与儿童之间的联系,可能会给部分学前儿童带来生活和情绪上的适应性困难,甚至产生害怕入园(所)或拒绝入园(所)的情况。对于部分适应能力差的儿童,应允许他们有较长的一段时间来适应,如在新入园(所)的最初阶段,可允许他们先来半天,以后逐步过渡到全天。教师对他们应给予更多的照顾和关心以稳定他们的情绪。对适应良好的学前儿童,教师也要给予表扬和鼓励,避免儿童之间不良情绪的相互感染。

(二) 入园(所)后的家园联系

托幼机构可定期或不定期地召开家长会,或用"告家长书"的形式,宣传托幼机构的作息制度,宣传合理、科学、健康的婴幼儿教养方法,使家长配合托幼机构建立起合理的家庭作息时间,其中首先是要保证学前儿童离开托幼机构以后所必需的休息和自由活动的时间,以利于消除在托幼机构中活动所产生的疲劳。在任何情况下,都要保证学前儿童定时睡眠、定时起床,每天有足够的睡眠时间,并使睡眠有足够的深度,这是托幼机构生活制度能得以顺利执行的基本保证。

教师要保持与家长的经常性联系,及时了解学前儿童在家庭中睡眠、进餐等各方面的情况,对学前儿童在园(所)表现出的睡眠、进餐中的问题也要随时向家长通报,共同商量解决办法。对学前儿童表现出的注意力不集中、容易疲劳的情况,也要与家长一起分析原因,寻找解决的方法。

双休日家长给学前儿童布置学习任务,参加各类辅导班的情况比较普遍,有些家庭给孩子的任务过多、过重,使双休日不但起不到休息、调整、消除疲劳的作用,反而加重了学前儿童的疲劳,影响了托幼机构新的一周的教育活动的效果。托幼机构要通过各种形式说服和帮助家长为学前儿童建立正常的家庭生活作息制度,不要给学前儿童增加超出其身心负荷能力的学习负担。

寄宿制的托幼机构应该要求家长为学前儿童的双休日生活制定与托幼机构生活制度相平行的家庭生活制度。避免儿童由于双休日活动和休息的不适当而加深疲劳程度,从而影响托幼机构正常生活制度的执行。

第三节 托幼机构教育活动的卫生

托幼机构是儿童最早加入的集体教育机构,其心理社会环境和物质环境对学前儿童的身心健康,特别是社会适应性行为的形成具有深远的影响作用。托幼机构的教育活动可以分为游戏和教学两大类,托幼机构教育活动中最主要的卫生学问题,是对各类教育活动提出卫生要求,充分实现教育活动的保健价值,提高教育活动的效能,适合学前儿童的身心负荷,增进学前儿童的身心健康。

一、托幼机构游戏活动的卫生

在托幼机构,游戏是学前儿童的一类重要活动。各种有关游戏的理论对游戏的界定虽然莫衷一是,但是对游戏本质特征的认识还是有许多共同之处的,那就是:游戏是由儿童内部动机所控制的行为,游戏时,儿童往往沉溺于游戏本身,而不是要达到游戏行为以外的目标;在游戏中,儿童关注的是活动的过程,而不是活动的最终目的,游戏活动是儿童根据自己的需要而发起的,而不是由成人强加的。

在探究儿童为什么要游戏时,皮亚杰说过:"儿童不得不经常地使自己适应于一个不断地从外部影响他的由年长者的兴趣和习惯所组成的社会世界,同时又不得不经常地使自己适应于一个对他来说理解得很肤浅的物质世界。但是通过这些适应,儿童不能像成年人那样有效地满足他个人的情感上的甚至智慧上的需要。因此,为了达到必要的情感上和智慧上的平衡,他具有一个可资利用的领域,在这个领域中,他的动机并非为了适应现实,恰恰相反,却使现实被他自己所同化。这里既没有强制也没有处分,这样一个活动领域便是游戏。它是通过同化作用来改变现实,以满足他自己的需要……"学前儿童离不开游戏,他们在属于自我的游戏中不断体验着自由与规则,成功与失败,不断从他人身上印证自我的存在,在满足自身需要的基础上达到情感上和智慧上的平衡,丰富和完善自己的人格内涵,为建构自己健康的人格打下基础。

托幼机构游戏活动最主要的卫生学问题,是真正认识学前儿童游戏的本质和特征,充分实现游戏活动的保健价值,并考察游戏的时间、场地、玩具材料、服饰以及游戏时的安全问题。

游戏为学前儿童提供了表达或疏泄情绪、表现自我、消除心理紧张的理想途径。成人按照自己的思维和行为方式构建了社会以及用以交往的语言等符号系统。一个尚未实现社会化的学前儿童,在使自身适应一个按他人的兴趣、习惯和思维方式组成的社会的过程中,强烈地经受着来自外部和内在的心理压力,不可能像成人那般有效地得到情感和智慧上的满足,而只能在属于自我的游戏活动中得到满足,在没有任何强制关系的背景中实现自己的意愿,从而达到情感上和智慧上的平衡。在游戏活动中,学前儿童可以摆脱来自外界的压力,避开现实生活中的紧张情境,在自由活动中消除内在的积郁,体验成功的快乐,发泄过剩的精力,松弛紧张的情绪。

　　游戏能真正满足学前儿童自身的需要,引发诸如自尊、自信、责任心、成就感等特征,使学前儿童在成长过程中逐步实现社会化。儿童从出生开始就产生了需要,随着身心发展以及社会接触面的扩大,其需要也日趋复杂。低层次需要的满足可以确保学前儿童正常发育,预防疾病和障碍的发生和发展,高层次需要的满足有利于提高学前儿童的健康水平。游戏是学前儿童满足自身需要的行为,学前儿童的人格就在包括游戏在内的能满足其需要的活动中萌发、生长。对于学前儿童而言,虽然还谈不上有较完整意义上的人格,但是作为一个人的人格基础,只有通过游戏这样的活动才能较为理想地加以奠定,并通过漫长的人生道路得以发展。在游戏中,学前儿童与周围环境相互作用,在适应社会和改变环境的过程中发现自我、认识自我和完善自我,并在自我意识的觉醒和成熟的过程中逐渐发展成为既能适应社会的,又具有鲜明个性特点的健康的人。

　　在认识游戏对学前儿童健康人格的建构、身心健康的维护和促进的价值的基础上,托幼机构的保教人员应根据游戏活动本身的特征和规律组织和安排儿童的游戏,即让儿童将内在已有的知识、技能以及情绪通过儿童主体活动充分地加以表现,而不是因强调教师的指导作用而把儿童的自发自主活动引导到事先设计好的有明确教育目标的活动中去。这是因为,当儿童在游戏中被剥夺了"玩什么"、"如何玩"的自主权时,游戏就失去了其包括保健在内的全部价值了。

　　托幼机构每日应保证学前儿童有充足的时间进行游戏,每日儿童游戏的时间应根据儿童的年龄和托幼机构的实际情况决定。游戏时间持续过长会引起学前儿童疲劳程度加深。

　　学前儿童的游戏应被安排在通风良好、空气新鲜、采光或照明良好的地方进行。一些活动量大的游戏,应尽可能安排在户外进行,使儿童在游戏时得到充足的阳光和新鲜的空气。游戏场地应保持清洁,游戏活动前可根据需要洒水或湿擦地板,以免尘土飞扬。游戏场地应平整,周围无危险物,附近也不存在会导致意外的物品。

　　在儿童游戏前,应根据游戏类型、内容和气温情况给学前儿童增减衣服,以免着凉或受热。在户外进行冰雪游戏时,要让儿童穿上雨鞋等防湿保暖的鞋子和带紧口袖的罩衣,防止因弄湿衣服而受凉感冒,游戏前先活动身体,等待全身开始暖和时再用手接触冰雪。在玩泥、沙的游戏时,要让儿童注意不要把泥、沙弄到眼、鼻、耳、口中,若不慎让沙土进入眼睛时,切不可用手揉擦,以免眼结膜等受伤而引起感染。儿童在游戏中使用的玩具和材料要经常消毒,以防疾病的传播。

二、托幼机构教学活动的卫生

　　教学是师生双边的共同活动,构成这种活动的基本成分是教师的传授、儿童的学习以及教学所运用的材料。托幼机构的教学,是由教师立足于教学目标、教学任务和教学内容为核心来组织和实施的活动,教学的本质特征决定了教学是与游戏不同的另一类教育活动。在理论上将游戏与教学加以区分,其目的不是为了在教育实践中将两者机械地割离开来,恰恰相反,为的是更加明确两者各自的价值和功能,使两者能有机地融合起来,最为高效地发挥游戏和教学这两类活动的教育价值。在托幼机构的一日活动中,存在着纯粹意义上的游戏和教学活动,但是更多的是游戏与教学以不同的形式、在不同的程度上的结合。

（一）托幼机构的体育教学活动卫生

合乎卫生学要求的体育活动对学前儿童身心的正常发育和健康的增进的影响作用是多方面的。学前儿童的生理、心理以及运动能力都与社会其他人群有不同的特点，根据学前儿童的年龄特征和个体差异对学前儿童体育教学的目标、内容、方法、途径以及体育设施、用具和其他外界环境提出相应的卫生学要求，能够发展学前儿童身体各部分的组织和功能，增强其体质，使之更好地适应外界环境，并能促进其动作技能、智力、情绪和个性的健康发展。

1. 托幼机构体育教学的卫生学原则

合乎卫生学要求的体育教学，必须符合学前儿童身心发育特点，有利于促进其身心的健康发展。体育教学的指导思想和方法若不适当，教学的条件不合乎卫生要求，都会引起不良后果，非但达不到体育教学所要达到的目标，还会对学前儿童的发育起损害作用。因此，在对学前儿童实施体育教学时，应遵循以下卫生学原则：

（1）全面性原则。体育活动要能促进学前儿童身体的各器官、各系统都得到发育，就应使它们都承受一定的负荷。学前儿童体育教学的主要内容有走、跑、跳、投掷、攀登、平衡、体操等，各种体育教学的内容对身体的促进作用均有偏重，因此，在组织和实施体育教学时，应对各种教学内容作科学的搭配，不宜单一地只偏重发展身体的某一部位及其功能。体育教学的多样化和综合化能达到让学前儿童全面锻炼、全面发展的目的。

当然，在掌握全面性原则的前提下，还要顾及学前儿童的年龄特点，在教学中应该有所侧重。学前儿童身心发育的特点决定了在此年龄阶段不能把发展儿童的速度、耐力和力量等运动素质放在主要地位，而应侧重发展学前儿童的平衡性、灵敏性等素质。速度、耐力和力量等运动素质的发展与肌肉、神经、心血管和呼吸等系统的发育水平有密切的关联，没有达到一定的年龄，这些系统的发育没有达到一定的水平，这些运动素质是不可能提到相当的水平的。

（2）循序性原则。在体育教学中要有计划、有步骤地增加体育活动的运动量和运动的复杂程度，由易到难，由小量到大量，循序渐进地逐步提高，使学前儿童的机体有一个逐渐适应的过程。

各项体育教学活动都有逐渐增加复杂程度，由简而繁，由小量到较大量的逐步提高的过程。学前儿童对不熟悉的较为复杂的动作或较大的体力负荷，容易产生过度疲劳，或因神经系统或其他器官的过度紧张而发生运动创伤。

就个体而言，随着儿童年龄的增长，也有一个逐步增加体育活动的运动量和运动复杂程度的过程。在对儿童实施体育教学时，应根据儿童的不同年龄，体育教学的运动量和运动的复杂程度应有明显的差异，根据循序性原则，随儿童年龄的增长而逐渐增加。

（3）区别性原则。实施体育教学时，不仅要考虑学前儿童的年龄特征，还要考虑儿童的个体差异。每个儿童的健康状况、体质条件、家庭生活环境和教育、营养状况、运动能力等各不相同，不能一律对待，而要区别对待。

对于体质虚弱的儿童，要给予适当的照顾，减轻运动量和运动的复杂程度。要鼓励这些儿童经常参加较轻微的体育活动，在运动中增强体质。对有慢性疾病的儿童，应减低教学要求，甚或有时停止体育运动。

（4）与游戏相结合的原则。体育教学活动由教师发起，有目的、有计划地给学前儿童传授各种运动技能和知识。体育游戏活动由儿童发起,是儿童各种已获得的动作技能的练习和巩固,它给予儿童快乐和能量的发散。在托幼机构的体育教学中,实现教学与游戏的结合,正是从学前儿童的年龄特征出发的一条教学原则,实现这一教学原则旨在使托幼机构的体育活动能与每个儿童的发展水平和需要相适应,使每个儿童身体发展的潜力得到充分的发掘。

2. 学前儿童体育教学的途径和方法

(1) 利用自然因素实施的体育活动。空气、阳光和水是学前儿童生活中不可缺少的自然因素,是取之不尽、用之不竭的天然资源。利用自然因素对学前儿童实施体育教学,无需特殊的运动器材,又容易被儿童所接受,可望取得较为理想的结果,即能使儿童体格得到锻炼,抵抗力得以增强,意志得到磨炼,对自然环境的适应能力得到增强。

让学前儿童身体的皮肤大范围地接触新鲜空气,使空气的流动、压力、温度和湿度对儿童产生刺激,能达到锻炼身体、增强体质的目的。新鲜空气中有充足的氧和负离子,能促进新陈代谢,使学前儿童的呼吸系统和心血管系统的功能得以提高。托幼机构利用空气对学前儿童实施的体育主要有户外活动、户外睡眠、郊外旅游和空气浴等。

空气浴是利用空气让学前儿童进行身体锻炼的一种重要途径和方法。空气浴主要利用气温与人体皮肤表面温度之间的差异形成刺激,从而增强机体的体温调节和适应能力。空气浴应从温暖的春夏季节开始,逐渐过渡到冬季,冬季也可在室内进行。空气浴时,除体弱者外,让儿童只穿短裤,让尽可能多的皮肤接触空气。锻炼场所应选择在自然绿化、无阳光直射和空气新鲜的地方,时间以早晨和上午为好。刚开始时,气温以22—24℃,风速以0.9—1 m/s,相对湿度以60%—70%为适宜,以后,气温可逐渐下降。空气浴的持续时间起初不宜超过10分钟,以后可根据儿童的体质状况逐渐延长时间。在温暖的季节里,有组织的空气浴可持续40—60分钟。冬季在室内进行空气浴时,室温应控制在每3—4天下降1℃为宜,但是不宜低于12—14℃。在夏季进行户外空气浴时,可以结合擦洗冲淋,冬季则可结合体操、舞蹈等活动开展。

利用空气进行体育锻炼时,应注意气温的变化,大风、大雾或严寒等应暂时停止,儿童患病时也应停止。在锻炼过程中,要注意察看儿童有无打喷嚏、寒战、脸色苍白等情况的发生。

日光的照射对学前儿童的生长发育具有促进作用,能提高儿童的基础代谢,刺激造血机能,提高皮肤的防御能力和分泌功能,增强机体的免疫能力。日光中的红外线能透过表皮达到深部组织,使血管扩张,血流加快,血液循环得以改善。日光中的紫外线能够加强血液和淋巴循环,促进物质代谢过程,使皮肤中的麦角固醇转变为维生素 D_2,使 7-脱氢胆固醇转变为维生素 D_3,还能刺激骨髓的造血功能,提高皮肤的抵抗力。

日光浴是利用适当的日光照射让学前儿童进行身体锻炼的一种重要途径和方法。对学前儿童的日光浴,宜采用散射光和反射光,避免日光的直接照射。在日光浴开始以前,应先进行10天左右的空气浴。进行日光浴时,儿童身体的大部分应暴露在日光下,照射日光的时间由3分钟逐渐延长到15分钟。日光浴一般以上午10时左右,气温在24—26℃时为适宜。炎夏和大风时不适宜进行日光浴。进行日光浴的场所应选择清洁、平坦、干燥、空气新鲜而又能避开强风的地方,夏季可在树荫下进行。可让儿童躺在床上或席上,胸背交替地照射,用凉帽遮盖头部。为避免眼睛受到强烈日光的刺激,可以让儿童戴上暗色玻璃护目镜。日光浴以后,应休息3—5分钟,用

28℃左右的水冲淋，并喝些水或饮料，但是不宜立即进餐。

在进行日光浴时，要仔细观察儿童的反应，如脉搏、呼吸、皮肤发汗和发热情况，以判断儿童对日光浴的可接受程度。对日光浴后出现头晕、头疼、食欲减退、睡眠障碍、心跳加速（比平时增加 30％以上）、精神不振的儿童，应及时限制其日光浴量或停止锻炼。

水的导热性大约是同温度空气的 28—30 倍，因而能从人的体表带走大量的热量。冷水作用于人的体表面，会立即引起血管急剧收缩，血流进入内脏，导致血压上升和心跳频率增加，皮肤呈苍白色，同时感到寒冷。经过半分钟至 1 分钟以后，体内产热增加，皮肤血管重新舒张，血流流回皮肤，使皮肤由苍白转为红色，并发热。

水浴是利用水和身体表面的温差让学前儿童进行身体锻炼的一种途径和方法。水浴可以从以下几个方面具体实施：

① 长期坚持每天用冷水洗手、洗脸，每天用 15—20℃左右的冷水冲淋双脚，然后用毛巾擦干。

② 用拧干的湿毛巾作冷水擦浴，按上肢、下肢、胸腹和背部的次序擦一遍，将皮肤擦红，再用浸在冷温水中的湿毛巾擦一遍，最后用干毛巾擦干，每次擦浴的时间约 1—2 分钟。

③ 用冷水淋浴，既能利用水的温度，又可利用水的冲力，是一种刺激性较强的锻炼，可在儿童适应了以上两种方法以后采用。淋浴时，先用湿毛巾擦遍全身，再依次冲淋上肢、胸背和下肢，不要冲淋头部。冲淋时，动作要快捷，时间以 20—40 秒为宜，冲淋完毕后立即用干毛巾擦干，使全身皮肤轻度发红。开始时，水温可在 35℃左右，以后可根据季节和儿童年龄逐渐降到 20—28℃左右。冷水冲淋，夏季可在室外进行，冬季在室内，室温不应低于 22℃。冲淋时如发现儿童有打寒战、面色苍白或躲闪的现象，应立即停止锻炼，或调节水温。

④ 利用江、河、湖、海、游泳池组织儿童水浴。这种水浴要由成人带领，在水质较好、水温适当的浅水区中进行。初次下水的时间不宜超过 5 分钟，以后逐渐延长到 15 分钟或更长的时间。

有目的、有计划地利用空气、水、日光三种自然因素让学前儿童进行体育锻炼，只要掌握锻炼的要领和方法，即可望取得预期的效果。

（2）体育教学活动。托幼机构体育教学活动是有目的、有计划、有系统地教授学前儿童基本动作和基本体操，提高儿童运动素质和能力，培养儿童坚强的毅力和刻苦耐劳精神的师生双边的活动。

托幼机构的体育教学活动由以下几个部分组成：

① 开始部分：大约 1—2 分钟，在作简单的动员以后，迅速将儿童组织起来，明确教学的任务和要求。

② 准备部分：大约 3—6 分钟，使大脑皮层的兴奋性逐渐提高，为儿童身体各器官生理功能迅速进入运动状态作好准备。例如，在使上下肢、躯干各部大肌肉群、关节、韧带活动前，应在心理、生理上作好准备，以跳跃为基本部分的练习，准备活动可先作下肢下蹲、压腿等练习，或作原地上跳的活动。

③ 基本部分：小班约 10—12 分钟，中班约 16—17 分钟，大班约 20—22 分钟。根据教学目标，让儿童学习和练习动作和技能。这部分活动持续的时间较长，要注意儿童练习和休息的交替

进行。

④ 结束部分：约2—3分钟,此时要降低儿童大脑兴奋程度,放松肌肉,使之尽快消除疲劳,将运动状态逐渐恢复到相对安静状态,最后做好结束工作。

在组织体育活动时,应注意适宜的活动量。活动量过小,达不到体育教学的目标,活动量过大,可造成儿童过度疲劳。

体育活动的活动量取决于体育活动的强度、密度和时间三个因素的综合情况。活动强度指的是在单位时间内完成的功,常用脉搏(或心率)在活动中的变化以及活动以后的恢复情况作为指标进行判断和评价。活动密度指的是儿童实际进行动作练习的时间与活动总时间的比值,可用以下公式表示：

$$活动密度 = \frac{实际参加活动时间}{活动总时间} \times 100\%$$

活动量的三个因素是相互制约的,掌握活动量时要综合考虑这三个因素。例如,活动强度大的体育活动,活动密度不能过高,活动时间也不可过长;相反,对活动强度小的体育活动,可适当增加活动密度或活动时间。在掌握幼儿体育活动的活动量时,一般要求低强度、高密度,时间不要太长。

测定脉搏(或心率)在体育活动过程中的变化,以及体育活动后机体机能的恢复情况,可以帮助判断体育活动的活动量是否恰当以及儿童机体生理负荷的大小。一般认为,学前儿童在体育活动时的平均脉搏为140次/分左右为适当。判断学前儿童体育活动量是否适当,还可以通过在活动中和活动后观察儿童的面色、汗量、呼吸、动作、注意力、食欲以及情绪等情况的方法。如果学前儿童在体育活动中精神振奋,心情愉快,注意力集中,活动后睡眠良好,食欲增加,没有出现面色苍白、出大量的汗、恶心呕吐等现象,一般认为体育活动的活动量是适当的。

3. 体育活动创伤的预防

在体育活动中,如果不注重加强体育活动的卫生监督,很容易造成学前儿童机体的创伤。造成体育活动创伤的原因有多种,其中最为主要的原因有：① 体育活动的场地、器材设备等不合乎卫生学标准或要求,或者损坏失修,或者缺少必要的防护设备等;② 体育活动的环境条件不良,例如气温过低或过高,光照不足,地表面过滑等;③ 学前儿童尚未掌握体育活动所需动作的要领,或者在儿童活动时未作好必需的保护;④ 学前儿童在体育活动前没有做好准备工作,以致发生肌肉拉伤和关节扭伤等创伤,或者在大活动量的运动以后,立即停止活动,致使脑部和脏器缺血、缺氧,引起头晕、疲乏和不适,甚至产生休克。

预防体育活动的创伤,要针对上述造成创伤的原因,注意学前儿童体育活动场地、设备和器材的安全性能;在体育活动前,加强对学前儿童身体和心理状态的检查,做好准备工作;在体育活动中,掌握适当的体育活动量,抓好儿童基本动作的训练,并作好运动保护工作。

(二) 托幼机构的阅读卫生

阅读是托幼机构中儿童的一种学习活动。阅读时,学前儿童的姿势、眼睛离书本的距离、阅读的持续时间、读物的选择等都会影响学前儿童的健康。

托幼机构的阅读环境应有足够的照度,一般不得低于 50 LX(勒克斯,照度单位,一流明的光通量均匀分布在一平方米面积的照度)。阅读时,光线应从左上方射入,以免发生阴影。室内光线应分布均匀,不炫目。不要让学前儿童在直射的阳光下阅读。

在阅读时,要让儿童的眼睛与书本之间的距离保持在 35—40 cm 左右,书本不要平放在桌面上,应使书本与视线有一定的角度,最好呈直角,以免引起眼和颈部肌肉的疲劳。

在阅读时,要教育儿童保持正确的坐姿,不歪头、不耸肩,脊柱正直,头不过于前倾,前胸距桌缘约一拳,将大腿放平,足着地,使身体的重心稳妥地落在坐骨和椅靠背的支撑点范围内,以减轻维持坐势的肌肉疲劳。

不要让儿童过长时间的阅读,否则易引起大脑皮层和视觉器官的过度紧张和疲劳。每次阅读的时间以 10—20 分钟为宜,看书后要养成到户外活动或远眺的习惯。

托幼机构内给学前儿童阅读的图书应选择色彩鲜明、图像符号清晰、纸张坚韧洁白、无反光的读物。图书易沾染病菌,应经常进行消毒。

(三)托幼机构的绘画、写字卫生

学前儿童在绘画、写字时,除了有大脑皮层、视觉分析器官和维持姿势的肌肉群参加活动外,还有腕关节和指掌关节的肌肉活动,以及前臂和肩部的活动。托幼机构应注意儿童绘画、写字的持续时间、握笔姿势、所用材料以及用眼卫生等方面的问题。

学前儿童绘画、写字的持续时间不宜过长。绘画和写字是很精细的工作,需要手部小肌肉群的参与。学前儿童手部小肌肉发育尚未完善,绘画、写字持续的时间过长会造成疲劳。一般而言,持续绘画、写字的时间不宜超过 5—10 分钟。

在绘画、写字时,要训练儿童掌握正确的握笔姿势,拿笔时食指应比大拇指低,笔杆和纸张应成 60°左右;要教育儿童不要将胸部压在桌缘,以免胸腔受到压迫;要让儿童在光照足够的环境中绘画、写字,光线应来自左上方,以免在纸上产生阴影,眼与纸之间应保持 35—40 cm 的距离。

学前儿童绘画、写字时所用的铅笔、蜡笔或其他用具应无毒、安全。铅笔以圆形笔杆为宜,笔杆不宜过细,以免造成绘画、写字困难。

(四)托幼机构的唱歌卫生

唱歌是声带和肺部的活动,唱歌时吸气快,张口呼吸,因此空气通过鼻腔的时间缩短,在鼻腔中的除尘、加温、加湿过程不完全。如果空气过冷或污浊,易引起呼吸系统的疾病。学前儿童唱歌时,要特别注意预防呼吸系统疾病和声带疲劳、损伤。

托幼机构中儿童唱歌的环境空气应清洁、新鲜、保持湿润,温度不低于 18—20℃。冬季不要安排儿童在户外唱歌,也不要让儿童在唱歌后立即进入到寒冷的空气中去,以免引起呼吸道炎症。唱歌前,室内应预先开窗通风,并且清扫地面,避免尘埃被吸进呼吸道,刺激黏膜而导致疾病发生。

学前儿童唱歌时应保持正确的姿势,最好采取立姿,以保持胸腔和膈肌的充分活动。正确的唱歌姿势是：身体重量均匀地分配在两腿上，重心稍放前一点，挺胸，两肩稍向后，双手自然下垂在身体的两侧，头部保持正直。

托幼机构应为儿童提供适合其年龄特征的歌曲。学前儿童声带的弹性纤维、喉部肌肉发育尚未完善，声门肌肉容易疲劳，发炎时易发生充血水肿、声门狭窄而出现声音嘶哑、呼吸困难等。为保护学前儿童的声带，应选择音域合适的歌曲。太高或太低的音域都会使儿童感到困难，造成声带疲劳。

学前儿童持续唱歌的时间不宜过长，一般以4—5分钟为适宜。唱歌一段时间后应稍事休息，应避免长时间地大声唱歌或喊叫。当儿童咽喉部疲乏或有炎症时，应禁止其唱歌，直至儿童唱歌的机能完全恢复为止。

复习与思考

1. 什么是生物节律？在安排学前儿童日常活动和生活时为何要顺应生物节律？
2. 什么是始动调节？在组织和安排学前儿童活动时如何遵循这一规律？
3. 什么是动力定型？在托幼机构中如何运用这一规律？
4. 什么是疲劳？它与疲倦有何差别？
5. 如何判断学前儿童的疲劳程度？
6. 休息与疲劳的消除之间存在着什么关系？
7. 情绪唤醒水平与活动、学习效率之间的关系是什么？
8. 决定托幼机构教学活动的持续时间的依据是什么？
9. 托幼机构游戏活动最主要需解决的卫生学问题是什么？
10. 托幼机构体育教学活动的卫生学原则是什么？
11. 利用自然因素实施的体育教学包括哪些内容？如何实施？
12. 如何确定体育教学活动的活动量？
13. 托幼机构的阅读、绘画、写字、唱歌等活动应注意哪些卫生学问题？

第八章

托幼机构的环境卫生

托幼机构的环境是指学前儿童本身以外的影响学前儿童发展或者受学前儿童发展影响的托幼机构中的一切外部条件和事件。从对托幼机构环境的这种基本认识出发，可以把托幼机构看成一个小生态系统，它直接地影响着学前儿童的行为和身心发展，也直接地受到学前儿童身心发展的影响。除此之外，托幼机构这一小生态系统还与其他小生态系统（如家庭）之间发生相互作用，并根植于更高层次的生态系统之中。良好的环境是学前儿童身心健康发育的重要保证和条件，学前儿童身心发育的特点表明，集体生活的环境对学前儿童身心发育和健康的影响较学龄儿童和青少年更为重要和明显。通过对托幼机构环境与学前儿童健康关系的研究，提出托幼机构环境卫生的要求，采取相应的卫生措施，这是托幼机构保健的重要方面。

在以往的学前教育实践过程中，对创设符合卫生要求的托幼机构环境，往往都集中于强调物理环境，相对比较忽视心理社会环境，而心理社会环境也是托幼机构环境卫生十分重要、不可缺少的组成部分。保教人员要全面认识托幼机构环境的含义，通过对托幼机构环境的创设，满足学前儿童的各种合理需要，促进学前儿童身心的发展，保护和增进学前儿童的身心健康，使学前儿童免受伤害。

第一节　托幼机构健康的心理社会环境

托幼机构的心理社会环境主要体现在托幼机构的氛围和人际关系等方面，它虽然是无形的，但是却实实在在地影响着学前儿童的身心发育和健康。托幼机构的心理社会环境与有关的各层次、各种类的生态系统之间存在着紧密的关系，它直接影响着学前儿童认知、情感和个性的发展，对学前儿童社会适应性行为的形成关系甚为密切。创设健康的托幼机构心理社会环境，有益于学前儿童产生和形成社会所期望的健康行为和生活方式。

一、托幼机构内部的心理社会环境

作为一个小生态系统，托幼机构直接地影响着学前儿童的身心发育和行为。托幼机构内的心理社会环境应是充满温暖与和谐，对学前儿童始终寄予期望和热忱，能尊重学前儿童的兴趣和需要，托幼机构内的人际关系应该是和谐与协调的。

（一）良好的师生关系

在托幼机构中,学前儿童与教师的关系是最基本的人际关系之一。学前儿童与教师之间关系不融洽,甚至关系紧张,会成为引起学前儿童心理失调的重要原因。

教师在托幼机构中处于保教工作的第一线,整天都要接触和处理各种带有情绪色彩的事件,如学前儿童的哭闹和捣乱、依赖和要求、撒娇和任性、惧怕和退缩,这一切不可避免地会引起教师的心理紧张,产生厌倦和烦恼。同时,教师也生活在社会之中,社会生活的紧张、人际关系的矛盾都会通过各种途径影响教师的心理状态。教师整日与学前儿童在一起生活和活动,教师的言行和情绪无时无刻都会对学前儿童产生影响。因此,教师必须具备良好的心理调适能力。实践表明,教师的心理失调和障碍必然会导致师生关系失调,而心理失调或心理障碍的教师对学前儿童身心健康的危害,不会低于身患传染病的教师对学前儿童身心健康的危害。

在托幼机构内建立良好的师生关系,创设有益于学前儿童心理健康的心理社会环境,应充分注意以下各个方面的问题。

第一,教师要能够满足学前儿童的各种合理需要,体谅和容忍学前儿童的所作所为甚至过失行为,与学前儿童共享成功的快乐。

学前儿童的行为受动机驱使,而动机是建立在需要之上的。在较低层次的生理的、安全的需要得到满足后,学前儿童会对爱、尊重、独立自主等需要有进一步的追求。满足学前儿童的各种需要,特别是满足高层次的需要有益于学前儿童健康人格的建构。动机的冲突在学前儿童中经常发生,有时还会发生挫折,让学前儿童在生活中经历动机冲突和体验挫折,能磨炼幼儿的意志,学习处理挫折的技能。教师应具有高度稳定和健康的情绪,对学前儿童充满爱,对幼儿教育事业充满爱,在任何情况下都能自觉地将个人的不良情绪排除在与学前儿童互动的过程之外,每时每刻都能满足和接受学前儿童的合理需要,理解和容忍学前儿童的所作所为,帮助学前儿童学会克服困难、应付挫折和解决问题的技能。

第二,教师对待学前儿童的态度应是民主的,应善于疏导而不是压制,要允许学前儿童充分表达自己的想法和建议,不要以权威式的命令要求学前儿童,不要只注重给予学前儿童各种行为规范的限制,更要注重能常以合作的讨论方式与学前儿童进行交流。

运用专制权威式的方法压制学前儿童,儿童表面上能服从,但是内心情绪却是对立的,有的学前儿童会由此而变得冷漠无情或胆小谨慎,或用幻想表达心中的积郁,有的学前儿童则表现出攻击性和破坏性行为。教师应给予学前儿童自由、自主和安全感,使他们在学习自我控制的过程中花费较少的情绪能量。教师也应避免采用放任自流的方式,不对学前儿童的行为以任何的限制,这样会使学前儿童养成以自我为中心的观念和行为,在生活中表现得十分任性。这种自由而不放纵、指导而不支配的民主的教养方式和态度能使学前儿童被视为独立的有个性的人而受到尊重。以这种方式教养的幼儿有较强的社会适应能力,能待人友善,与人合作,能自我接纳和自我控制。

第三,教师应对学前儿童表现出种种支持性行为。给予学前儿童支持、认可、赞同和接纳会在人际关系中形成积极的气氛。

教师的支持性行为首先表现在教师对学前儿童的可接近性方面。例如,教师应经常主动参与学前儿童的活动,在与他们交谈时,态度是亲切的、耐心的,使学前儿童愿意和喜欢与教师接触。教师的支持性行为还表现为教师在学前儿童的眼里是可靠的、稳定的,而不是无所适从的;教师对学前儿童的评价是公正的、合理的和恰如其分的,而不是带有偏心的嘲笑、责骂或变相体罚的。教师的支持性行为还表现为在教师组织教育活动时是有目的、有计划的,而不是随意性的,但是教育活动又应该是富有弹性的,即可根据学前儿童的兴趣和需要加以调整的,这样,学前儿童与教师的行为就有可能达到密切的契合。

第四,教师应以平等的地位参与学前儿童的活动,并以自己的行动影响环境,给学前儿童以安全感和信任感。例如,教师与学前儿童交谈时,需缩短两者之间的水平和垂直距离,如蹲下来与儿童说话,保持视线的接触。教师在教学活动时如使用椅子,椅子的高度应尽可能与学前儿童的椅子高度相接近。另外,教师还应经常轻轻抚摸学前儿童的头部、肩部或背部。托幼机构内的学前儿童对教师有着很大的依赖性,教师的眼神、手势、体态和动作都会引起他们相应的反应,给学前儿童带来温暖和关爱的氛围。

第五,教师要为学前儿童提供发挥创造力的机会,激发他们的好奇心,鼓励他们提出问题和想法,使他们感受到自己有所作为。教师也要善于发现和认识学前儿童的创造性表现,对他们的创造性行为作出反应。

幼儿期是富有创造力的时期,创造力是一种最能丰富和超越一般成就的能力,但是也是最容易受到压抑和挫伤。学前儿童创造力的充分表现和发挥有益于健康人格的建构。教师在组织和安排教育活动时,要为幼儿创造性的发挥提供机会。

第六,教师应使托幼机构的各项活动适合学前儿童的年龄特征和个体差异,促进学前儿童在不同的发展水平上得到提高。

在托幼机构的保育、教育过程中,应留有余地让每个幼儿都能根据自己的能力和兴趣,按照自己的选择和步伐进行学习。因此,托幼机构要有统一的教育、教学目标,而具体目标的设立又不必整齐划一。教育的艺术在于掌握一定的紧张度,而对每个学前儿童而言,都有一个能够达到的,但又需要经过一定努力才能达到的目标,并使学前儿童能够经常体验达到目标、获取成功的快乐,这种紧张度的教育对于学前儿童的健康成长最为有效。

托幼机构中的保育员与学前儿童接触频繁,关系密切,他们的心理素质、情绪状态、言行举止对托幼机构创设有益于学前儿童心理健康的心理社会环境影响很大。要加强对托幼机构保育人员的教育培训,普及心理健康知识,掌握在工作中调适不良情绪的方法,热爱保育工作,热爱学前儿童,在做好保育工作的同时争做学前儿童的知心人、好朋友。

(二)友好的同伴关系

在托幼机构中,学前儿童除了与教师和保育员交往以外,还要与同伴交往。而且随着年龄的增长、认识能力的提高、活动范围的扩大,学前儿童与同伴交往的机会和时间就会与日俱增,同伴关系对学前儿童身心发展的作用也就越大。

学前儿童的个性常与其被同伴接受或拒绝有关联。被同伴接受的学前儿童常是比较友好、外向、热情、乐于助人和与人合作的;被同伴拒绝的学前儿童有些是因为其缺少社会能力,对同伴不友好或认知能力、活动能力过差,但也有相当一部分则是由于这些儿童具有较强的攻击性和破坏性而失去伙伴。

在学前儿童的相互交往中,同伴对学前儿童习得攻击性行为和亲社会行为可能有特别重要的作用。学前儿童大多数攻击性行为是指向其他儿童,而不是指向成人的;同样,学前儿童的亲社会行为,如同情、帮助、合作、共享等也主要是指向其他儿童的。研究表明,在托幼机构中,学前儿童的攻击性行为常受到其他儿童的强化。学前儿童的攻击性行为绝大部分是背着教师进行的,而教师常因看不到儿童的这类行为而很少加以否定和阻止,因此,受到攻击的学前儿童常常被迫退缩或放弃,攻击他人的儿童由此得到强化并继续重复这种行为。另外,在托幼机构中,学前儿童经常从其他儿童那里看到各种攻击性行为,也容易对这些行为进行模仿。同样,学前儿童的亲社会行为也会因为同伴关系的强化或模仿而得以增加。

在托幼机构中,教师要善于利用各类教育活动的机会,帮助学前儿童建立友好的同伴关系。例如,组织学前儿童一起执行大家共同的主张;让每一个儿童都有同样的机会承担托幼机构各项儿童力所能及的自我服务和为他人服务的工作;安排一些集体活动,鼓励缺乏交往技能或性格内向、行为退缩的学前儿童积极参加;让儿童学习集体生活中的各种礼貌用语。在托幼机构的各项活动中,要让学前儿童逐渐摆脱以自我为中心,逐渐认识到看问题不仅要从自己的立场出发,也要考虑到他人的立场和观点,乐意关心和帮助别人。要创造尽可能多的机会,让每个学前儿童在集体中承担工作,在承担各种角色中增强能力、自信心和责任感,让自己融入集体之中去。

教师要注意观察每个儿童与其同伴之间的关系,鼓励有自信心的、善于与人交往的儿童与胆怯退缩的或者过分孤僻的儿童交朋友。当发现某些学前儿童不能很好地与人相处时,要找出其中的原因,帮助他们与人友好相处。

二、托幼机构与家庭、社区等心理社会环境的联系

托幼机构内的心理社会环境不可能游离于社会其他各层次、各种类的生态环境的影响而单独存在,其他各层次、各种类的生态环境必然会以各种方式作用于托幼机构。因此,在创设托幼机构内的健康的心理社会环境的同时,必须注意到如何影响改善其他各类生态环境,使其对托幼机构内健康的心理社会环境的创设发挥积极的推动作用。

(一) 家庭的气氛

学前儿童最早、最重要的经历和体验都发生在家庭中,家庭对学前儿童身心健康影响最大。作为另一个直接影响学前儿童身心发育和行为的小生态系统,家庭对托幼机构健康的心理社会环境的创设具有非常大的作用。宽松、和谐的家庭气氛会使学前儿童养成种种期望的态度和行为,从而有效地改善托幼机构的心理社会环境。

家庭能满足学前儿童对衣、食、住、行的基本需要,但更为重要的是,健康的家庭气氛能满足儿童安全、爱与归属、尊重、成就感等较为高级的需要。家庭的气氛取决于家长在家庭中的角色和地位、家长的教养态度、家长的人格特征以及家长与子女的关系等。此外,由于家庭存在于一

个更大的生态体系中，因此，家庭气氛还受特定历史时期内特定文化的准则、价值观和期望等的影响。

生活在现代社会中的人们，由于生活和工作节奏的加快，脑和机体其他部位的高速运转，休息时间的减少，心理上常会产生压力感、失落感、抑郁感，这种状况影响着家长，并通过家长影响他们的子女。例如，心理紧张会引起家长情绪和工作能力的变化，这些变化特别是异常的变化，必然通过各种途径"感染"子女；由于家长忙于工作或社会交往，与子女的交往减少，特别是独生子女家庭或居住独门独户公寓的家庭，学前儿童与他人交往的机会更少；家长对子女期望过高，不少学前儿童从小就要承受来自各方面的竞争压力，使儿童的天性受到压抑。

家庭气氛的宽松和协调并不意味着没有任何矛盾和冲突。让学前儿童适量地体验挫折是必要的，因为这些亲身体验可以培养他们适应和处理困境和挫折的能力。只是给予的这类体验不要过分，否则易使学前儿童产生情绪的波动和攻击性行为。民主的、宽容的和接受的家庭气氛有益于解决家庭关系中的矛盾和问题，使学前儿童形成较强的社会适应能力，能友善待人，与人合作，自我接纳和较好地控制自己。学前儿童的这些心理品质和特征是营造托幼机构健康的心理社会环境的基本保证和条件。

（二）托幼机构与家庭教育上的一致性

学前儿童在比较长的一段时间里同时参与家庭和托幼机构的生活和活动。因此，家庭与托幼机构之间相互关系对学前儿童来说也是一种影响身心发育的行为的生态环境。托幼机构和家庭相互联系、密切配合，在教育的要求和方式上尽可能一致，会有益于学前儿童行为的统一和人格的完整。相反，如果托幼机构与家庭在教育要求和方法等方面相互脱节，甚至各行其道，教育的作用就会彼此牵制或者相互抵消。这样不仅可能使学前儿童无所适从，还有可能损害学前儿童行为的统一性和人格的完整性。

（三）社会文化环境

托幼机构的心理社会环境的创设离不开社会文化大环境，这是因为小生态环境与大的生态环境是同源的、是受其制约的。社会应当创造和谐安全的文化环境，从制定法律到提供各项社会服务，为托幼机构创设健康的心理社会环境提供保障和创造条件。

例如，社会提供的大众传播媒介对于托幼机构的心理社会环境的创设具有举足轻重的影响作用，社会有关部门应对各种面向学前儿童的读物、音像材料、广播、影视以及其他各种传播媒介进行严格审查，防止有害幼儿身心健康的内容掺杂在内。

托幼机构所在的社会环境对托幼机构创建健康的心理社会环境具有直接的作用。社区文明程度的高低、治安状况的优劣，都会对学前儿童行为习惯的养成、安全感的确立有很大的影响。托幼机构门口乱设摊点，出售不良读物、不洁食品、有伤害性的玩具，学前儿童很难不受其侵害，必然会对托幼机构创建健康的心理社会环境构成反作用。托幼机构应密切同社区的联系与合作，争取社区各方面对托幼机构的关心与支持，在社区环境治理时要重点搞好学校和托幼机构周边环境的整治，确保托幼机构周边环境洁、齐、美。托幼机构还应在社区群众中宣传婴幼儿教育的知识,支持社区开展有益的社会主义精神文明建设活动和文化教育活动,以争取社区支持和参与托幼机构的建设。

第二节　托幼机构的物理环境

托幼机构的物理环境主要包括托幼机构的外环境、托幼机构的场所、房舍和设备等方面。托幼机构的物理环境是否符合卫生要求和卫生标准,对于生活在其中,并与其发生相互作用的学前儿童的身心发育和健康有着至关重要的作用。

一、托幼机构的建筑卫生

(一) 托幼机构的房舍布局和功能分区

托幼机构的外环境在托幼机构规划建设时应由规划部门和托幼机构的主管部门根据国家有关法规的规定给以保证。

托幼机构的房舍建筑由活动及辅助用房、办公及辅助用房以及生活用房三部分组成。活动及辅助用房包括活动室、卫生间、衣帽和教具贮藏室、音体活动室等。办公及辅助用房包括办公室、资料室、会议室、教具制作兼陈列室、保健室、晨检接待室、值班室、贮藏室、传达室、教工厕所等。生活用房包括厨房、开水消毒间、炊事员休息室等。

托幼机构的主体建筑应有良好的日照和朝向,并与附近的建筑保持一定的距离。一般说来,在西、北两个方向,与邻近建筑物的距离不得小于最高建筑的 1.5 倍,在东、南两个方向,则不小于最高建筑物的 2 倍。

附属建筑物,如医务室、隔离室、贮藏室、厨房等,应与主体建筑分开。厨房与主建筑不宜离开过远,应有能遮雨的走廊将两者相连接,并有通向街道的单独出口。

若城市幼儿园建筑按主体园舍建筑为三层楼房,附属建筑为平房计算,建筑用地面积不宜大于幼儿园占地总面积的 30%。

建筑物楼梯的设计,要考虑安全和通行效能,楼梯宽不小于 1.2 m,坡度要小,每一级踏步的高不应大于 12 cm,深度为 30 cm 左右。楼梯应有护栏及适合学前儿童身体高度的扶手。楼上的窗户应安装保护装置,阳台应装有不低于 70 cm 的围墙。从消防和隔离等方面考虑,楼上应设有直达到户外的楼梯。

(二) 托幼机构房舍的卫生

1. 托幼机构各室配置的卫生原则

托幼机构房舍各室的配置应能保证学前儿童的生活和卫生制度的顺利执行,应能便于学前儿童的睡眠、进餐、户外活动、作业、游戏等活动的进行,便于控制传染病的流行。

在托幼机构的房舍内,各室的配置应使每班儿童都有一套本班使用的房间,即组成一个班的单元,包括活动室、卧室、盥洗室、挂衣室、厕所和贮藏室等。在不具备这种条件的托幼机构中,可以考虑两个班合用一个盥洗室和厕所,但两个班在使用盥洗室和厕所的时间上要错开,避免引发因拥挤造成的不安全事故。每个班级用房的配置一般应以活动室为主,其他各室分别与之相互连接。每个班的单元房间都应有其出入口和通向游戏场地的过道。以班级为单元的设计,各室之间的配置可以根据不同需要在样式上有所不同,但是各室配置的卫生原则是不变的。

除了儿童用房以外,托幼机构还应配置医务室、隔离室、厨房、贮藏室、洗衣室、传达室和办公室等。医务室和隔离室可设在门厅处,以便对学前儿童进行每天的晨检和进行身体测量、预防注射、疾病的诊治和隔离等工作。

2. 托幼机构各室的卫生要求

(1) 活动室。活动室是学前儿童生活、活动的主要场所,在儿童用房中应以活动室为主,围绕活动室配置盥洗室、厕所、挂衣室、贮藏室和卧室等。为保证学前儿童在活动区内能正常地开展各项活动,活动室应有足够的活动面积和空气容量,并有空间存放家具和大型玩具。

从20世纪六七十年代起,学者们开始关注托幼机构活动室拥挤状况与幼儿行为之间的关系,并进行了专门的研究。由于研究对象、方法以及评定标准等方面不尽相同,研究的结论差异甚大。据我国近年来的有关研究,表明在每个学前儿童平均占地 2.4 m^2(指纯地面积,即活动室面积减去设备和材料占地面积)以上的情况下,学前儿童更多地参与活动,学前儿童相互之间合作行为的发生率较高,攻击性行为的发生率较低。

根据国家教委、建设部1988年关于《城市幼儿园建筑面积定额》(试行)规定,城市幼儿园的活动室每班一间,使用面积 90 m^2,供开展室内游戏和各种活动以及幼儿午睡、进餐之用,如寝室与活动室分设,活动室的使用面积不宜小于 54 m^2。为了保持室内有充足的光线和日照,活动室的窗应朝南,不应向北或向西。窗高(由地面至窗上缘高)不低于 2.8 m。为了使儿童能在室内向外远眺,窗台距地面的高度应为 $50—60 \text{ cm}$。活动室室内的净高不低于 3.3 m,这样可使每个儿童得到一定的空气容积。活动室的地面应铺地板,以便保温、防潮和打扫。

(2) 寝室。寄宿制幼儿园或有条件的全日制幼儿园可配置卧室。为了避免学前儿童卧床时的紧密接触、便于保教人员在床间行走,以及便于对传染病的管理和对学前儿童的护理,卧室内床头的间距应为 0.5 m 左右,两行床的间距应为 0.9 m 左右。

(3) 盥洗室和厕所。盥洗室应位于厕所与活动室或卧室之间,以免厕所内的臭气直接进入活动室或卧室,也便于儿童用厕后洗好手再回到活动室。每班使用的盥洗室和厕所内至少应有盥洗台1个和水龙头6—8个,小便槽1个(4个位)、大便器或沟槽4个或4个位、污水池1个。如是沟槽的应在沟槽边设置扶手,以帮助学前儿童便后起身。寄宿制幼儿园在盥洗室还应设置淋浴池。盥洗室挂毛巾的设备应注意使每条毛巾间有一定的距离,避免毛巾的相互接触;学前儿童使用的水杯和盥洗用具都应各人分开,并用各种图样、画片或名字作为标记。

根据原国家教委、建设部1988年关于《城市幼儿园建筑面积定额》(试行)规定,城市幼儿园每班配置卫生间,使用面积为 15 m^2。

(4) 医务室和隔离室。托幼机构的医务室内应有盥洗设备,备有简单的医疗器械和常用药品。为处理可疑的传染病患儿,应设立隔离室,对这类学前儿童进行隔离和观察。隔离室内可设

1—3张床位,并有专用的盥洗用具和便桶,隔离室的出口要远离活动室。

(5)厨房。为了避免厨房中的油烟、灰尘和噪音对学前儿童产生不良影响,应将厨房与其他用房分开设置,但是距离不要过远。厨房内应配置各种烹饪设备,洗切食物、贮存生熟食物和洗刷食具的设备,对食具进行消毒和保洁的设备以及防鼠、灭蝇、灭蟑螂的设备和防尘设施等。

(三)托幼机构房舍室内的通风和采暖

1. 通风

通风的目的是通过空气的流动,排出室内的污浊空气,送入室外的新鲜空气,调剂室内的气温、气湿和气流。学前儿童机体对于气温、气湿等变化的调节机能发育得尚不完善,对于氧的需要量相对较大。如果托幼机构房舍内气温过高、过低,或者骤然变化,都容易引起上呼吸道感染等疾病。因此,保证室内新鲜的空气和适宜的微小气候对学前儿童正常发育和健康是不可缺少的。

托幼机构内的学前儿童在集体环境中生活和活动,随着时间的延续,活动室或卧室内的空气会变得浑浊,二氧化碳、水蒸气以及重离子的数量增加,室温上升,降尘量增加,细菌污染的可能性增大,出现有机杂质、氨、硫化氢等物质。在卫生学上,常以空气中二氧化碳的含量作为评价空气清洁程度的重要指标,这是因为空气中的化学成分和物理性质所发生的一切变化,通常是与空气中的二氧化碳的增加并行的。当空气中的二氧化碳的浓度超过0.1%时,空气的化学成分和物理性质已发生了较大的变化,会使学前儿童感到不舒服,注意力不集中,精神不振,容易疲劳,自我感觉变坏,甚至出现恶心、头痛等症状。因此,在室内空气中的二氧化碳含量以不超过0.1%为宜。此外,冬季采用火炉取暖的托幼机构,还必须严密注意室内一氧化碳、二氧化硫等有害气体的浓度。

通风的形式有自然通风和人工通风两种,托幼机构多采用自然通风的形式。

自然通风是由于风力和室内外气温差的大小,引起不同程度的气流,风力和室内外气温差越大,气流的速度也越大,通风所需的时间就越少。

自然通风可通过建筑物外壁的气孔、地板、天花板的孔隙,通过墙壁、门、窗和特设的管道而进行。在门窗关闭的室内,仅靠建筑物的孔隙所流入的空气是不够的。为了使室内的空气符合卫生学的要求,必须通过每小时多次开窗换气的方式配置空气。

根据学前儿童新陈代谢的需要,每名学前儿童每小时约需新鲜空气量为16.66 m^3,此数据可通过以下公式计算获得:

每名儿童每小时所需新鲜空气量为:

$$\frac{每名儿童每小时呼出的CO_2量}{每\ m^3\ 空气中CO_2的允许量-新鲜空气中CO_2的含量} = \frac{0.01}{0.001-0.0004}$$

$$\approx 16.66\ m^3$$

若活动室的容积为每名学前儿童占有5 m^3,那么,为保证室内空气新鲜(二氧化碳浓度不超过0.1%),每小时应至少3次开窗换气。

为了加强自然通风,托幼机构的幼儿用房应有足够面积的窗户,最好能在相对两侧设置窗或门,使空气对流,便于迅速换气。还可安装为寒冷季节使用的通风小窗。通风小窗安装在大窗上部呈风斗形,以小窗底部为轴,向室内开放,回转角约 30 度。室外气流经风斗式小窗流向天花板呈弧形下降,冷空气不直吹儿童头部,也不致使室温骤然下降。小窗的窗口面积可为地面积的1/50左右。

为了保持托幼机构房舍室内有新鲜的空气和适宜的小气候,应根据季节和气候的变化制定合理的开窗制度。在寒冷季节,当学前儿童去户外活动时,室内应及时开窗通风换气;在温暖和炎热的季节而又无大风时,活动室等学前儿童主要用房应尽可能打开所有的窗户。在采用自然通风后室温仍达 30℃ 以上时,应采用人工通风的辅助设备,如电扇等。

托幼机构的厨房、卫生间等均应设置独立的通风系统。

2. 采暖

寒冷地区的托幼机构,既要保持室内一定的气温,又要保证室内空气新鲜,必须在加强室内通风的同时,保证有合理的采暖。

托幼机构采暖的方式有集中式采暖和局部式采暖两种。

集中式采暖。集中式采暖又分为蒸汽采暖和热水采暖两种,由锅炉房供给蒸汽或热水,经导管输入室内的散热器,以提高室内的气温。蒸汽采暖,散热片表面温度较高,易引起儿童烫伤,且有机尘埃加热后还会发生臭气,在停止供热后散热片很快冷却,使室温产生较大的波动。托幼机构一般适用热水采暖,经加热的水温不超过 95℃,散热片表面温度不高于 70℃,停止供热后散热片逐渐冷却,室内温度波动较小。托幼机构儿童用房的散热器必须采取防护措施,以免造成烫伤事故。

热水采暖还可采用平铺辐射式采暖的方式,即将室内散热片改为迂回式导管,平铺在室内地板或内墙和天花板内。此种采暖方式的优点是室内各处气温比较均匀,节省室内面积,并可防止学前儿童烫伤事故的发生,但此种方式热能消耗量较大,不够经济。

局部式采暖。在不具备集中采暖的托幼机构,可采用局部采暖的方式。局部采暖有火炉、壁炉、火墙、火坑等明火取暖和电热取暖器、电热油汀、空调等电热取暖。二层以下房屋用壁炉、火墙取暖时,必须有高出屋面的通风、排烟措施。用火炉、壁炉取暖要防止一氧化碳中毒、防止烫伤、防止火灾和烟尘飞扬。使用电热取暖,相对比较卫生,但也要防止触电和烫伤。局部采暖还有一个明显的缺点是室内不同部位温差较大,空气干燥,应采取适当的措施加以克服。

托幼机构的室内采暖,应保持适宜的气温。音体活动室、活动室、寝室、乳儿室、办公室、喂奶室、医务室和隔离室的室内气温不低于 20℃,盥洗室、厕所的气温不低于 22℃,浴室和更衣室的气温不低于 25℃。室内的相对湿度为 30%—80%,以 50% 为较理想,风速不超过 0.3 米/秒。室内气温还应尽量保持均匀,室内水平面各点的气温差以及垂直各点(头部和足部)的气温差最好不超过 2℃,卧室内一昼夜的气温差不要超过 2—6℃。

(四) 托幼机构房舍室内的采光和照明

采光又称自然采光,是指以太阳光线为光源,保证有效率的室内生活和活动的条件。照明,即人工照明,是指用人工光源获得照明的方法。采光和照明的目的,是为了形成良好的视环境,保证安全和卫生,提高生活和学习的效率。托幼机构的房舍,特别是活动室的采光充分,照明良好,能减少学前儿童的视觉疲劳,保持情绪愉快。

1. 采光

室内自然采光的状况,除了与太阳光强弱(纬度、地区、季节、天气状况等)有关以外,还与室内窗户的面积、窗户的位置、棚壁的色调以及室外遮挡物的状况等多种因素有关。

采光窗的面积是决定室内采光是否充分的主要因素。为了使活动室有较大的照度,采光窗的面积要足够大。玻地面积比是衡量室内采光状况的一项重要指标,它指的是窗的透光面积(玻璃的透光面积)与地面积之比,符合卫生要求的托幼机构活动室的玻地面积比应不低于 1 : 5——1 : 6。

为了使儿童用室有较大而又均匀的照度,活动室窗的上缘应尽可能提高。窗上缘位置低,近窗处桌面照度很大,而远窗处桌面的照度却很小;窗上缘位置提高,近窗处桌面照度虽有下降,但远窗口处桌面的照度却有较大提高,从而使室内照度的均匀性有很大的改善。在实际检测时,常用室深系数作为衡量这种状况的指标。室深系数指的是窗上缘离地面高度与室深之比,符合卫生要求的托幼机构活动室的室深系数不应小于 1 : 2,若是双侧采光,室深系数则不应小于 1 : 4。室深系数也可用投射角(入射角)来表示,根据卫生学要求,室内桌面一点到窗侧所引的水平线与该点到窗上缘之间的夹角应不小于 27°。为了保证托幼机构活动室的玻地面积之比和室深系数符合卫生学要求,活动室窗户的总面积应足够大,窗的上缘离地面的高度也应足够大。

室内采光与室内墙壁、天花板及室内家具的色调有关。各种色彩对光的反射率是不同的(表8-1)。为了改善室内的采光状况,天花板和墙壁宜刷成白色,室内家具宜采用浅色。室内墙壁应定期粉刷,并经常保持门窗和家具的清洁。

表8-1 墙壁和家具设备颜色的反射率

颜 色	白	淡米黄	浅 黄	天然木	浅 蓝	浅 褐	墨 绿
反射率	0.8—0.9	0.7—0.8	0.5—0.6	0.4	0.3	0.15	0.1—0.2

窗玻璃的清洁程度对采光也有影响。普通明亮的玻璃的遮光率为 10% 左右,而被尘埃污染的玻璃遮光率可达 20%—30% 以上。为了保证室内充足的照度,应经常保持门窗玻璃的清洁。

采光窗的形状,也对室内照度产生影响。竖长方形窗,进深方向照度均匀性好;横长方形窗,宽度方向照度均匀性好。室内窗间距离宽,室内产生的暗区也宽,直接影响室内光线分布的均匀程度。

为了综合评价活动室的采光状况,可用室内桌面一点的照度与同时间室外开阔地天空散射光的水平照度的比值,即采光系数(原称自然照度系数)作为衡量指标。一般要求离窗最远的桌面上的采光系数(即采光系数的最低值)不低于 1.5%。采光系数是评价室内采光的一个较为理想的客观指标,它不会由于气候、季节的变化或测量时间的不同而发生很大的变化。

2. 人工照明

人工照明又称照明,是指利用白炽灯、荧光灯等光源辅助自然采光之不足。托幼机构活动室人工照明要求室内有足够的照度,照度分布均匀,不产生或少产生阴影,没有或尽量减少炫光作用。

有研究表明,工作面照度的大小,对儿童的视觉功能和学习效率有直接的影响,当照度在10—1 000 LX 范围内,照度越大,视疲劳越小,眼分辨细小对象物的能力越强。

托幼机构各室的人工照明要求能保证最低限度的照度。室内照度的大小主要取决于灯的种类、功率和数量。根据原国家教委、建设部 1987 年制定的托儿所、幼儿园建筑设计规范,托幼机构活动室、乳儿室、音体活动室等的照度值不应低于 150 LX,医务保健室、隔离室、办公室的照度值不应低于 100 LX,寝室、喂奶室、厨房的照度值不应低于 75 LX,卫生间和洗衣房的照度值不应低于 30 LX,门厅、库房等的照度值不应低于 20 LX。

托幼机构的活动室、乳儿室、音体活动室、医务保健室、隔离室和办公室等宜采日光色光源的灯具照明,其余场所可采用白炽灯照明。

人工照明要求室内各点照度之差不能过大,不产生或少产生阴影。室内照度的均匀程度主要取决于灯的数量和灯的悬挂高度。照明的均匀程度常以均匀系数作为指标,均匀系数指的是室内最低照度与最高照度之比,一般要求该系数不小于 0.5。在灯具数量相同的情况下,均匀系数一般随灯的悬挂高度的升高而加大,而桌面的照度却因悬挂高度的升高而降低。因此,要根据各室对光照的不同要求来确定灯的功率、数量和悬挂高度。

托幼机构用房选用的灯具应避免眩光。寄宿制托幼机构在寝室应设置夜间供巡视用的照明设施。

二、托幼机构的设备和用具卫生

托幼机构的设备和用具的基本卫生要求是适合学前儿童身心发育的特点,安全耐用,有良好的感官性状,不会对学前儿童的身心健康带来损害。

(一)家具卫生

1. 桌椅

托幼机构的桌椅供学前儿童在进餐、饮水、游戏和学习时使用。托幼机构的儿童桌的特点是常将两张或多张桌子组合在一起,供若干学前儿童围坐,或者数名儿童共用一桌。在一日活动进行中,根据不同的生活或活动环节的需要,桌子采取不同的布置形式。儿童椅的特点是一人一把,根据需要经常搬动。合乎儿童身材大小的桌椅能使学前儿童保持良好的坐姿,减少疲劳程度的增加,预防姿势性脊柱弯曲,有利于保护视力。

桌椅的功能尺寸和人体的关系密切,也相当复杂。桌椅的各部分大小都有其卫生学依据,即桌椅的尺寸是根据学前儿童的身高及身体各部分的比例等因素确定的。桌椅的尺寸和结构应能使学前儿童在最舒适的坐姿下进行各种活动。不符合卫生要求的桌椅会使学前儿童坐姿不良,肌肉持续紧张,疲劳程度增加。良好的坐姿应该是:脊柱正直,活动时头部不过分前倾,不耸肩,不歪头,两肩之间的连线与桌缘平行,前胸不受压迫,大腿水平,两足着地,保持一个均衡稳定而又不易增加疲劳程度的体位,使血液循环流畅,呼吸自如,下肢的神经干不受压迫。

托幼机构儿童桌椅的尺寸主要有桌高、桌下净空高度、桌面宽度、桌面深度、椅面高、椅面宽度和椅面有效深度等。

桌高是指桌面上缘的垂直高度。桌高与椅面高之差为桌椅高差,它是儿童桌椅中对学前儿童就座姿势影响最大的一个指标。合乎卫生学要求的桌椅高差,能使学前儿童就座时双臂自然地放在桌面,两肩齐平,背部挺直。桌椅高差如果过大,儿童在活动时一侧肩膀(尤其是右肩)就要抬高;桌椅高差过小,儿童就会弯腰、驼背(图8-1)。

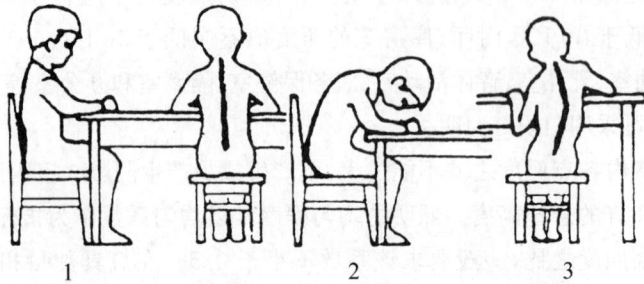

图8-1 儿童坐着时身体的姿势取决于桌椅高低

桌下净空高度是指大腿上方的桌下构件离地面的垂直高度。为了保证学前儿童使用的桌子有足够的桌下净空高度,桌子不设放置书物的抽屉或搁板,也不设踏板。这样不仅可使学前儿童能自由放置下肢,还可减轻桌子的重量,便于搬动。而桌下净空是指就座儿童放置下肢的空间,足够大的空间可以使儿童小腿和脚前后移动自如,不受阻碍。

桌面宽度是指坐人侧桌缘左右方向的尺寸,弧形桌缘的桌面宽度按弦长计算尺寸。桌面深度是垂直于坐人侧桌缘、桌面前后方向的尺寸。由于托幼机构儿童桌的桌面有梯形、扇形、长方形等各种形状,共用一个桌子的学前儿童人数也多少不一,在桌面宽度和桌面深度的基本尺寸规定后,其他具体尺寸可根据需要有所不同。

椅面高度是指椅面前缘最高点距地面的垂直高度。合乎卫生要求的椅面高应保证躯干的重量能合理地分布在臀部、大腿和足底三个支撑面上。如果椅面太低,大腿的前部便会抬起,减少支撑身体的面积;如果椅面过高,则足距离地或两脚悬吊,不但使足部失去支持力,同时下肢的血管和神经干也受到压迫;或者为了获得足部的支持,而将臀部向前移动,这种不稳定的坐姿容易使学前儿童疲劳程度增加。适宜的椅面高度应与小腿高相适应,等于腓骨头点高或再低1 cm(在穿鞋的情况下),使腘窝下无明显的压力。

椅面宽度是椅面前缘左右方向的尺寸。椅面宽度应略大于坐姿臀宽。宽度尺寸过大,会增加椅子重量,不便于儿童搬动。椅面有效深度是椅面前缘与椅靠背最前点之间的水平距离。合乎卫生要求的椅面有效深度应使学前儿童的大腿的大部分在椅面上。

托幼机构儿童桌椅的基本尺寸见表8-2。此外,托幼机构儿童桌椅应为木制品,椅面和靠背面不加装软垫,桌椅的外露棱角要削圆,无毛刺。每把椅子的重量不应超过2 kg。椅靠背稍向后倾斜,从水平面算起约96°角。

表 8-2　学前儿童桌椅的基本尺寸(cm)

使用者的参考身高	桌高	桌下净空高度	每个席位桌面宽度	每个席位桌面深度	椅面高	椅面有效深度	椅面宽度	靠背上缘离椅面高	靠背左右方向的宽度
120±7	55	不低于45	不小于50	38—43	30	29	27	25	25
105—119	51	不低于41	不小于50	38—43	28	29	27	24	25
105±7	48	不低于38	不小于50	38—43	26	26	25	23	23
90—104	44	不低于35	不小于50	38—43	24	26	25	22	23
90±7	41	不低于33	不小于45	35—39	22	22	23	21	21
75—89	38	不低于30	不小于45	35—39	20	22	23	20	21

托幼机构的保教人员应懂得合理管理和正确使用桌椅,充分发挥桌椅卫生的效能。学前儿童正处于身体发育的阶段,因此,为学前儿童配置桌椅应是动态的,为儿童身体的发育和成长留有余地,经常根据儿童的生长发育的状况作相应的调整。由于同一年龄段学前儿童在身高上存在着较大的个别差异性,一个班级的桌椅尺寸不应强调整齐划一,应根据不同身高情况为儿童配置相适应的桌椅。保教人员还应教育学前儿童养成保持正确坐姿的良好习惯,要求儿童在就坐时胸前有 3—5 cm 的自由距离,这样既能避免桌子挤压胸部,又能很好地利用椅靠背。

2. 柜橱

托幼机构的活动室和卧室内设玩具柜、教具柜和被褥橱等。为了在室内给学前儿童留下更大的活动空间和避免儿童在活动时碰伤,活动室不应设过多的家具,亦可将柜橱等家具设置在墙内。设置在墙内或墙外的柜橱,其高度可相当于儿童的平均身高,约 100—115 cm,深度约相当于儿童的手臂长,约为 35—50 cm(放置被褥等大件物品的柜橱深度可适当加大)。为了避免柜橱底下积灰尘或日常打扫的方便,可将柜橱底直落在地板上。各种柜橱在设计和制作时注意避免可能伤害学前儿童的棱角,柜橱门上的拉手也应注意安全性。

3. 儿童用床

寄宿制的托幼机构和具备条件的全日制托幼机构应为学前儿童准备专用的小床和寝具,以免儿童之间疾病的相互传播。床的大小应适合儿童的身材,床长应为身高再加 15—25 cm,床宽应为肩宽的 2—2.5 倍。为了便于儿童能够自己铺叠被褥,床不应过高。床的四周应有栏杆。

儿童用床必须坚固稳定,除了便于清洁外,还应注意床绷的通气性和软硬度。学前儿童用床应以普通藤绷、棕绷或木板床为适宜,不宜用弹簧床、沙发床,因为这类床不利于学前儿童保持正确的睡姿。帆布床较为轻便,也可采用,但使用时必须扯紧帆布,否则也不利儿童保持正确的睡姿。

为了方便学前儿童就寝,保证儿童的安全,托幼机构不宜使用双层床。

卧室的布置应注意床的排列,床与床之间不宜靠得太紧,要留出通路,以便保教人员照顾。在安排儿童就寝时,不要让儿童头部对着头部。

全日制托幼机构也可在活动室内临时布置床位,或利用翻板壁床,使床板和墙连在一起,不使用时将床板折起,推至墙内,作为护壁板。

4. 更衣室、盥洗室的家具

托幼机构的更衣室内应有挂衣架和镜子。

挂衣架的样式很多,一般常用的有隔离式挂衣架和敞开式挂衣架两种。隔离式挂衣架,每名儿童一格,无门,分上中下3层,上层可放帽子、手套等,中层挂放外衣,下层放鞋。衣钩安装在中层后壁的上方。敞开式挂衣架不分格子,可将若干个挂衣钩安装在架子的上部,挂衣架无后壁,也无门,架底离地10—15 cm处可设一层搁板放置鞋子。

更衣室内应设镜子,便于学前儿童自己穿脱衣服和检查服饰的整洁状况。镜子可离地高25—30 cm左右。

盥洗室内应设有毛巾架和放置杯子的位置,也应设有镜子。

(二) 玩具卫生

玩具是供学前儿童游戏和学习时使用的必备物品,符合卫生要求的玩具对儿童身体、智力、情绪情感和人格的健康发育具有积极的作用。托幼机构中的玩具为全体学前儿童所共用,不符合卫生标准和卫生要求的玩具、被污染的玩具或对玩具管理不当都会成为导致疾病的原因,或对学前儿童产生其他伤害。因此,在托幼机构中为儿童选择符合卫生要求的玩具,按卫生要求管理玩具,是托幼机构卫生保健的一项重要工作。

对玩具的卫生要求主要应考虑不易传播疾病、无毒、安全以及不对学前儿童产生心理伤害等问题。

玩具的种类很多,制作材料也各不相同。从流行病学的意义来说,用塑料制作的玩具易保持清洁,不易污染,便于清洗消毒;以金属、橡胶和木材制作的玩具也比较理想;用布料和人造毛皮制作的玩具最容易受污染,且不易消毒,因此在托幼机构中不宜选用。

托幼机构在选用玩具时还应考虑玩具制作材料的毒性问题。学前儿童常将玩具放入口中,有毒性材料制成的玩具会对学前儿童的健康带来损害。聚乙烯塑料和有机玻璃等材料无毒性,制成的玩具适合儿童使用。酚醛塑料(电木)含有未充分缩合的酚和醛,聚氯乙烯塑料常加入大量有毒的增塑剂,这些有毒物质会被唾液溶出,因此不应选用这类材料制成的玩具。玩具表面涂料含有的砷、铅、汞或者其他有毒物质必须低于卫生标准,在有颜色的外层上应涂刷2—3层透明漆,以形成牢固的保护薄膜。颜料和透明漆都应无臭无味,不溶于唾液和水。

选用的玩具对学前儿童应是安全的,不会使儿童发生外伤。玩具应无锐利的棱角或锯齿,玩具应有一定的强度和韧性,不易折断形成新的棱角。木制玩具的表面应平滑,无尖刺,无裂纹。金属玩具即使在损坏的情况下也不应出现锋利的快口,不能有任何外露的钉子、螺丝、插销等。积木、积塑、拼板、串珠、摆件等玩具不宜过小,以免学前儿童误吞或放入耳道、鼻孔之中。为了适合学前儿童的体力,大型积木应是空心的,每块积木的重量不宜超过2 kg。

托幼机构选用的玩具同时应注意对学前儿童的心理健康有良好的作用。玩具在外形和功能上要能吸引儿童,引起儿童良好的感知觉和情绪情感,能产生想玩、爱玩的兴趣和愿望。托幼机构不宜选用能吹出声响的玩具,如口琴、口哨等,塑料袋、薄质织物袋不能当玩具,以防儿童将其套在头上,口鼻被紧裹而造成窒息。在外形和功能上带有恐怖色彩的、易引起学前儿童视觉、听觉或触觉不安的玩具以及具有赌博、迷信色彩的玩具,都不宜给学前儿童使用。

托幼机构对玩具应有严格的管理制度。

托幼机构各班级的玩具应只限本班使用,在班级之间进行交换时,必须经过彻底的消毒处理。在一般情况下,即使不在班级间交换使用玩具,对玩具也应进行经常性的定期消毒。玩具的消毒方法有温水肥皂洗涤,或用0.2%的漂白粉溶液浸泡,这两种方法都要用清水反复漂洗冲净。玩具消毒还可用蒸煮、日晒的方法。最为有效而又不损坏玩具的消毒方法是用紫外线照射。托幼机构新添置的玩具都应经过消毒处理后方可使用。

托幼机构经常开展玩沙、玩水的游戏。给学前儿童提供的沙子和黏土要放置于专用的玩沙箱内,沙子要定期更换,清洗晒干后给儿童使用。玩沙箱要加盖,防止污染。玩水池内的水要经常更换,玩水池也要加盖。儿童玩沙、玩水结束后要及时洗手。夏季托幼机构的戏水池、游泳池要加强卫生管理,严格按照国家关于游泳池池水管理的有关规定进行卫生监督,防止皮肤病等的交叉感染。

对于已损坏的玩具,应及时修复;对于过分陈旧的玩具,应报废处理。

(三) 教具和学具卫生

托幼机构中学前儿童使用的图书、图片、直观教具、笔和颜料、纸张等教具和学具都应符合卫生标准和卫生要求。

学前儿童阅读的图书中的图形、文字和符号,都是视觉刺激物。符合卫生要求的图书对于保护视力提高神经系统活动功能都具有促进作用。托幼机构选用的供儿童阅读的图书,其图形、文字和符号印刷应清晰,大小适宜,色彩协调、柔和,不过分刺激视觉,不易引起视觉疲劳。选用的图书开本、厚薄和重量应适当,图书的纸张要有一定的强度,纸面光滑而不反光,以便于儿童阅读。图书装订质量也应注意,要防止因装订质量差,造成订书钉等刺伤儿童。图书在翻阅时书页应平整,不会自动卷曲,以免学前儿童阅读时经常需要用手按住书页而感到疲劳。

托幼机构的图书要经常消毒。图书的消毒可放在太阳下翻晒4—6小时;对于过脏、过旧的图书应及时废弃。

学前儿童使用的铅笔、蜡笔、水彩笔、油画棒和绘图颜料等均应不含有毒成分,笔杆上所涂的颜料上应有不易脱落、不溶于水和唾液的表面漆膜。学前儿童使用的笔,笔杆粗细应适中,直径以0.8 cm为好,过粗或过细的笔杆会使儿童握笔时的手动作不协调,手指关节和肌肉过分紧张。学前儿童绘画或书写时使用的纸张,应是白色或浅色的,纸张的质地要求结实、坚韧。

(四) 卫生用品的卫生

托幼机构使用的卫生用品种类很多,包括肥皂、毛巾、牙刷、牙膏、护肤剂、手纸等。正确选用卫生用品能保护学前儿童健康,反之则有可能会给儿童带来不同程度的伤害。

要选用刺激性小的肥皂。学前儿童皮肤薄嫩,保护机能差,易损伤,因此要防止碱性重的肥皂损伤儿童的皮肤。用肥皂洗手后要用清水冲洗干净。药皂中含有适量的消毒剂,除能去污外还有一定的消毒作用,硼酸浴皂适合学前儿童洗澡使用。香皂含碱很少,多属中性,适合儿童洗脸用。

托幼机构要为学前儿童选用质地柔软的毛巾,如丝光毛巾等。毛巾不宜太大、太厚,应便于学前儿童自己盥洗。每次盥洗后应将毛巾搓洗干净后晾挂,经常保持干燥。毛巾应经常放在日光下暴晒,或煮沸消毒。

要为学前儿童选用儿童牙刷和牙膏。牙刷的毛要稍短,横排2—3排,竖排6—7排。刷牙后要将牙刷冲洗干净、甩干,刷头朝上放在杯子里或牙刷架上。干燥的牙刷不利细菌生长,因此可准备2把牙刷交替使用。氟化牙膏对预防龋齿有一定的作用,但应注意药物牙膏要与普通牙膏交替使用。

要为学前儿童选用卫生、柔软的手纸,要教会儿童便后正确使用手纸的方法。

(五) 体育用具卫生

学前儿童体育用具按运动的性能可分为摆动类、攀登类、旋转类、滑引类和颠簸类等五类。其中有大型体育器械,如攀登架、溜溜板、压板、滚筒、浪船等;也有小型体育用具,如木马、皮球、沙包、藤圈、哑铃等。

体育用具的卫生要求是要适合学前儿童的身心特点,促进学前儿童身体素质的发展;要坚固、耐用、平滑、安全;要简单、轻巧、美观;还要便于修理和保养。大型体育器械一般应安置在草坪上,部分大型体育器械(如攀登类器械)下应设有沙坑或软垫,以防儿童摔伤。在学前儿童使用体育用具进行体育活动时,保教人员应加强指导,防止意外事故的发生。

复习与思考

1. 托幼机构的心理社会环境主要体现在哪些方面?
2. 如何创设良好的心理社会环境?
3. 托幼机构的物理环境主要表现在哪些方面?
4. 托幼机构各室配置的卫生原则是什么?
5. 评价空气清洁程度的卫生学指标主要是什么?
6. 室内自然采光与哪些因素有关?主要因素是什么?
7. 如何运用玻地面积比和室深系数评价活动室的采光状况?
8. 综合评价活动室采光状况的指标是什么?如何用它评价活动室的采光状况?
9. 活动室人工照明的卫生要求是什么?
10. 托幼机构儿童桌椅的主要功能尺寸有哪些?
11. 托幼机构儿童用室的柜橱设计应注意哪些方面?
12. 托幼机构选用玩具的卫生要求是什么?
13. 托幼机构使用的教具和学具有何卫生要求?

第九章

托幼机构的安全与急救

　　健康儿童在托幼机构内突然发生意外事故,不但会使幼儿蒙受很大的痛苦,给幼儿家庭带来巨大的不幸,也会给托幼机构的正常工作造成冲击和影响。在托幼机构中,学前儿童的健康是第一重要的,而安全则是重中之重,因此,托幼机构应该十分重视落实安全措施,预防意外事故的发生,及时妥善处置突发的意外事故。

第一节　托幼机构的安全

　　有研究资料表明,意外事故导致儿童死亡的人数在各项儿童死亡原因中的比例是相当高的,应该引起重视。

一、发生意外事故的原因

　　1. 保教人员安全意识不强,安全措施不落实

　　托幼机构内儿童意外事故的发生有很多是由于保教人员安全意识不强、安全措施不落实造成的。如有的教师在幼儿活动时远离活动区域,疏于照顾,造成幼儿摔伤、骨折等事故;有的幼儿园提供给幼儿使用的剪刀不符合安全要求,造成幼儿切割伤或刺伤;有的保育员将盛满滚烫菜汤的汤桶送到仍在进行游戏的活动室后一走了之,造成幼儿的烫伤。

　　2. 幼儿缺乏生活经验和认识

　　托幼机构中的儿童年龄小,对周围的事物缺乏正确的认识,不懂什么是危险,什么东西不能碰,好奇好动,对任何事物都想亲自尝试,因此很容易发生意外事故。如有的孩子用手指去挖电源插座的小孔,就可能造成触电事故;有的孩子见到东西就往嘴里送,就可能误食药物、变质食品和异物等有毒有害物品,导致中毒或体内异物的发生。

　　3. 幼儿运动系统发育不完善,平衡功能差

　　幼儿的骨骼、肌肉、关节以及控制和协调运动的神经系统尚未发育完善,动作的协调性较差,反应不够灵敏,平衡能力低,再加上幼儿又好动,因此很容易发生跌伤、扭伤、骨折等情况。

4. 托幼机构的客观环境因素

托幼机构的各种客观环境因素也常会引起幼儿意外事故的发生。如有的托幼机构班容量严重超标，造成用房拥挤，活动场地紧张，这些都容易诱发意外事故。另外，场地不平整，家具、墙角、玩具棱角锐利也是造成幼儿意外事故发生的原因。

二、托幼机构的安全措施

我们都不希望儿童意外事故的发生，因此必须提高全体保教人员的安全意识，健全托幼机构的安全措施，消除可能发生意外事故的隐患，做到防患于未然。同时也要注意对幼儿进行安全教育，增强幼儿对周围环境的认识能力和适应能力。

1. 提高安全意识，健全规章制度

要加强对全体保教人员的职业道德教育，提高安全意识，牢固树立"安全第一"的思想。要建立健全托幼机构的各项规章制度，明确岗位职责，加强检查督促，杜绝事故的发生。

2. 消除意外事故的隐患

托幼机构的房舍要定期维修，楼房的窗户、楼梯、平台都要安装安全栅栏。楼梯每一踏步不要高于12厘米，楼梯坡度小于30度，楼梯栏杆高度不低于90厘米，每根栏杆间距不超过12厘米。

室内取暖设备要设置围栏以免烫伤。儿童用房室内有棱角处应做成圆角，门上不能装弹簧，以免碰伤。幼儿使用的器械(如滑梯、木马、秋千、摇船等)要经常检查，发现问题及时修理。

对有可能引起幼儿烫伤的开水、热饭、热粥、热汤要放在幼儿碰不到的地方；药品要妥善保管，给幼儿服药前要遵照医嘱仔细核对后由专人喂服。

建立儿童接送制度，防止走失，防止冒领。园门应规定开关时间，交接班时应清点人数。

3. 注意一日活动各个环节的安全

晨检时要注意检查是否有人携带尖利快口的物品来园；教育活动和游戏时保教人员要全面细致地照顾全体儿童，不得擅离职守；组织儿童外出活动要增加保教人员数量，防止走失和发生意外；儿童在戏水池玩水或在浴室洗澡时更要注意照顾；进餐时要提醒幼儿不要说笑、打闹，小儿哭闹时不要勉强喂食，以防窒息；儿童睡眠时值班教师要进行巡视。

4. 进行安全教育

对幼儿进行安全教育，帮助幼儿逐步积累生活经验，提高对周围事物的认识能力和对周围环境的适应能力。要教育幼儿不要随便离开自己的班级，有事必须得到老师许可才能离开。在游戏时要遵守游戏规则，要遵守秩序，出入活动室和上下楼梯不要拥挤。要遵守交通规则，不乱穿马路，不在马路上玩耍、打闹。教育幼儿懂得"火"、"水"、"电"的危险。让幼儿知道不玩火，不到河边玩水，不摆弄电器。要教育幼儿不要捡拾小物件，不能将小钢珠、豆粒、碎玻璃等小东西放入口、鼻、耳中。对幼儿进行安全教育，不能靠说教，也不能靠吓唬。要抓住教育活动中幼儿可能发生危险的情况，也可以有意识地创设某些情境，对幼儿进行教育，让幼儿了解什么是危险，什么是不可以做的，怎样做才是应该的。

第二节 急 救

急救是人们在突然发生急病或意外事故时为抢救生命、改善病况和预防并发症所采取的紧急医疗救护措施,并为医院的进一步救治奠定基础。

托幼机构内发生的儿童意外事故是多种多样的,大致可以分为两大类。一类是迅速危及生命的,如溺水、触电、外伤引起的大出血、气管异物、车祸、中毒等,这一类必须在现场争分夺秒地进行抢救,防止可能出现的死亡。另一类意外伤害虽然不是立即致命,但是若不及时抢救或处理不当,也可能导致伤害,如烧伤、烫伤、骨折等甚至导致终生残疾或死亡。

一、对学前儿童急救的原则

1. 抢救生命

托幼机构内的儿童遭遇意外事故,特别是一些情况严重的事故,抢救生命是急救的第一原则。如患儿呼吸、心跳发生严重障碍时不及时施救,只是机械地等待医生或送医院,往往会造成不可挽回的后果。在常温下呼吸、心跳停止4分钟以上,生命就岌岌可危;超过10分钟,则很难恢复。因此必须进行现场急救,施行人工呼吸、心外按压,并应及时将患儿撤离高危现场,如充满一氧化碳的房间等。如是外伤大出血,则应立即设法止血,因为失血过量也会危及生命。

2. 防止残疾

在急救时应尽量防止并发症的出现和可能发生的后遗症,避免因抢救不当或延误抢救造成的终生残疾。如儿童摔伤或脊椎骨折,应严禁患儿活动(包括体位挪动),转运时要用硬质板类材料做担架抬送,不能用绳索、帆布等软担架,也不能背负抱扶,以避免损伤脊髓造成截瘫。如遇到各类化学烧伤,伤及眼睛、食道、皮肤时,在现场就应用大量清水冲洗,以免组织受到严重的腐蚀烧伤,导致眼睛失明或食道疤痕等残疾。

3. 减少痛苦

意外事故对幼小的儿童会造成强烈的恐惧和剧烈的疼痛,若抢救不及时,会加重病情,引起休克或精神损伤。因此在抢救过程中要尽量减轻幼儿的痛苦,动作要轻柔,语言要温和,注意疏导、缓解患儿的紧张心理和恐惧感,必要时可施以镇痛、镇静药物。

二、对学前儿童急救的方法

(一) 人工呼吸

不少意外事故都可能导致心跳、呼吸停止。在抢救心跳或呼吸突然停止的重危儿童时,人工呼吸是最常用的方法之一。

人工呼吸的方法常用的有口对口人工呼吸和仰卧牵臂式人工呼吸两种。

1. 口对口人工呼吸(图9-1)

在无抢救用具的情况下,口对口人工呼吸是最常用的简单有效的方法。施救者应首先清理呼吸道,将患儿仰卧,把嘴掰开,迅速将口腔中的异物、血块、黏液或呕吐物清除,保持呼吸道通畅。解开患儿衣领,脱掉紧身内衣,以利胸廓活动。对淹溺儿童特别要争取时间尽早进行人工呼吸,不能过分强调倒水而延误复苏时机。救护者从一侧用一手捏住患儿鼻孔,另一手托住患儿下颌,避免舌根后坠引起呼吸道梗阻,用托下颌的手掰开患儿的口,救护者吸足一口气,对准患儿的嘴用力吹气。当看到患儿胸腹部稍有隆起时放开鼻孔,移开嘴,让空气由于胸廓的自动下陷而排出。重复上述动作,吹气与排气的时间比为1∶2,呼吸频率3岁以下的婴儿30—40次/分,3—6岁幼儿20—26次/分。人工呼吸时吹入患儿肺部的气体中氧含量为16%,二氧化碳含量为4%,对严重缺氧的患儿,16%的氧含量就可应急,4%的二氧化碳有兴奋呼吸中枢的作用。

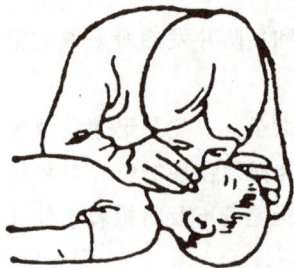

图9-1 口对口人工呼吸

在操作过程中,要随时观察自主呼吸是否恢复,一旦有了自主呼吸,人工呼吸仍要顺着自主呼吸的节律坚持数分钟,以防止呼吸再次停止。

2. 仰卧牵臂式人工呼吸

此法是人工呼吸另一种常用方法,特别对幼儿效果较好。因为幼儿胸壁薄,外界稍加压力,即可明显地作用于肺部。使用此法时,患儿仰卧,上肢放在身体两侧,背部垫柔软衣物,使胸部上凸,头后仰。救护者双膝跪在患儿头部两侧,握住其手腕,将患儿双臂上举,并向外伸展,使胸廓变大,造成吸气。然后将双臂回拢,用其手腕挤压乳头下部,造成呼气。反复进行,即可收到较好的效果。

在进行人工呼吸时应注意保持呼吸道的畅通,防止用力过猛、吹气量过大,避免由于动作不恰当而引起胸骨、肋骨、脊柱的骨折。在患儿的死亡特征(心跳和呼吸停止、反射消失、瞳孔散大和固定等)未全部出现之前,不应放弃急救。

(二) 胸外心脏按压

这是使患儿心脏复苏的重要方法。

施救时患儿应仰卧于坚硬的地面或床板上,急救者跪在患儿身边,用一手掌根压住患儿胸骨下半部,肘关节伸直,有节律地向下挤压,通过胸骨间接挤压心脏,达到排出血液的目的(图9-2)。挤压时压力要适中,频率为100次/分左右。挤压后要突然放松,依靠胸廓的弹性使胸壁自然回升,造成心脏舒张,血液再次注入心脏。对婴儿的挤压可用2—3个指头挤压,频率略快,约为120次/分左右(图9-3)。

在一般情况下,人工呼吸和心脏按压需要同时进行,由一名急救者作一次人工呼吸,另一名急救者作4—5次心脏按压。若一个人施救,则可作一次呼吸,再作数次心脏按压,间隔进行(图9-4)。

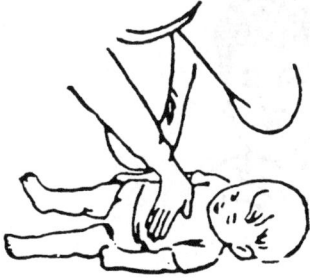

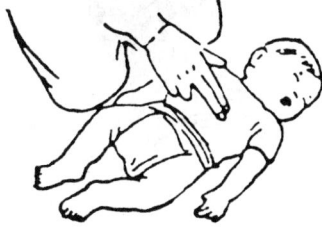

图 9-2 幼儿胸外心脏按压　　图 9-3 婴儿胸外心脏按压　　图 9-4 同时进行人工呼吸
与胸外心脏按压

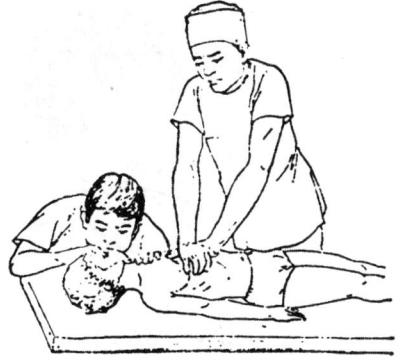

（三）止血

托幼机构内儿童的意外事故很多会引起不同程度的出血。对于出血，特别是大动脉出血，首先要采取有效的止血措施；然后再作其他处理。幼儿自身的血液量较少，如在短时间内失血过多，就可危及生命。

1. 出血类型

按血的来源，出血可分为动脉出血、静脉出血和毛细血管出血三种。

（1）动脉出血。动脉出血的血色鲜红，出血量大，呈节律喷射状，与心跳一致。动脉出血危险性较大，应立即采用压迫出血的血管、堵塞出血的伤口等办法止血，并同时急送医院进行抢救。

（2）静脉出血。静脉出血的血色暗红，持续不断，如流水样。小静脉出血较易凝固，可自然止血。中静脉以上的静脉出血则需采取止血措施，否则也会出现生命危险。

（3）毛细血管出血。血液颜色较红，呈水珠状流出或从整个伤口渗出，不久就会自动凝固止血。

2. 止血方法

（1）加压包扎止血法。常用消毒纱布或干净毛巾、布等，折成比伤口稍大的垫子盖住伤口，然后再用绷带或三角巾加压包扎，以达到止血的目的。此法可用于动脉或静脉出血。

（2）指压止血法。用手指或手掌将出血的血管上端（近心端）用力压向相邻的骨骼上，以阻断血流，达到暂时止血的目的。此法常用于紧急抢救时的动、静脉出血，不适用于长时间止血。

常用的动脉压点有以下几处：

头颈部出血：压迫颞动脉、颌外动脉和锁骨下动脉（图 9-5）。

上肢出血：压迫肱动脉（图 9-6）。

下肢出血：压迫股动脉（图 9-7）。

（3）止血带止血法。适用于大血管出血，尤其是动脉出血，使用一般加压包扎法无效时可使用此法，止血效果较好。使用此法时常用橡皮管、绷带、三角巾等。上止血带前，先抬高伤肢，帮助静脉回流。然后看准出血点，在止血带与皮肤间垫上垫子，将止血带扎在伤口的上方接近伤口

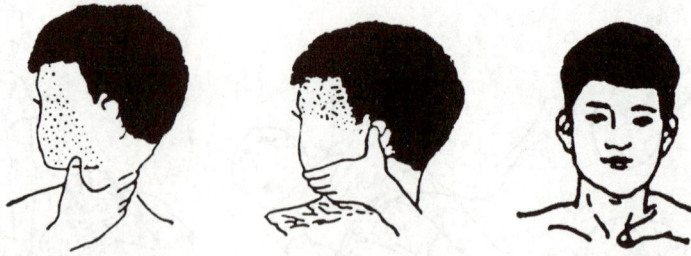

图 9-5

① 颌外动脉压迫点　　　② 颞动脉压迫点　　　③ 锁骨下动脉压迫点

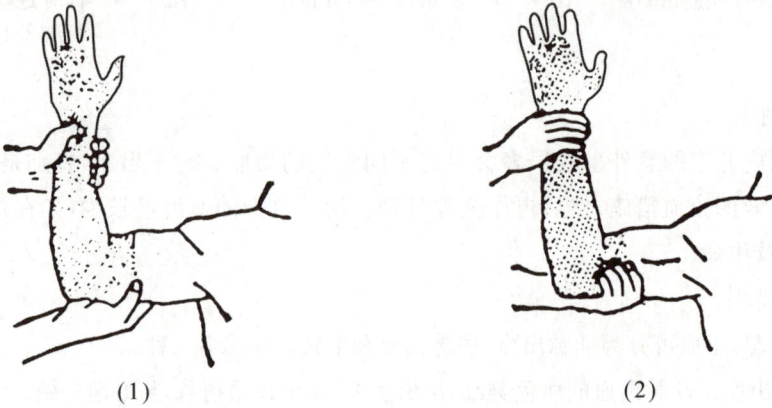

(1)　　　　　　　　　　　　　(2)

图 9-6　上肢出血指压法

(1) 肱动脉压点　　　　　　　　(2) 左手四指压法

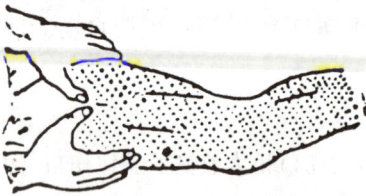

图 9-7　股动脉压迫点

处(但禁止缚在上臂的中 1/3 段以防损伤桡神经)。止血带的松紧应适度,以摸不到远端的脉搏为宜。在此同时应紧急送医院救治。扎上止血带后应定时放松,以使组织获得血液供应,避免坏死。一般 15—20 分钟放松一次,每次 30 秒—1 分钟。如出血停止,不必再结扎。

(4) 一般止血法。小伤口的出血,可用生理盐水(用 9 克盐加冷开水 1 000 毫升配成)冲洗局部,涂红药水,盖上消毒纱布块,用绷带较紧地包扎伤处,以不出血为度。

(四) 骨折与脱臼的处理

1. 骨折

幼儿在意外事故中使骨的完整性遭到破坏而导致骨折。折断的骨不穿破皮肤而外露的骨折,称为单纯骨折(又称闭合性骨折)。如果折断的骨刺伤局部的肌肉,骨的断端外露,神经受到伤害的骨折,称为复杂骨折(又称开放性骨折)。幼儿骨骼中有机物多,无机盐少,外层骨膜较厚,在外力作用下可发生"折而不断"的现象,称为"青枝骨折"。

幼儿的骨折常伴有剧烈的疼痛,骨折的肢体失去功能,骨折处肿胀、畸形,复杂骨折除以上症状外,还可合并血管、神经、肌肉损伤的表现,如出血、骨折远端以下肢体麻痹等。幼儿发生"青枝骨折"后,疼痛不明显,肢体仍可活动,易被忽视,骨折自愈后会形成畸形。

骨折的处理应注意以下几个方面:

(1)急救的重点应是及时止痛、止血,防止休克,不要盲目地搬动患儿,特别是在可能伤及患儿的脊柱和颈部时更应注意,以免加重伤势,或引起严重的并发症甚至危及生命。

(2)固定骨折,限制断骨的活动。可使用绷带和夹板,将骨折处上下关节都固定起来。上肢应采用曲肘固定(图9-8),下肢应采用直肢固定(图9-9)。绷带不宜绑得过紧,时间不宜过长。伤肢固定时应露出指或趾尖,以观察血液循环的情况。如出现指趾苍白、发凉、麻木、青、紫等现象,表明绑得太紧,应放松重绑。在紧急情况下如无夹板,也可用木棒、竹片、树枝等代替,下肢也可将伤肢与健肢绑在一起固定。

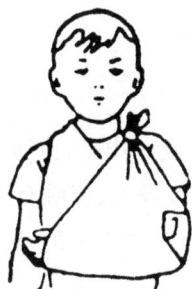

图 9-8　上肢的固定　　　　　　　　　图 9-9　下肢的固定

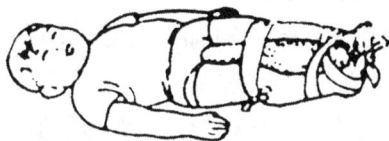

(3)对开放性骨折,在夹板固定前应先止血,局部消毒处理,不要将外露骨骼推入伤口,应盖上消毒纱布后再用夹板固定,送医院治疗。

2. 脱臼

由于外伤、牵拉上肢或穿脱衣服用力过猛等原因常引起婴幼儿脱臼,即组成关节的骨端正常连接受到了损害离开其原来的解剖位置,正常的运动功能受到了限制。脱臼后,肢体变形,如常见的幼儿肩关节脱臼后,上肢就无法正常运动,局部疼痛并出现关节肿胀等现象。脱臼后的紧急处理与骨折相似,不能随意搬动,应止痛固定后送医院处理。

(五) 烧伤、烫伤的处理

高温(如热水、蒸汽、火等)、电以及化学物质作用于幼儿的皮肤和黏膜,会引起这些部位的损伤。小儿烧(烫)伤中,因开水、热粥、热汤等烫伤者占首位,火焰烧伤次之,化学烧伤(如石灰烧伤)、电器击伤也时有发生。

学前儿童的皮肤娇嫩,同样的温度、同样强度的电流以及同样浓度的化学物质,对学前儿童造成的伤害比成人更为严重。

烧伤、烫伤处理的注意点:

第一,清除烧伤、烫伤的根源。如迅速脱离火源,扑灭伤者身上的余火;身上沾有的热粥、热菜要用冷水冲掉;沾有化学药品的,要用大量净水冲洗,但如是石灰烧伤,则应先擦净石灰颗粒后再用水冲洗,否则会因为石灰和水作用产生大量的热量,加重烧伤的程度。

第二,根据受伤的不同情况及时处理。烧(烫)伤可分为三度:一度烧(烫)伤,局部皮肤发红、疼痛、周围肿胀分界明显,无水泡,一般4—5天可自愈。处理时可将烧(烫)伤部位浸在冷水中,至疼痛缓解后在伤处涂紫药水、清凉油及烫伤药膏等。二度烧(烫)伤,局部出现水泡,疼痛剧烈,三度烧(烫)伤损伤皮肤全层,组织坏死,累及肌肉和骨骼。对二三度烧(烫)伤的患儿,其烧伤、烫伤部位的衣服、鞋子要尽快脱掉或局部剪开,慢慢揭起以免拉脱皮肤,用湿的干净床单包裹好,及时送医院救治。

第三,对化学药品引起的烧伤,除用水冲洗外,还可根据酸碱中和的原理进行处理。被碱烧伤,可用弱酸性溶液如醋酸冲洗;被酸烧伤,则可用弱碱性溶液如苏打水、肥皂水冲洗。

第四,烧、烫伤发生后,要预防出现可能危及生命的休克和窒息,如有条件,可给患儿服用止痛剂,以免由于剧痛引起休克。

(六) 急性中毒的处理

急性中毒主要有气体中毒(如一氧化碳中毒)、消化道中毒(如食物中毒、药物中毒)、皮肤和黏膜沾染中毒(如农药中毒)和虫、蛇咬伤中毒等几类。儿童进食、吸入、接触有毒物质或被毒虫、毒蛇叮咬,都会产生急性中毒。轻者局部损伤,重者可引起全身功能紊乱、代谢失调,危及生命。

抢救急性中毒的患儿要注意以下几点:

第一,尽快排除毒物。食物中毒要尽快引吐,用压舌板、筷子或手指刺激咽部,促其呕吐。但对昏迷患儿及腐蚀物(强酸或强碱)中毒者忌用此法。同时要速将患儿送医院洗胃,不能晚于40分钟,因时间一长大部分毒物会被胃肠吸收。引吐和洗胃后还可以给以导泻剂。吸入中毒者应迅速离开现场,接触中毒者应立即脱离接触。

第二,减少毒物的吸收。消化道中毒可立即服食或灌入牛奶、豆浆、鸡蛋清等,以保护消化道黏膜,减少毒物的吸收。被蛇、虫叮咬所致的中毒,可在伤口的近心端用止血带结扎(每15分钟放松1分钟)并伴以扩创排毒[1]、吸吮排毒[2]等方法以减少毒物的吸收。

第三,促进毒物的排泄。对煤气中毒的患儿可用高压氧疗法,促使一氧化碳与血红蛋白分离,使氧气与血红蛋白的结合增多,加速一氧化碳的排出。对皮肤吸收和口服毒物引起中毒的患儿,可通过大量饮水、输液等方法利尿排毒。

第四,要尽可能收集残余毒物、患儿呕吐物等,以便医生据此鉴定毒物类别,明确诊断和采取对症治疗的方法。

---

[1] 扩创排毒:以蛇、虫叮咬处为中心,用消毒过的锋利手术刀把伤口的皮肤挑开一个十字切口(不可太深,并防止切断血管),把淋巴管切断,使毒液不能流向心脏,这时可用吸奶器或火罐筒吸出毒液。

[2] 在没有吸奶器或火罐时也可用口在伤口上直接吸吮,将吸到毒液及时吐掉并漱口。吸毒的人口腔不能有破损或炎症,牙齿不能有病灶。

（七）异物入体的处理

1. 气管异物

学前儿童常会将小物件如纽扣、珠子等放入口中，或在进食花生等食物时谈笑哭闹而作深呼吸动作，由于喉的保护性反射能力较差，将这些物品吸入气管，形成气管异物。

异物进入气管后，幼儿会有剧烈的刺激性呛咳、呕吐、面色发紫、呼吸困难等症状出现。

气管异物自然咳出的可能性极小，应送医院急救。

2. 外耳道异物

外耳道异物多由幼儿自行放入，也有由同伴放入。异物在耳道内会引起异物感，如触及鼓膜会产生耳鸣，异物还会引起耳道局部感染。

较小的异物可用小钩或镊子取出，也可让幼儿头偏向异物侧单脚跳，异物有可能被排出。昆虫爬入外耳道，可用灯光诱使小虫爬出。豆类等植物性异物忌用水灌冲，因异物遇水膨胀，更难取出。

对难于取出的异物，应去医院处理。如强行处理会损伤外耳道及鼓膜。

3. 鼻腔异物

鼻腔异物大多亦由幼儿自己放入，常见的有花生米、豆类、小物件等。鼻腔异物可引起幼儿鼻塞、流涕、打喷嚏等症状。发现幼儿将异物塞入一侧鼻孔，可用手压住另一侧鼻孔，让幼儿用力向外呼气，使异物随气流冲出，也可刺激幼儿的鼻黏膜，使其产生喷嚏反射将异物排出。当这些措施无效时应送医院请医生及时取出异物。

4. 眼内异物

眼内异物多由灰沙落入眼中所致。幼儿会因异物刺激感到疼痛、睁不开眼。处理眼内异物，不能用手或手帕揉擦，可让幼儿用力眨眼，利用泪水将异物带出。也可用温水或蒸馏水冲洗眼睛，还可翻开上、下眼睑，找到异物后用干净的棉签、纱布擦去。

（八）惊厥

惊厥又称抽风，是婴幼儿常见的急症，原因多为高热、低血糖、低血钙、癫痫、某些急性传染病以及情绪过分激动等。

惊厥常突然发作，表现为意识短暂丧失，眼球固定、上转或斜视，面部及四肢肌肉阵发性痉挛，面部呈青紫色，呼吸弱而不规则，或有窒息。惊厥时间可从一分钟到十几分钟。

幼儿发生惊厥，应让其平卧，保持安静，少移动，解开衣领，用筷子或手帕垫在患儿的上下牙之间，防止其咬破舌或舌后缩，用针刺或手指重压人中、合谷、内关等穴位，使痉挛停止，并及早送医院治疗。

复习与思考

1. 托幼机构的儿童发生意外事故的原因是什么？

2. 防止儿童意外事故的发生,托幼机构应采取哪些安全措施?

3. 急救的原则有哪些?

4. 怎样对患儿进行人工呼吸?

5. 进行胸外心脏按压应注意些什么?

6. 止血有哪些方法?

7. 如何进行骨折后的急救?

8. 急性中毒患儿的抢救应注意哪几方面?

9. 婴幼儿异物入体应如何处理?

第十章

学前儿童健康教育

第一节   学前儿童健康教育的目的和任务

健康教育是为儿童的发展提供有计划的学习经验的过程,旨在提高儿童对有关健康科学的认知水平,改善对待个人和群体健康的态度,培养有益于个人、社会和民族健康的行为方式和习惯。换言之,当儿童遇到影响其自身及其所处的社会健康的问题时,健康教育能起到帮助儿童对解决这些问题作出明智的决策,通过健康教育,儿童学习了对于个人健康和社会健康的自身责任,这样可以导致其健康状况的改善,并达到较高水平的健全状态。

对于学前儿童而言,健康教育的目的是通过与学前儿童健康有关的经验和学习活动,促进他们的健康;健康教育的任务是让学前儿童获取有益于健康行为和减少有害于健康行为的知识和能力,具体包括以下几个方面:

儿童会认同自身对维护健康的责任性;

儿童会认同与健康有关联的自身需要;

儿童会比较安全的行为和有危害的行为;

儿童会初步获取改进或保持自身健康的策略和方法;

儿童会初步学会预防受伤害和处理自身健康问题的策略和方法;

儿童会初步运用处理紧急事件的技能。

在学前儿童健康教育中,健康知识的传授是不可或缺的一个重要方面。学前儿童的健康态度和信念的确立以及健康行为和习惯的养成一般说来是建立在正确的健康知识的基础之上的,有些学前儿童的不良行为和习惯,往往是由于他们没有或者缺乏健康科学知识所造成的。提高学前儿童对健康科学的认知水平有益于将其行为引向正确的方向。但是,学前儿童的不健康行为和习惯并不一定是由于其认知水平低下的原因,认知水平的提高也并非必然在儿童的行为和习惯方面体现出效果。

帮助学前儿童确立健康的态度也是学前儿童健康教育的一个重要方面。态度是个体对人、对事所持的一种具有持久性而又有一致性的行为倾向,态度对行为能起直接的干预作用。态度是情感领域中的一个概念,学前儿童对待自身、他人以及社会健康问题的态度,是促使知识转化成为行为和习惯的动力。学前儿童对待健康问题的态度和信念的形成和改变过程，是个体与环境相互作用的复杂过程，儿童的态度一旦形成，就不容易改变，并能对其行为起直接的、持久的影响作用。态度的形成常与儿童社会化的过程是分不开的，社会化的过程促进了儿童与健康有关的价值观和态度的形成，同时，该过程也促使儿童产生与价值观有联系的知识和信念，以支持这些价值观抵御外来的干扰。学前儿童健康教育要充分认识到儿童早期态度形成的重要性，因为它不仅会影响儿童早期的健康行为和习惯，也会影响其一生的健康态度的形成，信念的确立以及行为和习惯的养成。当然，正确的健康态度也并不一定必然产生正确的健康行为和习惯。

培养学前儿童健康的行为和习惯，让儿童初步学会对健康问题作出正确的抉择，会自觉抵制各种不健康的行为，增强自身保护健康的意识和能力，这是学前儿童健康教育所要达到的最终目的。学前儿童的身心健康最终取决于他们的健康行为，学前儿童健康教育所期望获得的效果就是让儿童形成各种有益于自身、社会和民族健康的行为和习惯。

习惯是一种比较固定的、完成自动化动作的行为方式。健康行为通过反复实践，持久积累，自然地就形成了健康习惯。健康习惯不只是对外界环境的机械反应，它本身包含着一种理性地应付健康问题和情境的倾向，在某种意义上说，真正称得上健康行为的，就是这样一种健康习惯。在学龄前期，儿童所形成的习惯还只是"习以为常"的行为，理性成分较少，但是，已经形成的习惯一旦受阻，也会产生消极的情绪体验。学前儿童行为的可塑性较大，是养成健康习惯的良好时机，应抓住这一时机，尽力培养我们期望学前儿童形成的各种健康习惯。

从认知到行为，这是一个复杂的过程。知识、态度和行为这三者，知识是基础，态度是动力，行为是目标，为了达到目标，就要使接受教育者具有应有的知识和正确的态度。当然，从认知到行为，三者之间只存在因果关系，不存在必然性。知识、态度和行为的转变所需的时间和困难程度是不同的，知识的转变较为容易，态度的转变涉及情感问题，不仅较为困难，而且历时也较长，行为和习惯的转变则最难。对学前儿童而言，从认知到行为这样一个过程比其他任何年龄阶段的人群较为容易，在学龄前阶段抓好健康教育比抓其他年龄阶段人群的健康教育更为有效。

第二节 家庭、托幼机构和社会健康教育的一体化

现代健康教育起始于教育机构开展的健康教育。教育机构对儿童实施的有目的、有计划的健康教育不仅易于实施，而且收效明显。但是，教育机构的健康教育不可脱离家庭和社会的健康教育，这是因为家庭和社会的健康教育与教育机构的健康教育具有不同的特点。有效的学前儿童健康教育应该包括家庭、托幼机构和社会健康教育三个方面，充分发挥这三者各自的积极作用，并使它们一体化，以产生综合的教育效应。

一、学前儿童家庭健康教育

家庭成员之间的关系是由性爱关系和血缘关系维系的，这种自然的情感是社会其他任何单

位或者群体所不具有的。因此,家庭健康教育,不管是有意识的、有目的的,还是无意识的、潜移默化的,对儿童,特别是学前儿童健康知识的获得、健康态度的改善以及健康行为的养成都会起到积极的作用。

对于学前儿童而言,家庭健康教育尤为重要。学前儿童基本生理需要的满足是与家庭饮食、衣着、居住等活动紧密地联系在一起的,儿童对安全、爱、尊重、成就感等的需要的满足,也是与家庭成员的价值观和态度、家庭成员之间的关系以及他们对儿童的教育方式紧密地联系在一起的。家庭健康教育是教育机构和社会健康教育的基础,家庭健康教育往往能实施教育机构和社会健康教育难以实施的教育任务。

家庭健康教育往往是非正规的,它有较大的随机性和随意性,不如教育机构的健康教育那样有组织、有系统、有计划,也缺少固定的教材。但是,家庭健康教育常常更具针对性,更富有弹性,容易做到因材施教、因势利导,而且有情感因素的加入。因此,有可能取得较好的成效。

二、托幼机构的健康教育

学前儿童进入托幼机构起,就开始接受集体的健康教育,主要涉及个人健康行为和习惯、自理生活能力、预防受伤害以及热爱集体、关心他人等有益于身心健康的内容。

学前儿童在托幼机构内接受有目的、有计划、有组织的健康教育,在受过健康教育专业训练的教师的指导下,在集体教学和活动的情境中,这样的健康教育的效率是其他任何组织和机构难以相比的。

三、社会健康教育

社会健康教育是一项涉及面广、影响因素多、工作量大的社会教育工作,除了托幼教育机构外,还必须发动和依靠全社会的力量,包括专业健康教育机构,各级医疗卫生机构,各类宣传和新闻部门,各级文化娱乐部门,各类社会团体等。

专业健康教育机构是向全社会实施健康教育的职能部门。在我国,专业健康教育机构主要有各级卫生教育馆、所和各级卫生防疫站的卫生宣教科,这些健康教育部门负责所辖地区健康教育的计划、组织、实施、检查和监督。具体地说,这些机构组织各方社会力量积极开展健康教育活动,建立健康教育网络,组织编写、出版和制作各种健康教育宣传品,利用各种形式开展健康宣传教育,并对健康教育专业人员进行业务技术培训和指导,对健康教育的效果进行评价。

各级医疗卫生机构对学前儿童实施健康教育具有自身的优势。医务人员的专业知识和技术特长为开展健康教育提供了有利条件和权威性,医务人员的服务对象对恢复健康状态的渴求也保证了健康教育会取得较佳的效果。

大众传媒具有传播信息快、覆盖面大、权威性强等特点,利用电视、广播、报刊等大众传播工具以直观、形象、生动的方式对学前儿童开展健康教育,常为学前儿童所接受和喜爱,可取得期望的成效。

健康教育具有广泛的社会性,学前儿童健康教育的实施不只是局限于家庭和托幼机构,也不只是局限于专业健康教育部门,而是需要社会各种团体和各方力量的参与和配合,发挥各自的优势和特点,联合一体,共同实施。

四、家庭、托幼机构和社会健康教育一体化

学前儿童健康教育的过程是健康知识的获得、健康态度的形成和健康行为的培养的过程,知、情、行三者的交互作用十分复杂,因此,健康教育要发挥家庭、托幼机构和社会三方面的教育作用,相互协调、相互补充,使三方面的教育一体化,使健康教育产生更为显著的效果。

据有关专家估计,若能通过家庭、教育机构和社会三方面的结合,在儿童早期为他们提供自我保健的知识和技能,培养他们良好的行为和习惯,那么全世界每年早夭的 1 000 多万儿童中,将有 2/3 可得以幸免。家庭、教育机构和社会三位一体的健康教育能够形成一股综合的力量,相互补充,相互促进,对学前儿童健康的维护和增进产生举足轻重的影响作用。

第三节　学前儿童健康教育的内容

学前儿童健康教育内容的选择和组织应根据学前儿童健康教育的目的和任务确定。健康教育涉及的范围十分广泛,对学前儿童实施的健康教育还必须顾及学前儿童的身心特点,顾及社会对学前儿童健康教育所要达到的基本要求。

一、学前儿童健康教育内容的组成

健康被认作是身体的、心理的和社会适应的健全状态,学前儿童健康教育的内容自然应该包括身体、心理和社会适应三个方面。健康的人是健康的身体、健康的心理和良好的社会行为的统一体,只顾及三者中的某一方面而排除其他方面的健康教育,不可能是完整意义上的健康教育。因此,通过健康教育,不仅要使学前儿童初步认识和了解自己的机体,按照健康的要求自觉地维护和增进身体的健康;还要培养学前儿童积极向上的情绪情感,学习适当表达自己思想和情感的方法,增强自知和自我接受的意识,发展自尊、自信、自主和自我控制的能力,改善与人交往的技能,逐步形成自觉地抵制有损于心理健康的行为和习惯,使其行为能较好地适应家庭、托幼机构和社会生活。学前儿童健康教育所包含的身体、心理和社会适应三个方面的内容,虽然都有其自身的含义,但却是相辅相成的。

学前儿童健康教育旨在提高儿童对健康的认知水平,改善对健康的态度,培养健康的行为和习惯,由是,学前儿童健康教育的内容应涉及认知、情感和行为这三个领域。例如,在营养与饮食的健康教育部分,在认知领域,要让学前儿童初步懂得各种食物都会有能够维持人的生命活动的营养素,有些食物对人体的健康是有危害的;在情感领域,要让学前儿童愿意接受各种食物,愉快地摄取各种食物;在行为领域,则要让学前儿童在家庭和托幼机构用餐时,都能保持良好的饮食习惯,不挑食,不过食。

二、学前儿童健康教育的具体内容

学前儿童健康教育的具体内容主要有以下几个方面：

（一）个人卫生教育

对学前儿童进行个人卫生教育，特别是从小培养儿童良好的个人卫生习惯，这对于维护和增进儿童机体的健康，预防疾病的产生具有极为重要的意义。学前儿童行为的可塑性大，这个时期正是培养儿童个人卫生习惯的良好时机，不仅容易形成良好的个人卫生习惯，也较易纠正不良习惯。在学前期要注意培养的个人卫生习惯主要有：

1. 生活自理能力

要让学前儿童学会自己洗脸、洗手、早晚刷牙、穿脱衣服鞋袜、吃饭、收拾整理玩具和用具等生活自理能力和习惯。

2. 有规律的生活习惯

要训练学前儿童按时睡眠，定时定量饮食及大小便等有规律的生活习惯，使其一日生活有规律性。

3. 清洁卫生习惯

要让学前儿童养成勤洗手、勤洗头、勤洗澡、勤换衣、勤剪指甲、勤理发等清洁卫生习惯，学会使用自己专用的手帕、面巾和浴巾，或一次性使用的卫生纸巾，特别是在咳嗽、打喷嚏时，会用手帕或纸巾捂住口鼻。要教育儿童不要用手挖耳、抠鼻、揉眼，也不要将手指、蜡笔、铅笔等放入口中。

4. 学习卫生习惯

要培养学前儿童良好的阅读、绘画、写字、唱歌等习惯，保持正确的坐姿、站姿，注意用眼卫生，并保持书籍、文具和玩具的清洁。

（二）心理健康教育

从理论上讲，大部分学前儿童的心理是正常的，但是，正常并不等于理想，几乎所有儿童的心理品质和情绪特征都有必要加以改善。对学前儿童实施的心理健康教育主要是通过培养儿童健全的个性，养成良好的心理卫生习惯以及学习消除心理紧张的方法等得以实现的。学前儿童心理健康教育旨在帮助每一个儿童发展积极的自我概念以及增强鉴别和表达自己情绪情感的能力。

对学前儿童施行的心理健康教育所涉及的范围甚广，主要包括以下几个方面：

让学前儿童学习适当表达情绪情感和思想的技能和方法；

培养学前儿童对自己和他人的积极情感；

帮助学前儿童改善与人交往的技能；

培养学前儿童形成与人合作、分享和商量的品质；

增强学前儿童自知和自我接受的意识；

帮助学前儿童发展自尊、自信、自主和自我控制；

帮助学前儿童增强应对环境变化的能力；

让学前儿童初步养成良好的行为习惯以及培养对心理健康问题的决策能力，自觉抵制有损于心理健康的行为。

(三) 营养与饮食卫生教育

对学前儿童施行的营养卫生教育应与饮食卫生习惯的培养同时进行。进行教育时，应特别注意以下几个方面：

第一，让学前儿童初步认识人体所需的各种营养素，让他们粗略地知道应从哪些食物中去获得这些营养素，特别是要让儿童知道在饮食中要多吃富有粗纤维的蔬菜等食物。

第二，要培养学前儿童对平衡和合理膳食的积极态度，能自觉自愿地食用各种食物，不偏食，不挑食，不过食，进食时保持良好的情绪。

第三，要培养学前儿童良好的饮食卫生习惯，如饭前洗手、进食定时定量、不乱吃零食和过多饮用冷饮，进餐时细嚼慢咽、不边吃边说笑等等。要让儿童懂得"病从口入"的道理，做到不吃没有洗烫消毒的生食品，不吃霉变、腐坏的食品，不吃被农药、金属毒物等污染的食品。

(四) 消费卫生教育

作为社会的消费者，学前儿童不仅有一般的消费需要和愿望，也有其特殊的消费需要和愿望。在商品经济的社会中，广告等传播方式对刺激学前儿童的消费欲望以及建立需要的态度方面会产生难以抵御的影响，各种商品为儿童在吃、穿、用、住、玩等诸方面都提供了众多的选择的机会。对学前儿童进行消费卫生教育，让他们对各种消费物品和消费服务对健康的影响作用具有初步的识别能力，能抵制来自社会各个方面的消极的消费观念和行为，逐渐增强自我保健的意识，为形成稳固、健康的消费行为和习惯打下基础。对学前儿童进行的消费卫生教育最终当落实在儿童消费行为样式的建立之上。早期建立起对商品和服务的态度、选择和使用模式会对人的一生的身心健康产生重要的影响。

(五) 环境卫生教育

环境是人类赖以生存的基本条件，在一般情况下，人与环境形成一种动态平衡，如果环境发生剧变，或者由于人为的原因使其构成或者状态发生变化，就会造成环境污染，甚至扰乱和破坏生态平衡，严重影响人类的健康与生活。对学前儿童施行的环境卫生教育旨在让儿童初步懂得保持环境卫生的重要性，逐渐产生和形成保护生活环境卫生的责任感，培养儿童保护环境卫生的行为和习惯。

(六) 疾病预防和控制的教育

疾病预防和控制的教育旨在让学前儿童懂得健康的行为和习惯有益于儿童疾病的预防，从而初步形成个体在疾病预防中的责任感,并在日常生活中能初步形成有益于健康的行为和习惯,较为自觉地执行各项防病措施。

(七)性教育

学龄前期形成的性观念和性认识是成人明确的性概念和性信念的前身,可能成为成人期性行为形成的主要影响因素之一。在学龄前期,忽视了性的问题,儿童的人际关系就不能顺利发展;回避了性的问题,儿童的个性就不可能健全;如果对儿童的性的问题不进行正确的教育和引导,甚至采取压抑的办法,那么不仅会挫伤儿童的求知欲,还会影响其一生正常的生活。性教育应从儿童刚出生时就开始,通过教育,让儿童逐步学习各种有关性的知识,防止儿童产生性压抑和性神秘感,逐步确立正确的性态度,培养儿童具有正确的性别自我认同和性角色意识。

性别的自我认同是个体对性角色的自我体验,而性角色是性别的公开表现。儿童在3岁以前就已经开始对自我性别进行认同了,5岁左右的儿童则能以自己的性别角色适应社会生活,以后,儿童的自我性别意识逐渐强烈。在学龄前期,给儿童起名字、买衣服、选择玩具、安排活动、与儿童进行交流和期待,都具有性教育的意义。如果在这些方面有意无意地出现倒错,就可能造成性别认同的障碍,使儿童的兴趣、爱好和个性等向异性方向发展,甚至产生变态的性心理。

学前儿童对性知识仅表现为纯粹的求知兴趣,所关心的只是自然界和人的因果关系,他们会提出诸如自己是从何处来,为何自己的生殖器官与异性儿童的不一样等一类的问题。对学前儿童提出关于性的问题不应回避,但是不必主动去提问或解释。可有意识地利用自然界的现象和日常生活情景,让学前儿童逐渐认识一些关于动植物和人类繁衍后代,以及不同性别的人在社会生活中的作用与相互关系的粗浅知识。

三、学前儿童健康教育内容的选择和组织

(一)学前儿童健康教育内容的选择

学前儿童健康教育内容的选择应能有益于实现健康教育的预期目标;应使选择的内容具有代表性,教育内容既能保持相对稳定,具有系统性,又要使教育内容有灵活性,能适合儿童的兴趣,能围绕儿童的生活经验展开;应使选择的内容具有科学性,不仅能使儿童理解,而且要在科学上是可靠的。

学前儿童健康教育涉及的范围甚广,选择合适的教育内容是十分困难的。为了使健康教育的内容选择更好地服务于健康教育的目的,往往只能为儿童选择一些主要的概念、观念和技能。虽然学龄前期各个年龄的健康教育的内容各有侧重,但是,健康教育的关键性概念应该贯穿始终,使健康教育的内容有较为完整的结构和体系。一般认为,健康教育的三个关键性概念是:

第一,儿童的生长发育;

第二,儿童与自然、社会环境的交互作用;

第三,有关儿童健康问题的决策和采取的行动。

以这些概念作为线索,选择学前儿童健康教育的内容,能使教育内容的结构具有逻辑性,也能使教育内容保持相对的完整性。

(二) 学前儿童健康教育内容的组织

在健康教育内容的组织问题上,有两种主要的组织方式,即按学科逻辑程序和按儿童心理程序的组织方式,前者强调学科本身的逻辑体系,严格按照学科目标组织教育内容;后者则以儿童自身的活动作为组织内容的中心,强调儿童的个人经验和教育内容的心理程序。

以健康为主题的教学是组织健康教育内容的一种方式,能为学前儿童提供新的学习经验。主题的确立应充分顾及儿童已有的经验以及他们的兴趣。

健康教育的特点决定了健康教育的过程不是简单的过程,而是一种螺旋式的反复实践和认识的过程。良好的态度、行为和习惯的形成以及不良态度、行为和习惯的改造都是比较困难的,并非通过简单的说教就能奏效的,需要反复提高、反复训练和反复培养。因此,不少有关健康教育的内容,往往需要重复安排多次,由浅入深,由易到难,由简单到复杂,由具体到抽象,这种内容上的安排和组织是一种螺旋式的上升和提高,而不是简单的重复。后一阶段的健康教育是建立在前阶段的基础之上的,但比前阶段的水平提高了一个层次。健康教育内容的这种安排和组织方式,不仅能使学龄前各年龄阶段健康教育的内容保持一致性和连贯性,而且也能使学前期健康教育的内容与小学、中学健康教育的内容保持一致性和连贯性。

第四节　托幼机构健康教育的途径和方法

一、托幼机构健康教育的途径

托幼机构有效的健康教育应通过教育环境的创设、一日生活活动、成人的榜样以及成人直接的教学等途径得以实施。例如,包括与健康有关的实践在内的一日生活活动能帮助学前儿童建立良好的卫生行为和习惯,在一日生活活动中,儿童接触了与健康有关的材料,参与了各种有关的活动,学习了有关的榜样和示范行为,他们会开始认识到健康是他们生活的不可或缺的一部分,也会开始建立自身对健康所负有的责任。

健康教育不仅与托幼机构课程设置中的与健康直接有关的领域有直接的联系,也与课程设置中的其他各个领域有密切的联系,健康教育可以通过各个科目或领域,从不同的方面和角度,影响和作用于学前儿童,换言之,健康教育可以十分自然地整合在各个科目或领域的教育之中。例如,在科学教育中可让学前儿童认识眼、耳和其他器官以及它们的功用,了解保护这些器官的粗浅知识;在品德教育中可教育学前儿童应与同伴友好相处,相互关心和相互谦让;在美术教育中可给学前儿童自由表达自己的思想和情感提供机会,让他们尽情地宣泄和释放积压的能量,将被压抑在潜意识中的情感或创伤性的体验投射在美术作品中,疏泄内在的积郁,以维持心理上的平衡。

托幼机构的健康教育还必须通过家庭教育和社区教育的途径得以实现。托幼机构与家庭、社区密切结合、协调一致,是学前儿童健康教育取得预期成效的基本保证。

二、托幼机构健康教育的方法

学前儿童健康教育强调将儿童在教育过程中获得的知识和形成的态度转化为对儿童健康有益的行为和习惯,在选择和运用教育方法时,应有利于健康教育这一基本任务的完成。

在学前儿童健康教育中,可以运用的方法是多种多样的,但是,不可能找到一种固定的最佳方法能适合于所有的儿童。健康教育方法的选择和运用,实际上是托幼机构的保教人员在熟悉各种教育方法的性质、特点以及局限性的基础上,根据不同的教育内容、教育对象和教育情景,为实现健康教育的目标和任务,进行最优化运作的过程。

在学前儿童健康教育中,可供选择和运用的教育方法主要有:

1. 动作和行为练习

动作和行为练习是让学前儿童对已经学过的动作技能和行动方式进行反复练习,加深儿童对它们的理解和掌握,从而形成稳固的行为习惯。学前儿童动作和行为的练习,会使业已形成的动作和行为巩固、完善,并逐步实现自动化,使儿童身心以最经济的消耗,收到最大的活动和学习的效果。对于学前儿童而言,特别是年龄较小的儿童,有些动作和行为,如衣服的穿脱和整理、盥洗的基本顺序等,都须通过具体指导,让儿童进行反复练习,方能掌握和巩固。

2. 情境演示

情境演示是让学前儿童以表演的方式思考和表现在不同的生活情境中作出行为对策的方法。在学前儿童健康教育中,运用情境演示法可望取得一定的教育效果,这是因为情境演示的主题往往取自于儿童的现实生活,情境演示的方法生动有趣,能够引起儿童的注意和兴趣,通过儿童自己的表演和演示,能帮助儿童摸索和领悟解决问题的方法和技能,提高儿童对健康问题进行决策的能力。

3. 游戏

游戏是托幼机构的重要活动之一,也应是学前儿童健康教育的一种重要活动。在学龄前期,健康教育与其他年龄阶段的健康教育在途径和方法上的不同之处,部分地体现在学前期可以通过游戏活动实施健康教育。

游戏虽然没有社会功利性的目标,儿童在游戏中只是用已有的经验去同化现实,它强调的是过程和儿童自主的活动,但是,由于游戏是儿童自发的、主动参与的活动,它是由儿童内部动机强烈控制的行为,儿童在游戏过程中会学到特别是练习和巩固一些与健康有关的知识和技能。

4. 讨论

组织讨论,能使学前儿童积极地参与健康教育的过程,为他们提出问题、发表意见以及与他人交流思想和情感提供机会,并能帮助他们理解和尊重他人的观点。讨论可以有以下几种形式:

(1)提问与回答。提问与回答是最为常用的讨论方法之一,能促使托幼机构保教人员与学前儿童之间的交流。保教人员所提出的问题若能适合学前儿童的年龄特点、认识水平,并能与儿童的生活实际密切相结合,讨论才有可能获取较好的效果。

(2)小组讨论。可以选择与学前儿童当前生活联系最为紧密的与健康有关的问题,组织小组讨论,允许儿童发表不同的意见,鼓励儿童对他人的想法发表评议,可由保教人员对儿童的讨论进行评价,作出正确的引导。

5. 讲解示范

具体而又形象地为学前儿童讲解粗浅的与健康有关的知识,结合身体动作、实物、影视、模型进行示范,这是学前儿童健康教育常用的一种方法,这种方法如若运用适当,可望获得最为直接的教育效果,如若运用得不好,可以成为无效的说教。学前儿童依靠有关事物的具体形象或表象进行思维,有很强的模仿能力,他们对于直接感知到的行为易于理解和掌握,因此,在讲解示范的过程中,应借助各种教育手段和媒介,让儿童通过视、听、触等多种感官进行具体形象的学习。

对学前儿童讲解说理,应注意形式灵活多样,生动有趣。例如,可以借助儿歌、谜语、表演等形式进行,讲解说理要贴近儿童的实际生活,要适合其年龄和发展水平。

6. 参观访问

带领学前儿童参观和访问一些保健机构、部门和设施,让儿童多接触社会,开阔他们的眼界,多与社会有关人员交谈,这也是对学前儿童进行健康教育的一种有效方法,这种方法能丰富儿童实际生活的经验,增强儿童应付与健康有关问题的能力。

复习与思考

1. 学前儿童健康教育的目的和任务是什么?
2. 学前儿童健康教育的任务具体包括哪几个方面?
3. 在学前儿童健康教育中,如何处理知识、态度和行为习惯三者之间的关系?
4. 为什么应该特别重视学前儿童家庭健康教育?
5. 学前儿童健康教育包括哪些主要内容?
6. 对学前儿童实施心理健康教育主要涉及哪些方面?
7. 托幼机构健康教育的途径是什么?
8. 托幼机构健康教育可采用哪些主要的方法?

主要参考文献

1. 叶恭绍. 儿童少年卫生学[M]. 人民卫生出版社,1965.

2. 哈尔滨医科大学. 儿童少年卫生学[M]. 人民卫生出版社,1980.

3. 贾伟廉. 健康教育学[M]. 人民卫生出版社,1988.

4. 朱家雄等. 幼儿卫生学[M]. 江苏教育出版社,1990.

5. 叶广俊. 现代儿童少年卫生学[M]. 人民卫生出版社,1991.

6. 朱家雄. 学前儿童心理卫生[M]. 人民教育出版社,1994.

7. 朱家雄. 教育卫生学[M]. 人民教育出版社,1998.

8. 朱家雄. 学前儿童心理卫生与辅导[M]. 东北师范大学出版社,2003.

9. 季成叶. 儿童少年卫生学[M]. 人民卫生出版社,2003.

10. 张欣. 儿童少年卫生学[M]. 科学出版社,2009.

11. Constitution of the World Health Organization. *Chronicle of the WTO*. 1947.

12. Anspaugh，D. et al. *Teaching Today's Health*，Merrill，Publishing Company. 1987.

附录一

中国7岁以下儿童生长发育参照标准

卫生部妇幼保健与社区卫生司
二〇〇九年九月

表1 7岁以下男童身高（长）标准值（cm）

年　龄	月　龄	−3SD	−2SD	−1SD	中位数	+1SD	+2SD	+3SD
出生	0	45.2	46.9	48.6	50.4	52.2	54.0	55.8
	1	48.7	50.7	52.7	54.8	56.9	59.0	61.2
	2	52.2	54.3	56.5	58.7	61.0	63.3	65.7
	3	55.3	57.5	59.7	62.0	64.3	66.6	69.0
	4	57.9	60.1	62.3	64.6	66.9	69.3	71.7
	5	59.9	62.1	64.4	66.7	69.1	71.5	73.9
	6	61.4	63.7	66.0	68.4	70.8	73.3	75.8
	7	62.7	65.0	67.4	69.8	72.3	74.8	77.4
	8	63.9	66.3	68.7	71.2	73.7	76.3	78.9
	9	65.2	67.6	70.1	72.6	75.2	77.8	80.5
	10	66.4	68.9	71.4	74.0	76.6	79.3	82.1
	11	67.5	70.1	72.7	75.3	78.0	80.8	83.6
1岁	12	68.6	71.2	73.8	76.5	79.3	82.1	85.0
	15	71.2	74.0	76.9	79.8	82.8	85.8	88.9
	18	73.6	76.6	79.6	82.7	85.8	89.1	92.4
	21	76.0	79.1	82.3	85.6	89.0	92.4	95.9
2岁	24	78.3	81.6	85.1	88.5	92.1	95.8	99.5
	27	80.5	83.9	87.5	91.1	94.8	98.6	102.5
	30	82.4	85.9	89.6	93.3	97.1	101.0	105.0
	33	84.4	88.0	91.6	95.4	99.3	103.2	107.2

续　表

年　龄	月　龄	－3SD	－2SD	－1SD	中位数	＋1SD	＋2SD	＋3SD
3岁	36	86.3	90.0	93.7	97.5	101.4	105.3	109.4
	39	87.5	91.2	94.9	98.8	102.7	106.7	110.7
	42	89.3	93.0	96.7	100.6	104.5	108.6	112.7
	45	90.9	94.6	98.5	102.4	106.4	110.4	114.6
4岁	48	92.5	96.3	100.2	104.1	108.2	112.3	116.5
	51	94.0	97.9	101.9	105.9	110.0	114.2	118.5
	54	95.6	99.5	103.6	107.7	111.9	116.2	120.6
	57	97.1	101.1	105.3	109.5	113.8	118.2	122.6
5岁	60	98.7	102.8	107.0	111.3	115.7	120.1	124.7
	63	100.2	104.4	108.7	113.0	117.5	122.0	126.7
	66	101.6	105.9	110.2	114.7	119.2	123.8	128.6
	69	103.0	107.3	117.7	116.3	120.9	125.6	130.4
6岁	72	104.1	108.6	113.1	117.7	122.4	127.2	132.1
	75	105.3	109.8	114.4	119.2	124.0	128.8	133.8
	78	106.5	111.1	115.8	120.7	125.6	130.5	135.6
	81	107.9	112.6	117.4	122.3	127.3	132.4	137.6

注：表中3岁前为身长，3岁及3岁后为身高

表2　7岁以下女童身高（长）标准值（cm）

年　龄	月　龄	－3SD	－2SD	－1SD	中位数	＋1SD	＋2SD	＋3SD
出生	0	44.7	46.4	48.0	49.7	51.4	53.2	55.0
	1	47.9	49.8	51.7	53.7	55.7	57.8	59.9
	2	51.1	53.2	55.3	57.4	59.6	61.8	64.1
	3	54.2	56.3	58.4	60.6	62.8	65.1	67.5
	4	56.7	58.8	61.0	63.1	65.4	67.7	70.0
	5	58.6	60.8	62.9	65.2	67.4	69.8	72.1
	6	60.1	62.3	64.5	66.8	69.1	71.5	74.0
	7	61.3	63.6	65.9	68.2	70.6	73.1	75.6
	8	62.5	64.8	67.2	69.6	72.1	74.7	77.3
	9	63.7	66.1	68.5	71.0	73.6	76.2	78.9
	10	64.9	67.3	69.8	72.4	75.0	77.7	80.5
	11	66.1	68.6	71.1	73.7	76.4	79.2	82.0

年　龄	月　龄	-3SD	-2SD	-1SD	中位数	+1SD	+2SD	+3SD
1岁	12	67.2	69.7	72.3	75.0	77.7	80.5	83.4
	15	70.2	72.9	75.6	78.5	81.4	84.3	87.4
	18	72.8	75.6	78.5	81.5	84.6	87.7	91.0
	21	75.1	78.1	81.2	84.4	87.7	91.1	94.5
2岁	24	77.3	80.5	83.8	87.2	90.7	94.3	98.0
	27	79.3	82.7	86.2	89.8	93.5	97.3	101.2
	30	81.4	84.8	88.4	92.1	95.9	99.8	103.8
	33	83.4	86.9	90.5	94.3	98.1	102.0	106.1
3岁	36	85.4	88.9	92.5	96.3	100.1	104.1	108.1
	39	86.6	90.1	93.8	97.5	101.4	105.4	109.4
	42	88.4	91.9	95.6	99.4	103.3	107.2	111.3
	45	90.1	93.7	97.4	101.2	105.1	109.2	113.3
4岁	48	91.7	95.4	99.2	103.1	107.0	111.1	115.3
	51	93.2	97.0	100.9	104.9	109.0	113.1	117.4
	54	94.8	98.7	102.7	106.7	110.9	115.2	119.5
	57	96.4	100.3	104.4	108.5	112.8	117.1	121.6
5岁	60	97.8	101.8	106.0	110.2	114.5	118.9	123.4
	63	99.3	103.4	107.6	111.9	116.2	120.7	125.3
	66	100.7	104.9	109.2	113.5	118.0	122.6	127.2
	69	102.0	106.3	110.7	115.2	119.7	124.4	129.1
6岁	72	103.2	107.6	112.0	116.6	121.2	126.0	130.8
	75	104.4	108.8	113.4	118.0	122.7	127.6	132.5
	78	105.5	110.1	114.7	119.4	124.3	129.2	134.2
	81	106.7	111.4	116.1	121.0	125.9	130.9	136.1

注：表中3岁前为身长，3岁及3岁后为身高

表3　7岁以下男童体重标准值(kg)

年　龄	月　龄	-3SD	-2SD	-1SD	中位数	+1SD	+2SD	+3SD
出生	0	2.26	2.58	2.93	3.32	3.73	4.18	4.66
	1	3.09	3.52	3.99	4.51	5.07	5.67	6.33
	2	3.94	4.47	5.05	5.68	6.38	7.14	7.97
	3	4.69	5.29	5.97	6.70	7.51	8.40	9.37
	4	5.25	5.91	6.64	7.45	8.34	9.32	10.39

年 龄	月 龄	−3SD	−2SD	−1SD	中位数	+1SD	+2SD	+3SD
出生	5	5.66	6.36	7.14	8.00	8.95	9.99	11.15
	6	5.97	6.70	7.51	8.41	9.41	10.50	11.72
	7	6.24	6.99	7.83	8.76	9.79	10.93	12.20
	8	6.46	7.23	8.09	9.05	10.11	11.29	12.60
	9	6.67	7.46	8.35	9.33	10.42	11.64	12.99
	10	6.86	7.67	8.58	9.58	10.71	11.95	13.34
	11	7.04	7.87	8.80	9.83	10.98	12.26	13.68
1 岁	12	7.21	8.06	9.00	10.05	11.23	12.54	14.00
	15	7.68	8.57	9.57	10.68	11.93	13.32	14.88
	18	8.13	9.07	10.12	11.29	12.61	14.09	15.75
	21	8.61	9.59	10.69	11.93	13.33	14.90	16.66
2 岁	24	9.06	10.09	11.24	12.54	14.01	15.67	17.54
	27	9.47	10.54	11.75	13.11	14.64	16.38	18.36
	30	9.86	10.97	12.22	13.64	15.24	17.06	19.13
	33	10.24	11.39	12.68	14.15	15.82	17.72	19.89
3 岁	36	10.61	11.79	13.13	14.65	16.39	18.37	20.64
	39	10.97	12.19	13.57	15.15	16.95	19.02	21.39
	42	11.31	12.57	14.00	15.63	17.50	19.65	22.13
	45	11.66	12.96	14.44	16.13	18.07	20.32	22.91
4 岁	48	12.01	13.35	14.88	16.64	18.67	21.01	23.73
	51	12.37	13.76	15.35	17.18	19.30	21.76	24.63
	54	12.74	14.18	15.84	17.75	19.98	22.57	25.61
	57	13.12	14.61	16.34	18.35	20.69	23.43	26.68
5 岁	60	13.50	15.06	16.87	18.98	21.46	24.38	27.85
	63	13.86	15.48	17.38	19.60	22.21	25.32	29.04
	66	14.18	15.87	17.85	20.18	22.94	26.24	30.22
	69	14.48	16.24	18.31	20.75	23.66	27.17	31.43
6 岁	72	14.74	16.56	18.71	21.26	24.32	28.03	32.57
	75	15.01	16.90	19.14	21.82	25.06	29.01	33.89
	78	15.30	17.27	19.62	22.45	25.89	30.13	35.41
	81	15.66	17.73	20.22	23.24	26.95	31.56	37.39

表4 7岁以下女童体重标准值（kg）

年龄	月龄	−3SD	−2SD	−1SD	中位数	＋1SD	＋2SD	＋3SD
出生	0	2.26	2.54	2.85	3.21	3.63	4.10	4.65
	1	2.98	3.33	3.74	4.20	4.74	5.35	6.05
	2	3.72	4.15	4.65	5.21	5.86	6.60	7.46
	3	4.40	4.90	5.47	6.13	6.87	7.73	8.71
	4	4.93	5.48	6.11	6.83	7.65	8.59	9.66
	5	5.33	5.92	6.59	7.36	8.23	9.23	10.38
	6	5.64	6.26	6.96	7.77	8.68	9.73	10.93
	7	5.90	6.55	7.28	8.11	9.06	10.15	11.40
	8	6.13	6.79	7.55	8.41	9.39	10.51	11.80
	9	6.34	7.03	7.81	8.69	9.70	10.86	12.18
	10	6.53	7.23	8.03	8.94	9.98	11.16	12.52
	11	6.71	7.43	8.25	9.18	10.24	11.46	12.85
1岁	12	6.87	7.61	8.45	9.40	10.48	11.73	13.15
	15	7.34	8.12	9.01	10.02	11.18	12.50	14.02
	18	7.79	8.63	9.57	10.65	11.88	13.29	14.90
	21	8.26	9.15	10.15	11.30	12.61	14.12	15.85
2岁	24	8.70	9.64	10.70	11.92	13.31	14.92	16.77
	27	9.10	10.09	11.21	12.50	13.97	15.67	17.63
	30	9.48	10.52	11.70	13.05	14.60	16.39	18.47
	33	9.86	10.94	12.18	13.59	15.22	17.11	19.29
3岁	36	10.23	11.36	12.65	14.13	15.83	17.81	20.10
	39	10.60	11.77	13.11	14.65	16.43	18.50	20.90
	42	10.95	12.16	13.55	15.16	17.01	19.17	21.69
	45	11.29	12.55	14.00	15.67	17.60	19.85	22.49
4岁	48	11.62	12.93	14.44	16.17	18.19	20.54	23.30
	51	11.96	13.32	14.88	16.69	18.79	21.25	24.14
	54	12.30	13.71	15.33	17.22	19.42	22.00	25.04
	57	12.62	14.08	15.78	17.75	20.05	22.75	25.96
5岁	60	12.93	14.44	16.20	18.26	20.66	23.50	26.87
	63	13.23	14.80	16.64	18.78	21.30	24.28	27.84
	66	13.54	15.18	17.09	19.33	21.98	25.12	28.89
	69	13.84	15.54	17.53	19.88	22.65	25.96	29.95

年　龄	月　龄	—3SD	—2SD	—1SD	中位数	+1SD	+2SD	+3SD
6 岁	72	14.11	15.87	17.94	20.37	23.27	26.74	30.94
	75	14.38	16.21	18.35	20.89	23.92	27.57	32.00
	78	14.66	16.55	18.78	21.44	24.61	28.46	33.14
	81	14.96	16.92	19.25	22.03	25.37	29.42	34.40

附录二

常用食物成分表

（每100克可食部分的营养成分）

食物名称	可食部分（%）	能量	水分（克）	蛋白质（克）	脂肪（克）	膳食纤维（克）	碳水化合物（克）	维生素A（微克）	维生素B1（微克）	维生素B2（微克）	烟酸（毫克）	维生素E（微克）	钠（毫克）	钙（毫克）	铁（毫克）	维生素C（微克）	胆固醇（毫克）
稻米（大米）	100	346	13.30	7.40	0.80	0.7	77.2	0.0	0.11	0.05	1.90	0.46	3.8	13.0	2.3	0.0	0.0
小麦粉（特一粉）	100	349	12.00	10.40	1.10	1.6	74.3	0.0	0.15	0.11	2.00	1.25	1.5	30.0	3.0	0.0	0.0
小麦粉（标准粉）	100	344	12.70	11.20	1.50	2.1	71.5	0.0	0.28	0.08	2.00	1.80	3.1	31.0	3.5	0.0	0.0
小麦粉（特一，精粉）	100	350	12.70	10.30	1.10	0.6	74.6	0.0	0.17	0.06	2.00	0.73	2.7	27.0	2.7	0.0	0.0
方便面	100	472	3.60	9.50	21.10	0.7	60.9	0.0	0.12	0.06	0.90	2.28	1144.0	25.0	4.1	0.0	0.0
挂面（标准粉）	100	344	12.40	10.10	0.70	1.6	74.4	0.0	0.19	0.04	2.50	1.11	15.0	14.0	3.5	0.0	0.0
挂面（精白粉）	100	347	12.70	9.60	0.60	0.3	75.7	0.0	0.20	0.04	2.40	0.88	110.6	21.0	3.2	0.0	0.0
馒头（蒸，标粉）	100	233	40.50	7.80	1.00	1.5	48.3	0.0	0.05	0.07	0.00	0.86	165.2	18.0	1.9	0.0	0.0

续 表

食物名称	可食部分(%)	能量	水分(克)	蛋白质(克)	脂肪(克)	膳食纤维(克)	碳水化合物(克)	维生素A(微克)	维生素B1(微克)	维生素B2(微克)	烟酸(毫克)	维生素E(微克)	钠(毫克)	钙(毫克)	铁(毫克)	维生素C(微克)	胆固醇(毫克)
馒头(蒸,富强粉)	100	208	47.30	6.20	1.20	1.0	43.2	0.0	0.02	0.02	0.00	0.09	165.0	58.0	1.7	0.0	0.0
面条(富强粉)(切面)	100	285	29.20	9.30	1.10	0.4	59.5	0.0	0.18	0.04	2.20	0.00	1.5	24.0	2.0	0.0	0.0
面条(干)	100	355	10.50	11.00	0.10	0.2	77.5	0.0	0.28	0.05	2.70	0.00	60.9	8.0	9.6	0.0	0.0
面条(煮,富强粉)	100	109	72.60	2.70	0.20	0.1	24.2	0.0	0.00	0.01	1.80	0.00	26.9	4.0	0.5	0.0	0.0
面条(标准粉)(切面)	100	280	29.70	8.50	1.60	1.5	58.0	0.0	0.35	0.10	3.10	0.47	3.4	13.0	2.6	0.0	0.0
米饭(蒸,籼米)	100	114	71.10	2.50	0.20	0.4	25.6	0.0	0.02	0.03	1.70	0.00	1.7	6.0	0.3	0.0	0.0
米饭(蒸,粳米)	100	117	70.60	2.60	0.30	0.2	26.0	0.0	0.00	0.03	2.00	0.00	3.3	7.0	2.2	0.0	0.0
通心面(通心粉)	100	350	11.80	11.90	0.10	0.4	75.4	0.0	0.12	0.03	1.00	0.00	35.0	14.0	2.6	0.0	0.0
小麦(龙麦)	100	352	0.00	12.00	0.00	10.2	76.1	0.0	0.48	0.14	0.00	1.91	107.4	0.0	5.9	0.0	0.0
小麦胚粉	100	392	4.30	36.40	10.10	5.6	38.9	0.0	3.50	0.79	3.70	23.20	4.6	85.0	0.6	0.0	0.0
小米	100	358	11.60	9.00	3.10	1.6	73.5	17.0	0.33	0.10	1.50	3.63	4.3	41.0	5.1	0.0	0.0
小米粥	100	46	89.30	1.40	0.70	0.0	8.4	0.0	0.02	0.07	0.90	0.26	4.1	10.0	1.0	0.0	0.0
燕麦片	100	367	9.20	15.00	6.70	5.3	61.6	0.0	0.30	0.13	1.20	3.07	3.7	186.0	7.0	0.0	0.0

续表

食物名称	可食部分(%)	能量	水分(克)	蛋白质(克)	脂肪(克)	膳食纤维(克)	碳水化合物(克)	维生素A(微克)	维生素B1(微克)	维生素B2(微克)	烟酸(毫克)	维生素E(微克)	钠(毫克)	钙(毫克)	铁(毫克)	维生素C(微克)	胆固醇(毫克)
薏米(薏苡回回米)	100	357	11.20	12.80	3.30	2.0	69.1	0.0	0.22	0.15	2.00	2.08	3.6	42.0	3.6	0.0	0.0
油条	100	386	21.80	6.90	17.60	0.9	50.1	0.0	0.01	0.07	0.70	3.19	585.2	6.0	1.0	0.0	0.0
玉米(白,包谷)	100	336	11.70	8.80	3.80	8.0	66.7	0.0	0.27	0.07	2.30	8.23	2.5	10.0	2.2	0.0	0.0
玉米(黄,包谷)	100	335	13.20	8.70	3.80	6.4	66.6	17.0	0.21	0.13	2.50	3.89	3.3	14.0	2.4	0.0	0.0
玉米(鲜,包谷)	46	106	71.30	4.00	1.20	2.9	19.9	0.0	0.16	0.11	1.80	0.46	1.1	0.0	1.1	0.0	0.0
玉米面(白)	100	340	13.40	8.00	4.50	6.2	66.9	0.0	0.34	0.06	3.00	6.89	0.5	12.0	1.3	0.0	0.0
玉米面(黄)	100	340	12.10	8.10	3.30	5.6	69.6	7.0	0.26	0.09	2.30	3.80	2.3	22.0	3.2	0.0	0.0
玉米面(黄豆玉米面)	100	339	13.60	11.80	4.90	6.4	61.9	0.0	0.21	0.04	3.10	7.13	1.6	18.0	3.4	0.0	0.0
玉米糁(黄)	100	347	12.80	7.90	3.00	3.6	72.0	0.0	0.10	0.08	1.20	0.57	1.7	49.0	2.4	0.0	0.0
扁豆	100	326	9.90	25.30	0.40	6.5	55.4	5.0	0.26	0.45	2.60	1.86	2.3	137.0	19.2	0.0	0.0
扁豆(白)	100	256	19.40	19.00	1.30	13.4	42.2	0.0	0.33	0.11	1.20	0.89	1.0	68.0	4.0	0.0	0.0
蚕豆(去皮)	100	304	11.50	24.60	1.10	10.9	49.0	8.0	0.13	0.23	2.20	4.90	21.2	49.0	2.9	0.0	0.0
蚕豆(带皮)	93	342	11.30	25.40	1.60	2.5	56.4	50.0	0.20	0.20	2.50	6.68	2.2	54.0	2.5	0.0	0.0
豆腐	100	81	82.80	8.10	3.70	0.4	3.8	0.0	0.04	0.03	0.20	2.71	7.2	164.0	1.9	0.0	0.0
豆腐(内酯豆腐)	100	49	89.20	5.00	1.90	0.4	2.9	0.0	0.06	0.03	0.30	3.26	6.4	17.0	0.8	0.0	0.0

续　表

食物名称	可食部分(%)	能量	水分(克)	蛋白质(克)	脂肪(克)	膳食纤维(克)	碳水化合物(克)	维生素A(微克)	维生素B1(微克)	维生素B2(微克)	烟酸(毫克)	维生素E(微克)	钠(毫克)	钙(毫克)	铁(毫克)	维生素C(微克)	胆固醇(毫克)
豆腐(南豆腐)	100	57	87.90	6.20	2.50	0.2	2.4	0.0	0.02	0.04	1.00	3.62	3.1	116.0	1.5	0.0	0.0
豆腐(北)	100	98	80.00	12.20	4.80	0.5	1.5	5.0	0.05	0.03	0.30	6.70	7.3	138.0	2.5	0.0	0.0
豆腐干	100	140	65.20	16.20	3.60	0.8	10.7	0.0	0.03	0.07	0.30	0.00	76.5	308.0	4.9	0.0	0.0
豆腐花	100	401	1.60	10.00	2.60	0.0	84.3	42.0	0.02	0.03	0.40	5.00	0.0	175.0	3.3	0.0	0.0
豆腐卷	100	201	61.60	17.90	11.60	1.0	6.2	30.0	0.02	0.04	0.40	27.63	0.0	156.0	6.1	0.0	0.0
豆腐脑(老豆腐)	100	10	97.80	1.90	0.80	0.0	0.0	6.0	0.04	0.02	0.40	10.46	2.8	18.0	0.9	0.0	0.0
豆腐皮	100	409	16.50	44.60	17.40	0.2	18.6	0.0	0.31	0.11	1.50	20.63	9.4	116.0	30.8	0.0	0.0
豆腐丝	100	201	58.40	21.50	10.50	1.1	5.1	5.0	0.04	0.12	0.50	9.76	20.6	204.0	9.1	0.0	0.0
豆腐丝(干)	100	451	7.40	57.80	22.80	0.0	3.6	0.0	0.30	0.60	0.00	7.80	110.0	5.0	1.3	0.0	0.0
豆腐丝(油)	100	300	38.20	24.20	17.10	2.2	12.3	3.0	0.02	0.09	1.80	17.80	769.4	152.0	5.0	0.0	0.0
豆浆	100	13	96.40	1.80	0.70	1.1	0.0	15.0	0.02	0.02	0.10	0.80	3.0	10.0	0.5	0.0	0.0
豆浆粉	100	422	1.50	19.70	9.40	2.2	64.6	0.0	0.07	0.05	0.70	17.99	26.4	101.0	3.7	0.0	0.0
豆奶	100	30	94.00	2.40	1.50	0.0	1.8	0.0	0.02	0.06	0.30	4.50	3.2	23.0	0.6	0.0	0.0
豆沙	100	243	39.20	5.50	1.90	1.7	51.0	0.0	0.03	0.05	0.30	4.37	23.5	42.0	8.0	0.0	0.0
腐乳(白)	100	133	68.30	10.90	8.20	0.9	3.9	22.0	0.03	0.04	1.00	8.40	2 460.0	61.0	3.8	0.0	0.0
腐乳(臭,臭豆腐)	100	130	66.40	11.60	7.90	0.8	3.1	20.0	0.02	0.09	0.60	9.18	2 012.3	75.0	6.9	0.0	0.0
腐乳(桂林腐乳)	100	204	60.10	7.30	11.30	1.0	18.2	22.0	0.03	0.06	0.40	13.22	3 000.0	302.0	10.2	0.0	0.0

续 表

食物名称	可食部分(%)	能量	水分(克)	蛋白质(克)	脂肪(克)	膳食纤维(克)	碳水化合物(克)	维生素A(微克)	维生素B1(微克)	维生素B2(微克)	烟酸(毫克)	维生素E(微克)	钠(毫克)	钙(毫克)	铁(毫克)	维生素C(微克)	胆固醇(毫克)
腐乳(红,酱豆腐)	100	151	61.20	12.00	8.10	0.6	7.6	15.0	0.02	0.21	0.50	7.24	3 091.3	87.0	11.5	0.0	0.0
腐乳(上海南乳)	100	138	64.00	9.90	8.10	0.0	6.4	0.0	0.04	0.12	0.80	7.75	2 110.4	142.0	2.9	0.0	0.0
腐豆腐乳(槽乳,糟乳)	100	158	57.50	11.70	7.40	0.0	11.2	0.0	0.02	0.02	0.00	8.99	7 410.3	62.0	22.5	0.0	0.0
腐竹	100	459	7.90	44.60	21.70	1.0	21.3	0.0	0.13	0.07	0.80	27.84	26.5	77.0	16.5	0.0	0.0
腐竹皮	100	489	8.20	56.60	26.30	0.0	6.5	0.0	0.13	0.04	0.00	18.00	119.0	48.0	11.2	0.0	0.0
黑豆(黑大豆)	100	381	9.90	36.10	15.90	10.2	23.3	5.0	0.20	0.33	2.00	17.36	3.0	224.0	7.0	0.0	0.0
红豆馅	100	240	35.90	4.80	3.60	7.9	47.2	0.0	0.04	0.05	1.70	9.17	3.3	2.0	1.0	0.0	0.0
黄豆(大豆)	100	359	10.20	35.10	16.00	15.5	18.6	37.0	0.41	0.20	2.10	18.90	2.2	191.0	8.2	0.0	0.0
豇豆(紫)	100	315	11.20	18.90	0.40	6.9	58.9	3.0	0.22	0.09	2.40	11.42	4.0	67.0	7.9	0.0	0.0
豇豆	100	322	10.90	19.30	1.20	7.1	58.5	10.0	0.16	0.08	1.90	8.61	6.8	40.0	7.1	0.0	0.0
绿豆	100	316	12.30	21.60	0.80	6.4	55.6	22.0	0.25	0.11	2.00	10.95	3.2	81.0	6.5	0.0	0.0
干张(百页)	100	260	52.00	24.50	16.00	1.0	4.5	5.0	0.04	0.05	0.20	23.38	20.6	313.0	6.4	0.0	0.0
青豆(青大豆)	100	373	9.50	34.60	16.00	12.6	22.7	132.0	0.41	0.18	3.00	10.09	1.8	200.0	8.4	0.0	0.0
素鸡	100	192	64.30	16.50	12.50	0.9	3.3	10.0	0.02	0.03	0.40	17.80	373.8	319.0	5.3	0.0	0.0
素虾(炸)	100	576	3.40	27.60	44.40	2.7	16.6	0.0	0.04	0.02	1.60	50.79	1 440.3	251.0	6.3	0.0	0.0

续 表

食物名称	可食部分 (%)	能量	水分 (克)	蛋白质 (克)	脂肪 (克)	膳食纤维 (克)	碳水化合物 (克)	维生素A (微克)	维生素B1 (微克)	维生素B2 (微克)	烟酸 (毫克)	维生素E (微克)	钠 (毫克)	钙 (毫克)	铁 (毫克)	维生素C (微克)	胆固醇 (毫克)
素什锦	100	173	65.30	14.00	10.20	2.0	6.3	0.0	0.07	0.04	0.50	9.51	475.1	174.0	6.0	0.0	0.0
豌豆	100	313	10.40	20.30	1.10	10.4	55.4	42.0	0.49	0.14	2.40	8.47	9.7	97.0	4.9	0.0	0.0
小豆 (红,红小豆)	100	309	12.60	20.20	0.60	7.7	55.7	13.0	0.16	0.11	2.00	14.36	2.2	74.0	7.4	0.0	0.0
油豆腐 (豆腐泡)	100	244	58.80	17.00	17.60	0.6	4.3	5.0	0.05	0.04	0.30	24.70	32.5	147.0	5.2	0.0	0.0
扁豆 (鲜)	91	37	88.30	2.70	0.20	2.1	6.1	25.0	0.04	0.07	0.90	0.24	3.8	38.0	1.9	13.0	0.0
蚕豆 (鲜)	31	104	70.20	8.80	0.40	3.1	16.4	52.0	0.37	0.10	1.50	0.83	4.0	16.0	3.5	16.0	0.0
刀豆	92	35	89.00	3.10	0.20	1.8	5.3	37.0	0.05	0.07	1.00	0.31	5.9	48.0	3.2	15.0	0.0
豆角	96	30	90.00	2.50	0.20	2.1	4.6	33.0	0.05	0.07	0.90	2.24	3.4	29.0	1.5	18.0	0.0
荷兰豆	88	27	91.90	2.50	0.30	1.4	3.5	80.0	0.09	0.04	0.70	0.30	8.8	51.0	0.9	16.0	0.0
黄豆芽	100	44	88.80	4.50	1.60	1.5	3.0	5.0	0.04	0.07	0.60	0.80	7.2	21.0	0.9	8.0	0.0
豇豆 (鲜)	97	29	90.30	2.90	0.30	2.3	3.6	42.0	0.07	0.09	1.40	4.39	2.2	27.0	0.5	19.0	0.0
绿豆芽	100	18	94.60	2.10	0.10	0.8	2.1	3.0	0.05	0.06	0.50	0.19	4.4	9.0	0.6	6.0	0.0
龙豆	98	32	90.00	3.70	0.50	1.9	3.1	87.0	0.04	0.06	1.00	0.77	4.1	147.0	1.3	11.0	0.0
毛豆 (青豆)	53	123	69.60	13.10	5.00	4.0	6.5	22.0	0.15	0.07	1.40	2.44	3.9	135.0	3.5	27.0	0.0
四季豆 (菜豆)	96	28	91.30	2.00	0.40	1.5	4.2	35.0	0.04	0.07	0.40	1.24	8.6	42.0	1.5	6.0	0.0
豌豆 (鲜)	42	105	70.20	7.40	0.30	3.0	18.2	37.0	0.43	0.09	2.30	1.21	1.2	21.0	1.7	14.0	0.0
百合	82	162	56.70	3.20	0.10	1.7	37.1	0.0	0.02	0.04	0.70	0.00	6.7	11.0	1.0	18.0	0.0
百合 (干)	100	342	10.30	6.70	0.50	1.7	77.8	0.0	0.05	0.09	0.90	0.00	37.3	32.0	5.9	0.0	0.0

续 表

食物名称	可食部分(%)	能量	水分(克)	蛋白质(克)	脂肪(克)	膳食纤维(克)	碳水化合物(克)	维生素A(微克)	维生素B1(微克)	维生素B2(微克)	烟酸(毫克)	维生素E(微克)	钠(毫克)	钙(毫克)	铁(毫克)	维生素C(微克)	胆固醇(毫克)
百合(脱水)	100	343	9.90	8.10	0.10	1.7	77.4	0.0	0.00	0.02	1.10	0.00	69.8	29.0	5.0	7.0	0.0
荸荠(马蹄,地栗)	78	59	83.60	1.20	0.20	1.1	13.1	3.0	0.02	0.02	0.70	0.65	15.7	4.0	0.6	7.0	0.0
慈菇(乌芋白地果)	89	94	73.60	4.60	0.20	1.4	18.5	0.0	0.14	0.07	1.60	2.16	39.1	14.0	2.2	4.0	0.0
甘薯(红心,山芋红薯)	90	99	73.40	1.10	0.20	1.6	23.1	125.0	0.04	0.04	0.60	0.28	28.5	23.0	0.5	26.0	0.0
甘薯(白心,红皮山芋)	86	104	72.60	1.40	0.20	1.0	24.2	37.0	0.07	0.04	0.60	0.43	58.2	24.0	0.8	24.0	0.0
胡萝卜(红)	96	37	89.20	1.00	0.20	1.1	7.7	688.0	0.04	0.03	0.60	0.41	71.4	32.0	1.0	13.0	0.0
胡萝卜(黄)	97	43	87.40	1.40	0.20	1.3	8.9	668.0	0.04	0.04	0.20	0.00	25.1	32.0	0.5	16.0	0.0
姜	95	41	87.00	1.30	0.60	2.7	7.6	28.0	0.02	0.03	0.80	0.00	14.9	27.0	1.4	4.0	0.0
姜(干)	95	273	14.90	9.10	5.70	17.7	46.3	0.0	0.00	0.10	0.00	0.01	9.9	62.0	0.0	0.0	0.0
姜(子姜,嫩姜)	82	19	94.50	0.70	0.60	0.9	2.8	0.0	0.00	0.01	0.30	0.00	1.9	9.0	0.8	2.0	0.0
芋头(芋艿,毛芋)	84	79	78.60	2.20	0.20	1.0	17.1	27.0	0.06	0.05	0.70	0.45	33.1	36.0	1.0	6.0	0.0
竹笋	63	19	92.80	2.60	0.20	1.8	1.8	0.0	0.08	0.08	0.60	0.05	0.4	9.0	0.5	5.0	0.0
白菜(大白菜)	92	21	93.60	1.70	0.20	0.6	3.1	42.0	0.06	0.07	0.80	0.92	89.3	69.0	0.5	47.0	0.0
菠菜(赤根菜)	89	24	91.20	2.60	0.30	1.7	2.8	487.0	0.04	0.11	0.60	1.74	85.2	66.0	2.9	32.0	0.0

续 表

食物名称	可食部分(%)	能量	水分(克)	蛋白质(克)	脂肪(克)	膳食纤维(克)	碳水化合物(克)	维生素A(微克)	维生素B1(微克)	维生素B2(微克)	烟酸(毫克)	维生素E(微克)	钠(毫克)	钙(毫克)	铁(毫克)	维生素C(微克)	胆固醇(毫克)
菜花(花椰菜)	82	24	92.40	2.10	0.20	1.2	3.4	5.0	0.03	0.08	0.60	0.43	31.6	23.0	1.1	61.0	0.0
葱头(洋葱)	90	39	89.20	1.10	0.20	0.9	8.1	3.0	0.03	0.03	0.30	0.14	4.4	24.0	0.6	8.0	0.0
大白菜(青白口)	83	15	95.10	1.40	0.10	0.9	2.1	13.0	0.03	0.04	0.40	0.36	48.4	35.0	0.6	28.0	0.0
榨菜	100	29	75.00	2.20	0.30	2.1	4.4	83.0	0.03	0.06	0.50	0.00	4 252.6	155.0	3.9	2.0	0.0
草菇(大黑头细花草)	100	23	92.30	2.70	0.20	1.6	2.7	0.0	0.08	0.34	8.00	0.40	73.0	17.0	1.3	0.0	0.0
大红菇(草质红菇)	100	200	15.50	24.40	2.80	31.6	19.3	13.0	0.26	6.90	19.50	0.00	1.7	1.0	7.5	2.0	0.0
地衣(水浸)	100	3	96.40	1.50	0.00	1.8	0.0	37.0	0.02	0.28	0.50	2.24	10.7	14.0	21.1	0.0	0.0
冬菇(干,毛树金线菌)	86	212	13.40	17.80	1.30	32.3	32.3	5.0	0.17	1.40	24.40	3.47	20.4	55.0	10.5	5.0	0.0
发菜	100	246	10.50	22.80	0.80	21.9	36.8	0.0	0.23	0.00	0.00	21.70	103.3	875.0	99.3	0.0	0.0
海带(干,江白菜,昆布)	98	77	70.50	1.80	0.10	6.1	17.3	40.0	0.01	0.10	0.80	0.85	327.4	348.0	4.7	0.0	0.0
海带(鲜,江白菜,昆布)	100	17	94.40	1.20	0.10	0.5	1.6	0.0	0.02	0.15	1.30	1.85	8.6	46.0	0.9	0.0	0.0
海冻菜(石花菜,冻菜)	100	314	15.60	5.40	0.10	0.0	72.9	0.0	0.06	0.20	3.30	14.84	380.8	167.0	2.0	0.0	0.0
金针菇(智力菇)	100	26	90.20	2.40	0.40	2.7	3.3	5.0	0.15	0.19	4.10	1.14	4.3	0.0	1.4	2.0	0.0

续　表

食物名称	可食部分(%)	能量	水分(克)	蛋白质(克)	脂肪(克)	膳食纤维(克)	碳水化合物(克)	维生素A(微克)	维生素B1(微克)	维生素B2(微克)	烟酸(毫克)	维生素E(微克)	钠(毫克)	钙(毫克)	铁(毫克)	维生素C(微克)	胆固醇(毫克)
蘑菇(干)	100	252	13.70	21.00	4.60	21.0	31.7	273.0	0.10	1.10	30.70	6.18	23.3	127.0	0.0	5.0	0.0
蘑菇(鲜,鲜蘑)	99	20	92.40	2.70	0.10	2.1	2.0	2.0	0.08	0.35	4.00	0.56	8.3	6.0	1.2	2.0	0.0
木耳(黑木耳,云耳)	100	205	15.50	12.10	1.50	29.9	35.7	17.0	0.17	0.44	2.50	11.34	48.5	247.0	97.4	0.0	0.0
木耳(水发,黑木耳,云耳)	100	21	91.80	1.50	0.20	2.6	3.4	3.0	0.01	0.05	0.20	7.51	8.5	34.0	5.5	1.0	0.0
平菇(鲜,糙皮)	93	20	92.50	1.90	0.30	2.3	2.3	2.0	0.06	0.16	3.10	0.79	3.8	5.0	1.0	4.0	0.0
香菇(干,香蕈,冬菇)	95	211	12.30	20.00	1.20	31.6	30.1	3.0	0.19	1.26	20.50	0.66	11.2	83.0	10.5	5.0	0.0
香菇(鲜,香蕈,冬菇)	100	19	91.70	2.20	0.30	3.3	1.9	0.0	0.00	0.08	2.00	0.00	1.4	2.0	0.3	1.0	0.0
香杏片口蘑	100	207	15.10	33.40	1.50	22.6	15.0	0.0	0.00	1.90	0.00	0.00	21.0	15.0	137.5	0.0	0.0
银耳(白木耳)	96	200	14.60	10.00	1.40	30.4	36.9	8.0	0.05	0.25	5.30	1.26	82.1	36.0	4.1	0.0	0.0
紫菜	100	207	12.70	26.70	1.10	21.6	22.5	228.0	0.27	1.02	7.30	1.82	710.5	264.0	54.9	2.0	0.0
菠萝(凤梨,地菠萝)	68	41	88.40	0.50	0.10	1.3	9.5	33.0	0.04	0.02	0.20	0.00	0.8	12.0	0.6	18.0	0.0
草莓	97	30	91.30	1.00	0.20	1.1	6.0	5.0	0.02	0.03	0.30	0.71	4.2	18.0	1.8	47.0	0.0
草莓酱	100	269	32.50	0.80	0.20	0.2	66.1	0.0	0.15	0.10	0.20	0.49	8.7	44.0	2.1	1.0	0.0
橙	74	47	87.40	0.80	0.20	0.6	10.5	27.0	0.05	0.04	0.30	0.56	1.2	20.0	0.4	33.0	0.0

续 表

食物名称	可食部分(%)	能量	水分(克)	蛋白质(克)	脂肪(克)	膳食纤维(克)	碳水化合物(克)	维生素A(微克)	维生素B1(微克)	维生素B2(微克)	烟酸(毫克)	维生素E(微克)	钠(毫克)	钙(毫克)	铁(毫克)	维生素C(微克)	胆固醇(毫克)
番石榴(鸡矢果,番桃)	97	41	83.90	1.10	0.40	5.9	8.3	53.0	0.02	0.05	0.30	0.00	3.3	13.0	0.2	68.0	0.0
柑	77	51	86.90	0.70	0.20	0.4	11.5	148.0	0.08	0.04	0.40	0.92	1.4	35.0	0.2	28.0	0.0
橄榄(白榄)	80	49	83.10	0.80	0.20	4.0	11.1	22.0	0.01	0.01	0.70	0.00	0.0	49.0	0.2	3.0	0.0
甘蔗汁	100	64	83.10	0.40	0.10	0.6	15.4	2.0	0.01	0.02	0.20	0.00	3.0	14.0	0.4	2.0	0.0
桂圆(鲜)	50	70	81.40	1.20	0.10	0.4	16.2	3.0	0.01	0.14	1.30	0.00	3.9	6.0	0.2	43.0	0.0
桂圆(干,龙眼,圆眼)	37	273	26.90	5.00	0.20	2.0	62.8	0.0	0.00	0.39	1.30	0.00	3.3	38.0	0.7	12.0	0.0
桂圆肉	100	313	17.70	4.60	1.00	2.0	71.5	0.0	0.04	1.03	8.90	0.00	7.3	39.0	3.9	27.0	0.0
黑枣(无核,乌枣,软枣)	98	228	39.00	1.70	0.30	2.6	54.7	7.0	0.00	0.00	2.10	1.88	6.3	108.0	1.2	0.0	0.0
金桔(金枣)	89	55	84.70	1.00	0.20	1.4	12.3	62.0	0.04	0.03	0.30	1.58	3.0	56.0	1.0	35.0	0.0
桔(芦柑)	77	43	88.50	0.60	0.20	0.6	9.7	87.0	0.02	0.03	0.20	0.00	1.3	45.0	1.4	19.0	0.0
梨	75	32	90.00	0.40	0.10	2.0	7.3	0.0	0.01	0.04	0.10	0.00	3.9	11.0	0.0	1.0	0.0
荔枝(鲜)	73	70	81.90	0.90	0.20	0.5	16.1	2.0	0.10	0.04	1.10	0.00	1.7	2.0	0.4	41.0	0.0
柠檬	66	35	91.00	1.10	1.20	1.3	4.9	0.0	0.05	0.02	0.60	1.14	1.1	101.0	0.8	22.0	0.0
枇杷	62	39	89.30	0.80	0.20	0.8	8.5	117.0	0.01	0.03	0.30	0.24	4.0	17.0	1.1	8.0	0.0
苹果	76	52	85.90	0.20	0.20	1.2	12.3	3.0	0.06	0.02	0.20	2.12	1.6	4.0	0.6	4.0	0.0
苹果(红富士苹果)	85	45	86.90	0.70	0.40	2.1	9.6	100.0	0.01	0.00	0.00	1.46	0.7	3.0	0.7	2.0	0.0
葡萄	86	43	88.70	0.50	0.20	0.4	9.9	8.0	0.04	0.02	0.20	0.70	1.3	5.0	0.4	25.0	0.0

续　表

食物名称	可食部分(%)	能量	水分(克)	蛋白质(克)	脂肪(克)	膳食纤维(克)	碳水化合物(克)	维生素A(微克)	维生素B1(微克)	维生素B2(微克)	烟酸(毫克)	维生素E(微克)	钠(毫克)	钙(毫克)	铁(毫克)	维生素C(微克)	胆固醇(毫克)
桑葚	100	49	82.80	1.70	0.40	4.1	9.7	5.0	0.02	0.06	0.00	9.87	2.0	37.0	0.4	0.0	0.0
柿	87	71	80.60	0.40	0.10	1.4	17.1	20.0	0.02	0.02	0.30	1.12	0.8	9.0	0.2	30.0	0.0
柿饼	97	250	33.80	1.80	0.20	2.6	60.2	48.0	0.01	0.00	0.50	0.63	6.4	54.0	2.7	0.0	0.0
桃	86	48	86.40	0.90	0.10	1.3	10.9	3.0	0.01	0.03	0.70	1.54	5.7	6.0	0.8	7.0	0.0
无花果	100	59	81.30	1.50	0.10	3.0	13.0	5.0	0.03	0.02	0.10	1.82	5.5	67.0	0.1	2.0	0.0
香蕉	59	91	75.80	1.40	0.20	1.2	20.8	10.0	0.02	0.04	0.70	0.24	0.8	7.0	0.4	8.0	0.0
杏	91	36	89.40	0.90	0.10	1.3	7.8	75.0	0.02	0.03	0.60	0.95	2.3	14.0	0.6	4.0	0.0
杏脯	100	329	15.30	0.80	0.60	1.8	80.2	157.0	0.02	0.09	0.60	0.61	213.3	68.0	4.8	6.0	0.0
杨梅(树梅,山杨梅)	82	28	92.00	0.80	0.20	1.0	5.7	7.0	0.01	0.05	0.30	0.81	0.7	14.0	1.0	9.0	0.0
桃(杨桃)	88	29	91.40	0.60	0.20	1.2	6.2	3.0	0.02	0.03	0.70	0.00	1.4	4.0	0.4	7.0	0.0
椰子	33	231	51.80	4.00	12.10	4.7	26.6	0.0	0.01	0.01	0.50	0.00	55.6	2.0	1.8	6.0	0.0
樱桃(野,白刺)	23	288	18.80	11.40	3.90	7.9	51.9	0.0	0.12	0.22	3.50	0.00	98.5	59.0	11.4	0.0	0.0
樱桃	80	46	88.00	1.10	0.20	0.3	9.9	35.0	0.02	0.02	0.60	2.22	8.0	11.0	0.4	10.0	0.0
柚(文旦)	69	41	89.00	0.80	0.20	0.4	9.1	2.0	0.00	0.03	0.30	0.00	3.0	4.0	0.3	23.0	0.0
枣(鲜)	87	122	67.40	1.10	0.30	1.9	28.6	40.0	0.06	0.09	0.90	0.78	1.2	22.0	1.2	243.0	0.0
枣(干)	80	264	26.90	3.20	0.50	6.2	61.6	2.0	0.04	0.16	0.90	3.04	6.2	64.0	2.3	14.0	0.0
枣(蜜枣,无核)	100	320	16.60	1.00	0.10	3.0	78.9	5.0	0.00	0.14	0.40	0.30	15.8	24.0	2.4	104.0	0.0
枣(蜜枣)	100	321	13.40	1.30	0.20	5.8	78.6	0.0	0.01	0.10	0.40	0.00	25.1	59.0	3.5	55.0	0.0

续　表

食物名称	可食部分(%)	能量	水分(克)	蛋白质(克)	脂肪(克)	膳食纤维(克)	碳水化合物(克)	维生素A(微克)	维生素B1(微克)	维生素B2(微克)	烟酸(毫克)	维生素E(微克)	钠(毫克)	钙(毫克)	铁(毫克)	维生素C(微克)	胆固醇(毫克)
枣(密云小枣)	92	214	38.70	3.90	0.80	7.3	47.9	0.0	0.06	0.04	0.90	0.00	9.3	80.0	2.7	0.0	0.0
枣(沙枣)	41	200	30.50	5.90	0.80	18.4	42.4	0.0	0.00	0.00	0.00	0.00	0.0	0.0	0.0	0.0	0.0
枣(乌枣)	59	228	32.60	3.70	0.50	9.2	52.2	0.0	0.07	0.09	1.10	1.24	1.2	42.0	3.7	6.0	0.0
猕猴桃(中华猕猴桃,羊桃)	83	56	83.40	0.80	0.60	2.6	11.9	22.0	0.05	0.02	0.30	2.43	10.0	27.0	1.2	62.0	0.0
白果	100	355	9.90	13.20	1.30	0.0	72.6	0.0	0.00	0.00	0.00	0.73	17.5	54.0	0.2	0.0	0.0
白果(干,银杏)	67	355	9.90	13.20	1.30	0.0	72.6	0.0	0.00	0.10	0.00	24.70	17.5	54.0	0.2	0.0	0.0
核桃(干,胡桃)	43	627	5.20	14.90	58.80	9.5	9.6	5.0	0.15	0.14	0.90	43.21	6.4	56.0	2.7	1.0	0.0
核桃(鲜)	43	327	49.80	12.80	29.90	4.3	1.8	0.0	0.07	0.14	1.40	41.17	0.0	0.0	0.0	10.0	0.0
花生(生,落花生,长生果)	53	298	48.30	12.10	25.40	7.7	5.2	2.0	0.00	0.04	14.10	2.93	3.7	8.0	3.4	14.0	0.0
花生(炒)	71	589	4.10	21.90	48.00	6.3	17.3	10.0	0.13	0.12	18.90	12.94	34.8	47.0	1.5	0.0	0.0
肠(儿童肠)	100	290	49.80	13.10	19.60	0.0	15.3	0.0	0.26	0.09	3.00	1.11	0.0	12.0	3.2	0.0	61.0
肠(腊肠)	100	584	8.40	22.00	48.30	0.0	15.3	0.0	0.04	0.12	3.80	0.00	1 420.0	24.0	3.2	0.0	88.0
肠(香肠)	100	508	19.20	24.10	40.70	0.0	11.2	0.0	0.48	0.11	4.40	1.05	2 309.2	14.0	5.8	0.0	82.0
叉烧肉	100	279	49.20	23.80	16.90	0.0	7.9	16.0	0.66	0.23	7.00	0.68	818.8	8.0	2.6	0.0	68.0
方腿	100	117	73.90	16.20	5.00	0.0	1.9	0.0	0.50	0.20	17.40	0.15	424.5	1.0	3.0	0.0	45.0

续 表

食物名称	可食部分(%)	能量	水分(克)	蛋白质(克)	脂肪(克)	膳食纤维(克)	碳水化合物(克)	维生素A(微克)	维生素B1(微克)	维生素B2(微克)	烟酸(毫克)	维生素E(微克)	钠(毫克)	钙(毫克)	铁(毫克)	维生素C(微克)	胆固醇(毫克)
宫爆肉丁(罐头)	100	336	44.50	17.70	27.60	0.0	4.2	31.0	0.37	0.11	10.40	1.51	471.9	47.0	2.0	0.0	62.0
狗肉	80	116	76.00	16.80	4.60	0.0	1.8	157.0	0.34	0.20	3.50	1.40	47.4	52.0	2.9	0.0	62.0
火腿后坐(火腿)	100	330	47.90	16.00	27.40	0.0	4.9	46.0	0.28	0.09	8.60	0.80	1 086.7	3.0	2.2	0.0	120.0
火腿(金华火腿)	100	318	48.70	16.40	28.00	0.0	0.0	20.0	0.51	0.18	4.80	0.18	233.4	9.0	2.1	0.0	98.0
火腿(熟)	100	529	24.60	12.40	50.40	0.0	6.4	0.0	0.17	0.00	0.00	0.00	0.0	0.0	0.0	0.0	166.0
酱牛肉	100	246	50.70	31.40	11.90	0.0	3.2	11.0	0.05	0.22	4.40	1.25	869.2	20.0	4.0	0.0	76.0
酱羊肉	100	272	45.70	25.40	13.70	0.0	11.8	0.0	0.07	0.06	8.30	1.28	937.8	43.0	4.1	0.0	92.0
腊肉(培根)	100	181	63.10	22.30	9.00	0.0	2.6	0.0	0.90	0.11	4.50	0.11	51.2	2.0	2.4	0.0	46.0
腊肉(生)	100	498	31.10	11.80	48.80	0.0	2.9	96.0	0.00	0.00	0.00	6.23	763.9	22.0	7.5	0.0	123.0
腊肉(熟)	100	587	10.90	13.20	48.90	0.0	23.6	0.0	0.23	0.00	0.00	0.00	0.0	0.0	0.0	0.0	135.0
腊羊肉	100	246	47.80	26.10	10.60	0.0	11.5	0.0	0.03	0.50	3.40	7.26	8 991.6	14.0	6.6	0.0	100.0
牛肉(肥瘦)	100	190	68.10	18.10	13.40	0.0	0.0	9.0	0.03	0.11	7.40	0.22	57.4	8.0	3.2	0.0	84.0
牛肉(五花,肋条)	100	123	75.10	18.60	5.40	0.0	0.0	7.0	0.06	0.13	3.10	0.37	66.6	19.0	2.7	0.0	84.0
牛肉(后腿)	100	98	77.10	19.80	2.00	0.0	0.1	2.0	0.02	0.18	5.70	0.81	30.6	7.0	2.1	0.0	58.0
牛肉(后健)	94	93	78.10	18.00	1.80	0.0	1.1	3.0	0.02	0.18	3.70	0.74	70.6	6.0	2.3	0.0	58.0
牛肉(前健)	95	100	76.60	18.40	2.10	0.0	1.8	2.0	0.02	0.18	4.10	0.42	61.2	6.0	3.0	0.0	58.0
牛肉(前腿)	100	95	78.00	15.70	2.40	0.0	2.7	2.0	0.02	0.19	3.90	0.71	54.6	7.0	1.6	0.0	58.0

续 表

食物名称	可食部分(%)	能量	水分(克)	蛋白质(克)	脂肪(克)	膳食纤维(克)	碳水化合物(克)	维生素A(微克)	维生素B1(微克)	维生素B2(微克)	烟酸(毫克)	维生素E(微克)	钠(毫克)	钙(毫克)	铁(毫克)	维生素C(微克)	胆固醇(毫克)
牛肉（瘦）	100	106	75.20	20.20	2.30	0.0	1.2	6.0	0.07	0.13	6.30	0.35	53.6	9.0	2.8	0.0	58.0
牛肉松	100	445	2.70	8.20	15.70	0.0	67.7	90.0	0.04	0.11	0.90	18.24	1 945.7	76.0	4.6	0.0	169.0
牛舌	100	196	66.70	17.00	13.30	0.0	2.0	8.0	0.10	0.16	3.60	0.55	58.4	6.0	3.1	0.0	92.0
牛肾	89	94	78.30	15.60	2.40	0.0	2.6	88.0	0.24	0.85	7.70	0.19	180.8	8.0	9.4	0.0	295.0
牛蹄筋	100	151	62.00	38.40	0.50	0.0	0.0	0.0	0.07	0.13	0.70	0.00	153.6	5.0	3.2	0.0	0.0
兔肉	100	102	76.20	19.70	2.20	0.0	0.9	212.0	0.11	0.10	5.80	0.42	45.1	12.0	2.0	0.0	59.0
午餐肉	100	229	59.90	9.40	15.90	0.0	12.0	0.0	0.24	0.05	11.10	0.00	981.9	57.0	0.0	0.0	56.0
羊肉（肥，瘦）	90	198	66.90	19.00	14.10	0.0	0.0	22.0	0.05	0.14	4.50	0.26	80.6	6.0	2.3	0.0	92.0
羊肉串（炸）	100	217	57.40	18.30	11.50	0.0	10.0	40.0	0.04	0.41	4.70	6.56	580.8	38.0	4.2	0.0	93.0
猪肝	99	129	70.70	19.30	3.50	0.0	5.0	4 972.0	0.21	2.08	15.00	0.86	68.6	6.0	22.6	0.0	288.0
猪肉（脖子，猪脖）	90	576	35.80	8.00	60.50	0.0	0.0	18.0	0.21	0.07	1.70	0.61	54.0	4.0	1.2	0.0	94.0
猪肉（肥）	100	816	8.80	2.40	90.40	0.0	0.0	29.0	0.08	0.05	0.90	0.24	19.5	3.0	1.0	0.0	109.0
猪肉（肥，瘦）	100	395	46.80	13.20	37.00	0.0	2.4	0.0	0.22	0.16	3.50	0.49	59.4	6.0	1.6	0.0	80.0
猪肉（后臀尖）	97	331	55.10	14.60	30.80	0.0	0.0	16.0	0.26	0.11	2.80	0.95	57.5	5.0	1.0	0.0	0.0
猪肉（后蹄膀，后肘）	73	320	57.60	17.00	28.00	0.0	0.7	8.0	0.37	0.18	2.60	0.48	76.8	6.0	1.0	0.0	79.0
猪肉（脊背，里脊）	100	155	70.30	20.20	7.90	0.0	0.0	5.0	0.47	0.12	5.20	0.59	43.2	6.0	1.5	0.0	81.0
猪肉（肋条肉）	96	568	34.00	9.30	59.00	0.0	0.0	10.0	0.09	0.04	2.40	0.05	80.0	6.0	1.0	0.0	98.0

续 表

食物名称	可食部分(%)	能量	水分(克)	蛋白质(克)	脂肪(克)	膳食纤维(克)	碳水化合物(克)	维生素A(微克)	维生素B1(微克)	维生素B2(微克)	烟酸(毫克)	维生素E(微克)	钠(毫克)	钙(毫克)	铁(毫克)	维生素C(微克)	胆固醇(毫克)
猪肉(奶脯·软五花)	85	349	56.80	7.70	35.30	0.0	0.0	39.0	0.14	0.06	2.00	0.49	36.7	5.0	0.8	0.0	98.0
猪肉(奶面,硬五花,猪排骨肉)	79	339	53.00	13.60	30.60	0.0	2.2	10.0	0.36	0.15	3.10	0.20	52.0	6.0	1.3	0.0	79.0
猪肉(前蹄膀,前肘)	67	338	54.30	15.10	31.50	0.0	0.0	13.0	0.23	0.14	2.00	0.71	66.1	5.0	1.2	0.0	79.0
猪肉(清蒸)	100	118	71.40	18.40	13.80	0.0	0.0	0.0	0.09	0.07	2.80	0.00	210.6	4.0	3.4	0.0	62.0
猪肉(腿)	100	190	67.60	17.90	12.80	0.0	0.8	3.0	0.53	0.24	4.90	0.30	63.0	6.0	0.9	0.0	79.0
猪肉(瘦)	100	143	71.00	20.30	6.20	0.0	1.5	44.0	0.54	0.10	5.30	0.34	57.5	6.0	3.0	0.0	81.0
猪肉松	100	396	9.40	23.40	11.50	0.0	49.7	44.0	0.04	0.13	3.30	10.02	469.0	41.0	6.4	0.0	111.0
猪蹄(熟,爪尖)	43	260	55.80	23.60	17.00	0.0	3.2	0.0	0.13	0.04	2.80	0.00	363.2	32.0	2.4	0.0	86.0
鹌鹑	58	110	75.10	20.20	3.10	0.0	0.2	40.0	0.04	0.32	6.30	0.44	48.4	48.0	2.3	0.0	157.0
鹅	63	245	62.90	17.90	19.90	0.0	0.0	42.0	0.07	0.23	4.90	0.22	58.8	4.0	3.8	0.0	74.0
鹅肝	100	129	70.70	15.20	3.40	0.0	9.3	6100.0	0.27	0.25	0.00	5.29	70.2	2.0	7.8	0.0	285.0
鹅肫	100	100	76.30	19.60	1.90	0.0	1.1	51.0	0.05	0.06	0.00	0.00	58.2	2.0	4.7	0.0	153.0
鸽	42	201	66.60	16.50	14.20	0.0	1.7	53.0	0.06	0.20	6.90	0.99	63.6	30.0	3.8	0.0	99.0
鸡	66	167	69.00	19.30	9.40	0.0	1.3	48.0	0.05	0.09	5.60	0.67	63.3	9.0	1.4	0.0	106.0
鸡(乌骨鸡)	48	111	73.90	22.30	2.30	0.0	0.3	0.0	0.02	0.20	7.10	1.77	64.0	17.0	2.3	0.0	106.0
酱鸭	80	266	53.60	18.90	18.40	0.0	6.3	11.0	0.06	0.22	3.70	0.00	981.3	14.0	4.1	0.0	107.0

续 表

食物名称	可食部分(%)	能量	水分(克)	蛋白质(克)	脂肪(克)	膳食纤维(克)	碳水化合物(克)	维生素A(微克)	维生素B1(微克)	维生素B2(微克)	烟酸(毫克)	维生素E(微克)	钠(毫克)	钙(毫克)	铁(毫克)	维生素C(微克)	胆固醇(毫克)
鸡翅	69	194	65.40	17.40	11.80	0.0	4.6	68.0	0.01	0.11	5.30	0.25	50.8	8.0	1.3	0.0	113.0
鸡肝	100	121	74.40	16.60	4.80	0.0	2.8	10414.0	0.33	1.10	11.90	1.88	92.0	7.0	12.0	0.0	356.0
鸡腿	69	181	70.20	16.40	13.00	0.0	0.0	44.0	0.02	0.14	6.00	0.03	64.4	6.0	1.5	0.0	162.0
鸡心	100	172	70.80	15.90	11.80	0.0	0.6	910.0	0.46	0.26	11.50	0.00	108.4	54.0	4.7	0.0	194.0
鸡胸脯肉	100	133	72.00	19.40	5.00	0.0	2.5	16.0	0.07	0.13	10.80	0.22	34.4	3.0	0.6	0.0	82.0
烤鸡	73	240	59.00	22.40	16.70	0.0	0.1	37.0	0.05	0.19	3.50	0.22	472.3	25.0	1.7	0.0	99.0
烧鹅	73	289	52.80	19.70	21.50	0.0	4.2	9.0	0.09	0.11	3.60	0.07	240.0	91.0	3.8	0.0	116.0
瓦罐鸡汤(汤)	100	408	0.00	1.30	2.40	0.0	95.2	0.0	0.01	0.07	0.00	0.21	251.4	2.0	0.3	0.0	24.0
鸭	68	240	63.90	15.50	19.70	0.0	0.2	52.0	0.08	0.22	4.20	0.27	69.0	6.0	2.2	0.0	94.0
鸭翅	67	146	70.60	16.50	6.10	0.0	6.3	0.0	0.02	0.16	2.40	0.00	53.6	20.0	2.1	0.0	49.0
鸭肝	100	128	76.30	14.50	7.50	0.0	0.5	1040.0	0.26	1.05	6.90	1.41	87.2	18.0	23.1	0.0	341.0
盐水鸭(熟)	81	312	51.70	16.60	26.10	0.0	2.8	35.0	0.07	0.21	2.50	0.42	1557.5	10.0	0.7	0.0	81.0
鸭肉(胸脯肉)	100	90	78.60	15.00	1.50	0.0	4.0	0.0	0.01	0.07	4.20	1.98	60.2	6.0	4.1	0.0	0.0
鸭舌(鸭条)	61	245	62.60	16.60	19.70	0.0	0.4	35.0	0.01	0.21	1.60	0.23	81.5	13.0	2.2	0.0	118.0
炸鸡(肯德鸡)	70	279	49.40	20.30	17.30	0.0	10.5	23.0	0.03	0.17	16.70	6.44	755.0	109.0	2.2	0.0	198.0
炼乳(罐头·甜)	100	332	26.20	8.00	8.70	0.0	55.4	41.0	0.03	0.16	0.30	0.28	211.9	242.0	0.4	0.0	36.0

续 表

食物名称	可食部分(%)	能量	水分(克)	蛋白质(克)	脂肪(克)	膳食纤维(克)	碳水化合物(克)	维生素A(微克)	维生素B1(微克)	维生素B2(微克)	烟酸(毫克)	维生素E(微克)	钠(毫克)	钙(毫克)	铁(毫克)	维生素C(微克)	胆固醇(毫克)
奶酪(干酪)	100	328	43.50	25.70	23.50	0.0	3.5	152.0	0.06	0.91	0.60	0.60	584.6	799.0	2.4	0.0	11.0
奶油	100	720	18.00	2.50	78.60	0.0	0.7	1042.0	0.00	0.05	0.10	66.01	29.6	1.0	0.7	0.0	168.0
牛乳	100	54	89.80	3.00	3.20	0.0	3.4	24.0	0.03	0.14	0.10	0.21	37.2	104.0	0.3	0.0	15.0
酸奶	100	72	84.70	2.50	2.70	0.0	9.3	26.0	0.03	0.15	0.20	0.12	39.8	118.0	0.4	0.0	15.0
羊乳(鲜)	100	59	88.90	1.50	3.50	0.0	5.4	84.0	0.04	0.12	2.10	0.19	20.6	82.0	0.5	0.0	31.0
鹌鹑蛋	86	160	73.00	12.80	11.10	0.0	2.1	337.0	0.11	0.49	0.10	3.08	106.6	47.0	3.2	0.0	515.0
鸡蛋(白皮)	87	138	75.80	12.70	9.00	0.0	1.5	310.0	0.09	0.31	0.20	1.23	94.7	48.0	2.0	0.0	585.0
鸡蛋(红皮)	88	156	73.80	12.80	11.10	0.0	1.3	194.0	0.13	0.32	0.20	2.29	125.7	44.0	2.3	0.0	585.0
鸡蛋白	100	60	84.40	11.60	0.10	0.0	3.1	0.0	0.04	0.31	0.20	0.01	79.4	9.0	1.6	0.0	0.0
松花蛋(鸡)	83	178	66.40	14.80	10.60	0.0	5.8	310.0	0.02	0.13	0.20	1.06	0.0	26.0	3.9	0.0	595.0
松花蛋(鸭,皮蛋)	90	171	68.40	14.20	10.70	0.0	4.5	215.0	0.06	0.18	0.10	3.05	542.7	63.0	3.3	0.0	608.0
鸭蛋	87	180	70.30	12.60	13.00	0.0	3.1	261.0	0.17	0.35	0.20	4.98	106.0	62.0	2.9	0.0	565.0
蛏干(蛏子缢,蛏青子)	100	340	12.20	46.50	4.90	0.0	27.4	20.0	0.07	0.31	5.10	0.41	1175.0	107.0	88.8	0.0	469.0
蛏子	57	40	88.40	7.30	0.30	0.0	2.1	59.0	0.02	0.12	1.20	0.59	175.9	134.0	33.6	0.0	131.0
干贝	100	264	27.40	55.60	2.40	0.0	5.1	11.0	0.00	0.21	2.50	1.53	306.4	77.0	5.6	0.0	348.0
海参	93	262	18.90	50.20	4.80	0.0	4.5	39.0	0.04	0.13	1.30	0.00	4967.8	0.0	9.0	0.0	62.0
海蜇皮	100	33	76.50	3.70	0.30	0.0	3.8	0.0	0.03	0.05	0.20	2.13	325.0	150.0	4.8	0.0	8.0

续　表

食物名称	可食部分(%)	能量	水分(克)	蛋白质(克)	脂肪(克)	膳食纤维(克)	碳水化合物(克)	维生素A(微克)	维生素B1(微克)	维生素B2(微克)	烟酸(毫克)	维生素E(微克)	钠(毫克)	钙(毫克)	铁(毫克)	维生素C(微克)	胆固醇(毫克)
海蜇头	100	74	69.00	6.00	0.30	0.0	11.8	14.0	0.07	0.04	0.30	2.82	467.7	120.0	5.1	0.0	10.0
蛤蜊	45	31	91.00	5.80	0.40	0.0	1.1	19.0	0.01	0.10	0.50	0.86	317.3	138.0	2.9	0.0	156.0
螺蛳	37	59	83.30	7.50	0.60	0.0	6.0	0.0	0.00	0.28	2.00	0.43	252.6	156.0	1.4	0.0	86.0
墨鱼	69	82	79.20	15.20	0.90	0.0	3.4	0.0	0.02	0.04	1.80	1.49	165.5	15.0	1.0	0.0	226.0
牡蛎	100	73	82.00	5.30	2.10	0.0	8.2	27.0	0.01	0.13	1.40	0.81	462.1	131.0	7.1	0.0	100.0
乌贼(鲜,枪乌贼,台湾枪乌贼)	97	84	80.40	17.40	1.60	0.0		35.0	0.02	0.06	1.60	1.68	110.0	44.0	0.9	0.0	268.0
鲜贝	100	77	80.30	15.70	0.50	0.0	2.5	0.0	0.00	0.21	2.50	1.46	120.0	28.0	0.7	0.0	116.0
白米虾(水虾米)	57	81	77.30	17.30	0.40	0.0	2.0	54.0	0.05	0.03	0.00	3.34	90.7	403.0	2.1	0.0	103.0
斑节对虾(草虾)	59	103	73.60	17.60	0.80	0.0	5.4	81.0	0.00	0.00	2.40	1.64	168.8	59.0	2.0	0.0	148.0
长毛对虾(大虾,白露虾)	65	90	76.40	18.50	0.40	0.0	3.0	79.0	0.03	0.06	3.10	3.52	208.8	36.0	2.9	0.0	136.0
刺虾(红大虾)	14	77	83.30	16.00	1.40	0.0	0.0	0.0	0.03	0.18	3.00	0.00	86.8	0.0	14.5	0.0	98.0
对虾	61	93	76.50	18.60	0.80	0.0	2.8	15.0	0.01	0.07	1.70	0.62	165.2	62.0	1.5	0.0	193.0
海虾	51	79	79.30	16.80	0.60	0.0	1.5	0.0	0.01	0.05	1.90	2.79	302.2	146.0	3.0	0.0	117.0
春卷	100	463	23.50	6.10	33.70	1.0	33.8	0.0	0.01	0.01	3.00	3.89	485.8	10.0	1.9	0.0	0.0
蛋糕	100	347	18.60	8.60	5.10	0.4	66.7	86.0	0.09	0.09	0.80	2.80	67.8	39.0	2.5	0.0	0.0

续 表

食物名称	可食部分(%)	能量	水分(克)	蛋白质(克)	脂肪(克)	膳食纤维(克)	碳水化合物(克)	维生素A(微克)	维生素B1(微克)	维生素B2(微克)	烟酸(毫克)	维生素E(微克)	钠(毫克)	钙(毫克)	铁(毫克)	维生素C(微克)	胆固醇(毫克)
蛋黄酥	100	386	6.30	11.70	3.90	0.8	76.1	33.0	0.15	0.04	4.20	1.08	100.0	47.0	3.0	0.0	0.0
豆腐脑(带卤)	100	47	88.10	2.60	1.80	0.2	5.2	0.0	0.01	0.01	0.40	0.87	235.6	301.0	1.7	0.0	0.0
豆汁(生)	100	10	97.40	0.90	0.10	0.1	1.3	0.0	0.02	0.02	0.10	0.34	6.5	8.0	0.4	0.0	0.0
凤尾酥	100	511	3.30	6.60	25.30	0.0	64.2	57.0	0.00	0.02	0.60	1.54	0.0	40.0	0.0	0.0	0.0
开口笑(麻团)	100	512	5.30	8.40	30.00	3.1	52.2	12.0	0.05	0.06	5.90	27.79	68.2	39.0	4.4	0.0	0.0
空心果	100	451	5.60	6.80	15.20	0.2	71.8	0.0	0.06	0.00	0.00	1.40	5.8	114.0	4.9	0.0	27.0
凉粉(带调料)	100	50	87.80	0.30	0.50	0.1	11.2	0.0	0.00	0.00	0.00	0.00	0.0	9.0	0.8	0.0	0.0
绿豆糕	100	349	11.50	12.80	1.00	1.2	72.2	47.0	0.23	0.02	6.10	3.68	11.6	24.0	7.3	0.0	0.0
麻花	100	524	6.00	8.30	31.50	1.5	51.9	0.0	0.05	0.01	3.20	21.60	99.2	26.0	0.0	0.0	0.0
面包	100	312	27.40	8.30	5.10	0.5	58.1	0.0	0.03	0.06	1.70	1.66	230.4	49.0	2.0	0.0	0.0
面筋	100	293	38.10	5.20	10.70	0.0	44.0	0.0	0.01	0.01	0.70	1.53	154.8	38.0	0.4	0.0	0.0
年糕	100	154	60.90	3.30	0.60	0.8	33.9	0.0	0.03	0.00	1.90	1.15	56.4	31.0	1.6	0.0	0.0
烧饼	100	326	27.30	11.50	9.90	2.5	47.6	0.0	0.03	0.01	0.00	5.19	84.1	40.0	6.9	0.0	0.0
酥皮糕点	100	426	10.70	8.10	15.50	1.4	63.6	12.0	0.10	0.10	3.20	1.01	55.7	24.0	2.7	0.0	0.0
汤包	100	238	54.20	8.10	11.60	0.0	25.2	0.0	0.07	0.07	1.40	0.90	219.0	18.0	3.5	0.0	21.0
月饼(豆沙)	100	405	11.70	8.20	13.60	3.1	62.5	7.0	0.05	0.05	1.90	8.06	22.4	64.0	3.1	0.0	0.0
月饼(枣泥)	100	424	11.70	7.10	15.70	1.4	63.5	8.0	0.11	0.05	2.70	1.49	24.3	66.0	2.8	0.0	0.0

续 表

食物名称	可食部分(%)	能量	水分(克)	蛋白质(克)	脂肪(克)	膳食纤维(克)	碳水化合物(克)	维生素A(微克)	维生素B1(微克)	维生素B2(微克)	烟酸(毫克)	维生素E(微克)	钠(毫克)	钙(毫克)	铁(毫克)	维生素C(微克)	胆固醇(毫克)
冰淇淋	100	126	74.40	2.40	5.30	0.0	17.3	48.0	0.01	0.03	0.20	0.24	54.2	126.0	0.5	0.0	51.0
橘汁(浓缩蜜橘)	100	235	41.30	0.80	0.30	0.0	57.3	122.0	0.04	0.02	0.30	0.04	4.4	21.0	0.7	80.0	0.0
橘汁(VC蜜橘)	100	95	76.40	0.10	0.20	0.0	23.2	0.0	0.00	0.00	0.00	0.00	4.4	4.0	0.3	187.0	0.0
萝卜	94	20	93.90	0.80	0.10	0.6	4.0	3.0	0.03	0.06	0.60	1.00	60.0	56.0	0.3	18.0	0.0
马铃薯(土豆洋芋)	94	76	79.80	2.00	0.20	0.7	16.5	5.0	0.08	0.04	1.10	0.34	2.7	8.0	0.8	27.0	0.0
藕(莲藕)	88	70	80.50	1.90	0.20	1.2	15.2	3.0	0.09	0.03	0.30	0.73	44.2	39.0	1.4	44.0	0.0
藕粉	100	372	6.40	0.20	0.00	0.1	92.9	0.0	0.00	0.01	0.40	0.00	10.8	8.0	41.8	0.0	0.0
山药(薯蓣)	83	56	84.80	1.90	0.20	0.8	11.6	7.0	0.05	0.02	0.30	0.24	18.6	16.0	0.3	5.0	0.0
山药(干)	100	324	15.00	9.40	1.00	1.4	69.4	0.0	0.25	0.28	0.00	0.44	104.2	62.0	0.4	0.0	0.0
甜萝卜(甜菜头,糖萝卜)	90	75	74.80	1.00	0.10	5.9	17.6	0.0	0.05	0.04	0.20	1.85	20.8	56.0	0.9	8.0	0.0
大白菜(酸,酸菜)	100	14	95.20	1.10	0.20	0.5	1.9	5.0	0.02	0.02	0.60	0.86	43.1	48.0	1.6	2.0	0.0
大白菜(小白口)	85	14	95.20	1.30	0.10	0.9	1.9	5.0	0.02	0.03	0.50	0.21	34.8	45.0	0.9	19.0	0.0
大葱(鲜)	82	30	91.00	1.70	0.30	1.3	5.2	10.0	0.03	0.05	0.50	0.30	4.8	29.0	0.7	17.0	0.0
大蒜(蒜头)	85	126	66.60	4.50	0.20	1.1	26.5	5.0	0.04	0.06	0.60	1.07	19.6	39.0	1.2	7.0	0.0
大蒜(脱水)	100	339	7.30	13.20	0.30	4.5	70.9	0.0	0.29	0.00	0.00	0.00	36.8	65.0	6.6	79.0	0.0

续　表

食物名称	可食部分(%)	能量	水分(克)	蛋白质(克)	脂肪(克)	膳食纤维(克)	碳水化合物(克)	维生素A(微克)	维生素B1(微克)	维生素B2(微克)	烟酸(毫克)	维生素E(微克)	钠(毫克)	钙(毫克)	铁(毫克)	维生素C(微克)	胆固醇(毫克)
茭白(茭笋茭粑)	74	23	92.20	1.20	0.20	1.9	4.0	5.0	0.02	0.03	0.50	0.99	5.8	4.0	0.4	5.0	0.0
芥菜(大叶芥菜)	71	14	94.60	1.80	0.40	1.2	0.8	283.0	0.02	0.11	0.50	0.64	29.0	28.0	1.0	72.0	0.0
芥蓝(甘蓝菜)	78	19	93.20	2.80	0.40	1.6	1.0	575.0	0.02	0.09	1.00	0.96	50.5	128.0	2.0	51.0	0.0
芥菜(小叶芥菜)	88	24	92.60	2.50	0.40	1.0	2.6	242.0	0.05	0.10	0.70	2.06	38.9	80.0	1.5	7.0	0.0
韭菜	90	26	91.80	2.40	0.40	1.4	3.2	235.0	0.02	0.09	0.80	0.96	8.1	42.0	1.6	24.0	0.0
韭芽(韭黄)	88	22	93.20	2.30	0.20	1.2	2.7	43.0	0.03	0.05	0.70	0.34	6.9	25.0	1.7	15.0	0.0
芦笋(石刁柏龙须菜)	90	18	93.00	1.40	0.10	1.9	3.0	17.0	0.04	0.05	0.70	0.00	3.1	10.0	1.4	45.0	0.0
马兰头(马兰鸡儿肠)	100	25	91.40	2.40	0.40	1.6	3.0	340.0	0.06	0.13	0.80	0.72	15.2	67.0	2.4	26.0	0.0
芹菜(茎)	67	20	93.10	1.20	0.20	1.2	3.3	57.0	0.02	0.06	0.40	1.32	159.0	80.0	1.2	8.0	0.0
芹菜(水芹菜)	60	13	96.20	1.40	0.20	0.9	1.3	63.0	0.01	0.19	1.00	0.32	40.9	38.0	6.9	5.0	0.0
芹菜(叶)	100	31	89.40	2.60	0.60	2.2	3.7	488.0	0.08	0.15	0.90	2.50	83.0	40.0	0.6	22.0	0.0
青蒜	84	30	90.40	2.40	0.30	1.7	4.5	98.0	0.06	0.04	0.60	0.80	9.3	24.0	0.8	16.0	0.0
生菜	94	13	95.80	1.30	0.30	0.7	1.3	298.0	0.03	0.06	0.40	1.02	32.8	34.0	0.9	13.0	0.0
蒜(小蒜)	82	30	90.40	1.00	0.40	2.0	5.7	113.0	0.03	0.12	0.50	0.24	17.2	89.0	1.2	28.0	0.0
蒜黄	97	21	93.00	2.50	0.20	1.4	2.4	47.0	0.05	0.07	0.60	0.53	7.8	24.0	1.3	18.0	0.0

续　表

食物名称	可食部分(%)	能量	水分(克)	蛋白质(克)	脂肪(克)	膳食纤维(克)	碳水化合物(克)	维生素A(微克)	维生素B1(微克)	维生素B2(微克)	烟酸(毫克)	维生素E(微克)	钠(毫克)	钙(毫克)	铁(毫克)	维生素C(微克)	胆固醇(毫克)
蒜苗(蒜苔)	82	37	88.90	2.10	0.40	1.8	6.2	47.0	0.11	0.08	0.50	0.81	5.1	29.0	1.4	35.0	0.0
苋菜(青,绿苋菜)	74	25	90.20	2.80	0.30	2.2	2.8	352.0	0.03	0.12	0.80	0.36	32.4	187.0	5.4	47.0	0.0
苋菜(紫,紫苋菜红克)	73	31	88.80	2.80	0.40	1.8	4.1	248.0	0.03	0.10	0.60	1.54	42.3	178.0	2.9	30.0	0.0
香椿(香椿头)	76	47	85.20	1.70	0.40	1.8	9.1	117.0	0.07	0.12	0.90	0.99	4.6	96.0	3.9	40.0	0.0
小白菜(青菜,白菜)	81	15	94.50	1.50	0.30	1.1	1.6	280.0	0.02	0.09	0.70	0.70	73.5	90.0	1.9	28.0	0.0
小葱	73	24	92.70	1.60	0.40	1.4	3.5	140.0	0.05	0.06	0.40	0.59	10.4	72.0	1.3	21.0	0.0
西兰花(绿菜花)	83	33	90.30	4.10	0.60	1.6	2.7	1 202.0	0.09	0.13	0.90	0.91	18.8	67.0	1.0	51.0	0.0
雪里蕻(雪菜,雪里红)	94	24	91.50	2.00	0.40	1.6	3.1	52.0	0.03	0.11	0.50	0.74	30.5	230.0	3.2	31.0	0.0
油菜	87	23	92.90	1.80	0.50	1.1	2.7	103.0	0.04	0.11	0.70	0.88	55.8	108.0	1.2	36.0	0.0
白金瓜	70	24	93.00	0.40	0.00	0.5	5.7	17.0	0.05	0.08	0.70	17.00	1.6	12.0	0.4	17.0	0.0
冬瓜	80	11	96.60	0.40	0.20	0.7	1.9	13.0	0.01	0.01	0.30	0.08	1.8	19.0	0.2	18.0	0.0
哈密瓜	71	34	91.00	0.50	0.10	0.2	7.7	153.0	0.00	0.01	0.00	0.00	26.7	4.0	0.0	12.0	0.0
葫芦(长瓜,蒲瓜,瓠瓜)	87	14	95.30	0.70	0.10	0.8	2.7	7.0	0.02	0.01	0.40	0.00	0.6	16.0	0.4	11.0	0.0
苦瓜(凉瓜,癞葡萄)	81	19	93.40	1.00	0.10	1.4	3.5	17.0	0.03	0.03	0.40	0.85	2.5	14.0	0.7	56.0	0.0

续　表

食物名称	可食部分（%）	能量	水分（克）	蛋白质（克）	脂肪（克）	膳食纤维（克）	碳水化合物（克）	维生素A（微克）	维生素B1（微克）	维生素B2（微克）	烟酸（毫克）	维生素E（微克）	钠（毫克）	钙（毫克）	铁（毫克）	维生素C（微克）	胆固醇（毫克）
木瓜	86	27	92.20	0.40	0.10	0.8	6.2	145.0	0.01	0.02	0.30	0.30	28.0	17.0	0.2	43.0	0.0
南瓜（饭瓜、番瓜、倭瓜）	85	22	93.50	0.70	0.10	0.8	4.5	148.0	0.03	0.04	0.40	0.36	0.8	16.0	0.4	8.0	0.0
丝瓜	83	20	94.30	1.00	0.20	0.6	3.6	15.0	0.02	0.04	0.40	0.22	2.6	14.0	0.4	5.0	0.0
西瓜（美瓜）	56	25	93.30	0.60	0.10	0.3	5.5	75.0	0.02	0.03	0.20	0.10	3.2	8.0	0.3	6.0	0.0
西葫芦	73	18	94.90	0.80	0.20	0.6	3.2	5.0	0.01	0.03	0.20	0.34	5.0	15.0	0.3	6.0	0.0
茄子（长）	96	19	93.10	1.00	0.10	1.9	3.5	30.0	0.03	0.03	0.60	0.20	6.4	55.0	0.4	7.0	0.0
青椒（灯笼椒、柿子椒、大椒）	82	22	93.00	1.00	0.20	1.4	4.0	57.0	0.03	0.03	0.90	0.59	3.3	14.0	0.8	72.0	0.0
番茄（西红柿、番柿）	97	19	94.40	0.90	0.20	0.5	3.5	92.0	0.03	0.03	0.60	0.57	5.0	10.0	0.4	19.0	0.0
番茄酱（罐头）	100	81	75.80	4.90	0.20	2.1	14.8	0.0	0.03	0.03	5.60	4.45	37.1	28.0	1.1	0.0	0.0
葫子（茄科）	85	27	92.20	0.70	0.10	0.9	5.9	163.0	0.01	0.06	0.70	1.14	1.2	49.0	0.0	29.0	0.0
辣椒（红尖、干）	88	212	14.60	15.00	12.00	41.7	11.0	0.0	0.53	0.16	1.20	8.76	1.8	12.0	6.0	0.0	0.0
辣椒（红小）	80	32	88.80	1.30	0.40	3.2	5.7	232.0	0.03	0.06	0.80	0.44	2.6	37.0	1.4	144.0	0.0
辣椒（尖、青）	84	23	91.90	1.40	0.30	2.1	3.7	57.0	0.03	0.04	0.50	0.88	2.2	15.0	0.7	62.0	0.0
茄子	93	21	93.40	1.10	0.20	1.3	3.6	8.0	0.02	0.04	0.60	1.13	5.4	24.0	0.5	5.0	0.0
茄子（绿皮）	90	25	92.80	1.00	0.60	1.2	4.0	20.0	0.02	0.20	0.60	0.55	6.8	12.0	0.1	7.0	0.0
秋葵（黄秋葵、羊角豆）	88	37	86.20	2.00	0.10	3.9	7.1	52.0	0.05	0.09	1.00	1.03	3.9	45.0	0.1	4.0	0.0

续 表

食物名称	可食部分(%)	能量	水分(克)	蛋白质(克)	脂肪(克)	膳食纤维(克)	碳水化合物(克)	维生素A(微克)	维生素B1(微克)	维生素B2(微克)	烟酸(毫克)	维生素E(微克)	钠(毫克)	钙(毫克)	铁(毫克)	维生素C(微克)	胆固醇(毫克)
甜椒(脱水)	100	307	10.50	7.60	0.40	8.3	68.3	2818.0	0.23	0.18	4.00	6.05	126.0	130.0	7.4	846.0	0.0
黄瓜(甜辣黄瓜)	100	99	62.70	2.80	0.20	1.2	21.6	0.0	0.07	0.03	0.40	0.00	0.0	96.0	4.1	0.0	0.0
黄瓜(酱黄瓜)	100	24	76.20	3.00	0.30	1.2	2.2	30.0	0.06	0.01	0.90	0.00	3769.5	52.0	3.7	0.0	0.0
萝卜干	100	60	67.70	3.30	0.20	3.4	11.2	0.0	0.04	0.09	0.90	0.00	4203.0	53.0	3.4	17.0	0.0
花生仁(炒)	100	581	1.80	24.10	44.40	4.3	21.2	0.0	0.12	0.10	18.90	14.97	445.1	284.0	6.9	0.0	0.0
葵花子(生)	50	597	2.40	23.90	49.90	6.1	13.0	5.0	0.36	0.20	4.80	34.53	5.5	72.0	5.7	0.0	0.0
葵花子(炒)	52	616	2.00	22.60	52.80	4.8	12.5	5.0	0.43	0.26	4.80	26.46	1322.0	72.0	6.1	0.0	0.0
莲子(糖水)	100	201	49.20	2.80	0.50	0.7	46.2	0.0	0.04	0.09	1.50	0.00	8.7	24.0	0.0	0.0	0.0
栗子(鲜,板栗)	80	185	52.00	4.20	0.70	1.7	40.5	32.0	0.14	0.17	0.80	4.56	13.9	17.0	1.1	24.0	0.0
南瓜子(炒,白瓜子)	68	574	4.10	36.00	46.10	4.1	3.8	0.0	0.08	0.16	3.30	27.28	15.8	37.0	6.5	0.0	0.0
南瓜子仁	100	566	9.20	33.20	48.10	4.9	0.0	0.0	0.20	0.09	1.80	13.25	20.6	16.0	1.5	0.0	0.0
山核桃(熟,小核桃)	30	596	2.20	7.90	50.80	7.8	26.8	0.0	0.02	0.09	1.00	14.08	430.3	133.0	5.4	0.0	0.0
山核桃(干)	24	601	2.20	18.00	50.40	7.4	18.8	5.0	0.16	0.09	0.50	65.55	250.7	57.0	6.8	0.0	0.0
松子(炒)	31	619	3.60	14.10	58.50	12.4	9.0	5.0	0.00	0.11	3.80	25.20	3.0	161.0	5.2	0.0	0.0
西瓜子(炒)	43	573	4.30	32.70	44.80	4.5	9.7	0.0	0.04	0.08	3.40	1.23	187.7	28.0	8.2	0.0	0.0
西瓜子仁	100	555	9.20	32.40	45.90	5.4	3.2	0.0	0.20	0.08	1.40	27.37	9.4	0.0	4.7	0.0	0.0

续 表

食物名称	可食部分(%)	能量	水分(克)	蛋白质(克)	脂肪(克)	膳食纤维(克)	碳水化合物(克)	维生素A(微克)	维生素B1(微克)	维生素B2(微克)	烟酸(毫克)	维生素E(微克)	钠(毫克)	钙(毫克)	铁(毫克)	维生素C(微克)	胆固醇(毫克)
杏仁	100	514	5.60	24.70	44.80	19.2	2.9	0.0	0.08	1.25	0.00	18.53	7.1	71.0	1.3	26.0	0.0
榛子(干)	27	542	7.40	20.00	44.80	9.6	14.7	8.0	0.62	0.14	2.50	36.43	4.7	104.0	6.4	0.0	0.0
榛子(炒)	21	594	2.30	30.50	50.30	8.2	4.9	12.0	0.21	0.22	9.80	25.20	153.0	815.0	5.1	0.0	0.0
鸭蛋(咸)	88	190	61.30	12.70	12.70	0.0	6.3	134.0	0.16	0.33	0.10	6.25	2706.1	118.0	3.6	0.0	647.0
鸭蛋白	100	47	87.70	9.90	0.00	0.0	1.8	23.0	0.01	0.07	0.10	0.16	71.2	18.0	0.1	0.0	0.0
鸭蛋黄	100	378	44.90	14.50	33.80	0.0	4.0	1980.0	0.28	0.62	0.00	12.72	30.1	123.0	4.9	0.0	1576.0
鲳鱼(鲂鱼,武昌鱼)	59	135	73.10	18.30	6.30	0.0	1.2	28.0	0.02	0.07	1.70	0.52	41.1	89.0	0.7	0.0	94.0
餐条鱼	78	165	72.70	18.30	10.20	0.0	0.0	0.0	0.07	0.00	0.00	0.00	0.0	0.0	0.0	0.0	103.0
草鱼(白鲩,草包鱼)	58	112	77.30	16.60	5.20	0.0	0.0	11.0	0.04	0.11	2.80	2.03	46.0	38.0	0.8	0.0	86.0
鲳鱼(平鱼,银鲳,刺鲳)	70	142	72.80	18.50	7.80	0.0	0.0	24.0	0.04	0.07	2.10	1.26	62.5	46.0	1.1	0.0	77.0
大黄鱼(大黄花鱼)	66	96	77.70	17.70	2.50	0.0	0.8	10.0	0.03	0.10	1.90	1.13	120.3	53.0	0.7	0.0	86.0
带鱼(白带鱼,刀鱼)	76	127	73.30	17.70	4.90	0.0	3.1	29.0	0.02	0.06	2.80	0.82	150.1	28.0	1.2	0.0	76.0
海鳗(海鳗鱼,鲤勾)	67	122	74.60	18.80	5.00	0.0	0.5	22.0	0.06	0.07	3.00	1.70	95.8	28.0	0.7	0.0	71.0
黄鳝(鳝鱼)	67	89	78.00	18.00	1.40	0.0	1.2	50.0	0.06	0.98	3.70	1.34	70.2	42.0	2.5	0.0	126.0
黄鳝丝	88	61	85.20	15.40	0.80	0.0	2.8	0.0	0.04	2.08	1.80	1.10	131.0	57.0	2.8	0.0	0.0
罗非鱼	55	98	76.00	18.40	1.50	0.0	2.8	0.0	0.11	0.17	3.30	1.91	19.8	12.0	0.9	0.0	78.0

续　表

食物名称	可食部分（%）	能量	水分（克）	蛋白质（克）	脂肪（克）	膳食纤维（克）	碳水化合物（克）	维生素A（微克）	维生素B1（微克）	维生素B2（微克）	烟酸（毫克）	维生素E（微克）	钠（毫克）	钙（毫克）	铁（毫克）	维生素C（微克）	胆固醇（毫克）
鳗鲡（鳗鱼，河鳗）	84	181	67.10	18.60	10.80	0.0	2.3	0.0	0.02	0.02	3.80	3.60	58.8	42.0	1.5	0.0	177.0
泥鳅	60	96	76.60	17.90	2.00	0.0	1.7	14.0	0.10	0.33	6.20	0.79	74.8	299.0	2.9	0.0	136.0
青鱼（青皮鱼，青鳞鱼，青混）	63	116	73.90	20.10	4.20	0.0	0.2	42.0	0.03	0.07	2.90	0.81	47.4	31.0	0.9	0.0	108.0
鲨鱼（青鲨，白斑角鲨）	56	110	75.10	22.20	3.20	0.0	0.0	21.0	0.01	0.05	3.10	0.58	102.2	41.0	0.9	0.0	70.0
河虾	86	84	78.10	16.40	2.40	0.0	0.0	48.0	0.04	0.03	0.00	5.33	138.8	325.0	4.0	0.0	240.0
基围虾	60	101	75.20	18.20	1.40	0.0	3.9	0.0	0.02	0.07	2.90	1.69	172.0	83.0	2.0	0.0	181.0
龙虾	46	90	77.60	18.90	1.10	0.0	1.0	0.0	0.00	0.03	4.30	3.58	190.0	21.0	1.3	0.0	121.0
明虾	57	85	79.80	13.40	1.80	0.0	3.8	0.0	0.01	0.04	4.00	1.55	119.0	75.0	0.6	0.0	273.0
塘水虾（草虾）	57	96	74.00	21.20	1.20	0.0	0.0	44.0	0.05	0.03	0.00	4.82	109.0	403.0	3.4	0.0	264.0
虾皮	100	153	42.40	30.70	2.20	0.0	2.5	19.0	0.02	0.14	3.10	0.92	5 057.7	991.0	6.7	0.0	428.0
蟹（海蟹）	55	95	77.10	13.80	2.30	0.0	4.7	30.0	0.01	0.10	2.50	2.99	260.0	208.0	1.6	0.0	125.0
蟹（河蟹）	42	103	75.80	17.50	2.60	0.0	2.3	389.0	0.06	0.28	1.70	6.09	193.5	126.0	2.9	0.0	267.0
蟹（踞缘青蟹，青蟹）	43	80	79.80	14.60	1.60	0.0	1.7	402.0	0.02	0.39	2.30	2.79	192.9	228.0	0.9	0.0	119.0
蟹（梭子蟹）	49	95	77.50	15.90	3.10	0.0	0.9	121.0	0.03	0.30	1.90	4.56	481.4	280.0	2.5	0.0	142.0
蟹肉	100	62	84.40	11.60	1.20	0.0	1.1	0.0	0.03	0.09	4.30	2.91	270.0	231.0	1.8	0.0	65.0
菜籽油	100	899	0.10	0.00	99.90	0.0	0.0	0.0	0.00	0.00	0.00	60.89	7.0	9.0	3.7	0.0	0.0

续表

食物名称	可食部分(%)	能量	水分(克)	蛋白质(克)	脂肪(克)	膳食纤维(克)	碳水化合物(克)	维生素A(微克)	维生素B1(微克)	维生素B2(微克)	烟酸(毫克)	维生素E(微克)	钠(毫克)	钙(毫克)	铁(毫克)	维生素C(微克)	胆固醇(毫克)
花生油	100	899	0.10	0.00	99.90	0.0	0.0	0.0	0.00	0.00	0.00	42.06	3.5	12.0	2.9	0.0	0.0
葵花籽油	100	899	0.10	0.00	99.90	0.0	0.0	0.0	0.00	0.00	0.00	54.60	2.8	2.0	1.0	0.0	0.0
饼干	100	433	5.70	9.00	12.70	1.1	70.6	37.0	0.08	0.04	4.70	4.57	204.1	73.0	1.9	0.0	81.0
橘子汁	100	119	70.10	0.00	0.10	0.0	29.6	2.0	0.00	0.00	0.00	0.00	18.6	4.0	0.1	2.0	0.0
可可粉	100	320	7.50	24.60	8.40	14.3	36.5	22.0	0.05	0.16	1.40	6.33	23.0	74.0	1.0	0.0	0.0
麦乳精	100	429	2.00	8.50	9.70	0.0	77.0	113.0	0.05	0.30	0.70	0.44	177.8	145.0	4.1	0.0	0.0
棉花糖	100	321	19.50	4.90	0.00	0.0	75.3	0.0	0.04	0.01	0.30	0.00	94.6	19.0	0.0	0.0	0.0
泡泡糖	68	360	9.70	0.20	0.00	0.0	89.8	0.0	0.04	0.09	0.50	0.00	20.6	6.0	0.0	0.0	0.0
巧克力	100	586	1.00	4.30	40.10	1.5	51.9	0.0	0.06	0.08	1.40	1.62	111.8	111.0	1.7	0.0	0.0
粉皮	100	64	84.30	0.20	0.30	0.0	15.0	0.0	0.03	0.01	0.00	0.00	3.9	5.0	0.5	0.0	0.0
粉丝	100	335	15.00	0.80	0.20	1.1	82.6	0.0	0.03	0.02	0.40	0.00	9.3	31.0	6.4	0.0	0.0
粉条	100	337	14.30	0.50	0.10	0.6	83.6	0.0	0.01	0.00	0.10	0.00	9.6	35.0	5.2	0.0	0.0
醋	100	31	90.60	2.10	0.30	0.0	4.9	0.0	0.03	0.05	1.40	0.00	262.1	17.0	6.0	0.0	0.0
酱油	100	63	67.30	5.60	0.10	0.2	9.9	0.0	0.05	0.13	1.70	0.00	5 757.0	66.0	8.6	0.0	0.0
芥末	100	476	7.20	23.60	29.90	7.2	28.1	32.0	0.17	0.38	4.83	9.83	7.8	656.0	17.2	0.0	0.0
味精	100	268	0.20	40.10	0.20	0.0	26.5	0.0	0.08	0.00	0.30	0.00	21 053.0	100.0	1.2	0.0	0.0
盐	100	0	0.10	0.00	0.00	0.0	0.0	0.0	0.00	0.00	0.00	0.00	25 127.2	22.0	1.0	0.0	0.0
芝麻(白)	100	517	5.30	18.40	39.60	9.8	21.7	0.0	0.36	0.26	3.80	38.28	32.2	620.0	14.1	0.0	0.0
芝麻(黑)	100	531	5.70	19.10	46.10	14.0	10.0	0.0	0.66	0.25	5.90	50.40	8.3	780.0	22.7	0.0	0.0

(资料来源:中国疾病预防控制中心营养与食品安全所编著,杨月欣等主编:《中国食物成分表(第2版)》,北京大学医学出版社,2009)